萬病的根源，都是因為「姿勢不正」而引起

姿勢回正！

監修
藤縄理
埼玉縣立大學
理學療法系教授
高崎博司
埼玉縣立大學
理學療法系講師

前言

據說姿勢一不正確，
就容易出現肩頸痠痛、腰痛、膝蓋痛等身體不適的症狀，
不過，幾乎沒什麼人平常生活的姿勢就很正確。
話說正確的姿勢到底是怎樣的姿勢呢？
身體不舒服時，要怎麼辦才好呢？

這本書簡單明瞭地整理了最新的理學療法之基礎知識與方法，
首先，從瞭解骨骼、關節和肌肉等身體構造開始吧，
然後，在身體不舒服時，做做能讓整個身體中心的軀幹保持平衡等適當的運動，
努力改善姿勢。
雖然維持正確的姿勢不是那麼容易，
不過為了過健康的生活，
必須盡量保持姿勢正確。

第1章 學習姿勢與軀幹的基礎知識

第2章 為了瞭解姿勢與軀幹，需要知道的關節、肌肉、神經等基礎知識

第3章 調整軀幹

第4章 調整下肢

第5章 調整上肢

【参考文獻】
『運動学テキスト』 細田多穂監修／南江堂
『徒手的理学療法——Manual Physical Therapy』 藤縄 理著／三輪書店
『プロメテウス解剖学アトラス 解剖学総論／運動器系 第２版』 坂井建雄、松村讓兒監訳／医学書院
『ビジュアル版 筋肉と関節のしくみがわかる事典』 竹井 仁監修／西東社
『Mobilisation with Movement』 Bill Vicenzino PhD MSc Grad Dip Sports Phty BPhty 著／ Churchill Livingstone
『Whiplash, Headache, and Neck Pain』 Gwendolen Jull PhD MPhty Grad Dip Man Ther FACP 著／ Churchill Livingstone
『The Mulligan Concept of Manual Therapy』 Wayne Hing PhD MSc(Hons) ADP(OMT) DipMT Dip Phys FNZCP 著／ Churchill Livingstone
『Grieve's Modern Musculoskeletal Physiotherapy』 Gwendolen Jull PhD FACP MPhty GradDipManipTher DipPhty 編／ Elsevier
『Muscles: Testing and Function, with Posture and Pain, International Edition』 Florence Peterson Kendall 著／ Lippincott Williams & Wilkins
『The Lumbar Spine Mechanical Diagnosis & Therapy』 Robin A. McKenzie, Stephen May 著／ Orthopedic Physical Therapy
『The Cervical and Thoracic Spine』 Robin McKenzie 著／ Orthopedic Physical Therapy
『The Human Extremities』 Robin A. McKenzie 著／ Not Applicable
『Manual Therapy: Nags, Snags, Mwms, Etc』 Robin A. McKenzie
『Diagnosis and Treatment of Movement Impairment Syndromes,』 Shirley Sahrmann PT PhD FAPTA 著／ Mosby
『Evidence-Based Management of Low Back Pain,』 Simon Dagenais CD PhD, Scott Haldeman DC MD PhD 著／ Mosby

【参考論文】
Nature Reviews Rheumatology 2010 April; 6:199-209. doi: 10.1038/nrrheum.2010.26
Self-management of chronic low back pain and osteoarthritis May S.

J Phys Ther Sci. 2016 Jan; 28(1): 269–273. doi: 10.1589/jpts.28.269
Clinical effects of deep cervical flexor muscle activation in patients with chronic neck pain Jin Young Kim and Kwang Il Kwag

Man Ther. 2011 Feb;16(1):74-9. doi: 10.1016/j.math.2010.07.005.
A radiographic analysis of the influence of initial neck posture on cervical segmental movement at end-range extension in asymptomatic subjects.
Takasaki H, Hall T, Kaneko S, Ikemoto Y, Jull G.

J Man Manip Ther. 2016 Dec;24(5):285-292. doi: 10.1179/2042618614Y.0000000081
Immediate improvement in the cranio-cervical flexion test associated with MDT-based interventions: a case report. Takasaki H, Herbowy S.

J Am Dent Assoc. 2000 Feb;131(2):202-10.
Usefulness of posture training for patients with temporomandibular disorders. Wright EF, Domenech MA, Fischer JR Jr.

Aust J Physiother. 2004;50(4):209-16.
A systematic review of efficacy of McKenzie therapy for spinal pain. Clare HA, Adams R, Maher CG.

Spine J. 2008 Jan-Feb;8(1):134-41. doi: 10.1016/j.spinee.2007.10.017.
Evidence-informed management of chronic low back pain with the McKenzie method. May S, Donelson R.

J Man Manip Ther. 2015 May;23(2):101-8. doi: 10.1179/2042618613Y.0000000059.
Comparable effect of simulated side bending and side gliding positions on the direction and magnitude of lumbar disc hydration shift: in vivo MRI mechanistic study. Takasaki H.

Man Ther. 2007 May;12(2):126-32.
Mechanical Diagnosis and Therapy approach to assessment and treatment of derangement of the sacro-iliac joint. Horton SJ, Franz A.

Physiother Theory Pract. 2013 Feb;29(2):87-95. doi: 10.3109/09593985.2012.702854.
Immediate and short-term effects of Mulligan's mobilization with movement on knee pain and disability associated with knee osteoarthritis--a prospective case series.
Takasaki H, Hall T, Jull G.

J Orthop Sports Phys Ther. 2014 Mar;44(3):173-81, A1-6. doi: 10.2519/jospt.2014.4791.
Efficacy of exercise intervention as determined by the McKenzie System of Mechanical Diagnosis and Therapy for knee osteoarthritis: a randomized controlled trial.
Rosedale R, Rastogi R, May S, Chesworth BM, Filice F, Willis S, Howard J, Naudie D, Robbins SM.

J Man Manip Ther. 2013 Nov;21(4):207-12. doi: 10.1179/2042618613Y.0000000034.
Rapid resolution of chronic shoulder pain classified as derangement using the McKenzie method: a case series. Aytona MC, Dudley K.

STAFF
デザイン……podo
撮影…………谷 尚樹
イラスト……内山 弘隆
ヘアメイク…井口 直子
編集・原稿…井上 健二
校正…………麦秋アートセンター
編集制作……木戸 紀子（シーオーツー）

第1章

學習姿勢與軀幹的基礎知識

大部分的現代人關節排列都很紊亂，且姿勢走樣

肩頸痠痛、腰痛、頭痛、容易疲倦、膝蓋和股關節疼痛……像這些慢慢感受到的僵硬或疼痛、不舒服的背後，隱藏著本人沒有意識到的不正確姿勢。

人體是由頭部、軀幹、上肢（雙臂、肩胛骨、鎖骨）、下肢（雙腳）這四個主要部位組成的，**這些部位和其關節的排列方式稱作排列組合。**

好的姿勢是指全身排列組合都很正確，對身體造成的負擔最少，且能用最少的能量有效率地維持住姿勢。不好的姿勢、不良姿勢會讓排列組合紊亂，對全身造成負擔，浪費能量。

保持正確的姿勢，才能過著沒有僵硬、疼痛、不舒服的健康生活，可是，讓人困擾的是，現代人鮮少保持正確的姿勢。

造成現代人的排列組合紊亂，以及因錯誤姿勢導致各種問題增加的背景，就是生活習慣改變了。

姿勢是由骨骼、肌肉、筋膜、神經系統等撐起來的，其中又以肌肉最容易受到生活習慣的影響。

肌肉的特性是不使用的話，就會衰弱變長，過度使用又會疲勞而變硬縮短。現代人做家事和讓身體勞動的機會變少，使用肌肉的機會就

減少了，坐著、身體前傾地使用電腦和智慧型手機等時間拉長，於是，有些肌肉會衰弱而變長，有些肌肉會變硬變短。如此一來，姿勢走樣，就容易對某個固定的方向施力，而只要超過能承受的範圍，就可能會有某些症狀出現。

您有辦法頭頂著東西走路嗎？

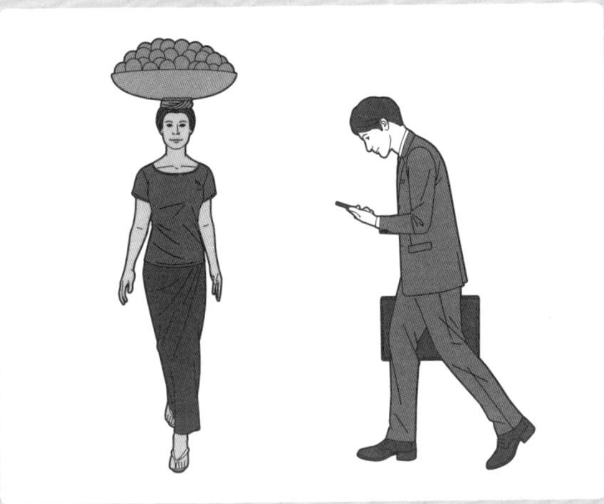

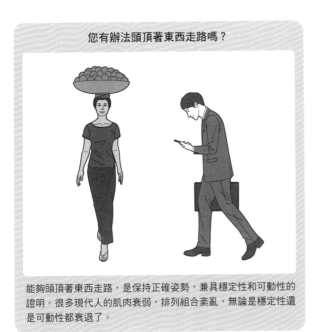

能夠頭頂著東西走路，是保持正確姿勢，兼具穩定性和可動性的證明。很多現代人的肌肉衰弱，排列組合紊亂，無論是穩定性還是可動性都衰退了。

為了邊保持排列組合與全身的姿勢邊做出多樣的動作，必須兼顧穩定性（安定性）和可動性（活動性）。

在穩定性上，主要發揮作用的是**深層肌群（深層肌）**，而在可動性上，主要發揮作用的是**表層肌群（表層肌）**。深層肌群是靠近骨骼、遊走於深層的又小塊又短的肌肉群，而表層肌群是遊走於體表的又大塊又長的肌肉群。

因偏頗的生活習慣導致表層肌群和深層肌群的肌力不平衡，不僅會讓排列組合紊亂，變成錯誤姿勢，還可能造成無法正確地做出走路和跑步等基本動作。

如果不好好保養，年紀增長，姿勢只會越來越糟

希臘神話的斯芬克斯以「什麼動物小時候用四隻腳走路、長大用兩隻腳走路、老年用三隻腳走路？」這個謎語為大家所知，答案就是「人類」，因為嬰兒時期用四肢爬行，長大後用兩隻腳走路，而年紀增長後，多數人拄著拐杖走路。

現在也還是常看到拄著拐走路的年長者，**其理由之一就是隨著年紀增長，支撐姿勢的骨頭和肌肉都衰弱了，正確的排列組合已崩解。**

骨頭的基本構造是在纖維狀的蛋白質（膠原蛋白）上堆積著鈣質等礦物質結晶。骨頭裡所含的膠原蛋白和鈣質等礦物質的總量稱作骨量，骨量減少，骨頭變空洞，就容易骨折，這種狀態稱作骨質疏鬆症。女性約在45～55歲會停經，女性荷爾蒙一減少，骨量就減少，變得容易罹患骨質疏鬆症。男性也是從60歲以後，骨量就開始減少。

因骨質疏鬆症，造成脊椎（背骨）被壓迫般的壓迫性骨折，或是造成位於脊椎裡的椎間盤變形，就容易變成背部拱起的圓背（彎腰駝背）的姿勢。大部分拄著拐杖走路的年長者都呈現這種圓背的姿勢。

支撐姿勢的肌肉也是只要運動不夠的話，就會從巔峰的30歲開始，每年持續減少0.5～

1%，如同大家常說的「老化是從腰腿開始」，特別容易減少的就是下肢的肌肉。

大腿和小腿這些下肢肌肉必須支撐著體重，所以和上肢肌肉比起來，比較大塊且結實，但只要沒有給與足夠力量的刺激，就會衰弱。

常見於年長者的不良姿勢

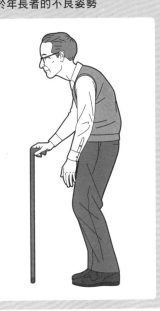

脊椎往後彎，背部呈現圓形，為了要把往後方移動的重心平衡回來，膝關節就會彎曲，脊椎後彎的程度變嚴重後，重心又移到腳尖，此時為了預防跌倒，就常需要拄拐杖。

下肢的肌肉一衰弱，就很難支撐體重，導致身體不易取得平衡，因此股關節和膝關節就會彎曲，使重心往下沉，這也是年長者特有的姿勢。大腿的肌肉一衰弱，對膝關節施加的衝擊就變大，導致軟骨磨損，這會造成膝蓋疼痛的**退化性膝關節炎**。

為了永遠靠堅固的骨頭和肌肉保持正確的姿勢，就必須注意補充蛋白質和鈣質等營養成分，還要加上適當的運動，刺激肌肉，不讓肌肉衰弱。運動的刺激也有強健骨格的效果，真的是一石二鳥。

一罹患運動器官障礙症候群，健康壽命就會縮短

一旦罹患運動器官障礙症候群，健康壽命就縮短。為了預防運動器官障礙症候群，有效的方法就是改善姿勢

以長壽為目標是件好事，不過能健康自主地生活到幾歲才是更重要的，因此最近受到注目的關鍵字就是健康壽命。

健康壽命指的是日常生活當中不需別人照護，能自主地生活的壽命。平均壽命減掉需要別人照護的年數，就是健康壽命。日本是全世界數一數二的長壽國，不過男性的健康壽命平均比平均壽命少9年，女性則少12年，讓健康壽命縮短的原因之一就是運動器官障礙症候群（Locomotive syndrome）。

運動器官障礙症候群是指和活動有關的肌肉、骨頭、關節、軟骨這些運動器官發生問題，使得需要別人照護的風險提高，運動器官障礙症候群、代謝症候群，以及失智症，併列為促使健康壽命縮短，導致臥床及需要照護的三大要因。

所謂的代謝症候群指的是因肚子裡累積過多體脂肪的內臟脂肪型肥胖，併發高血壓、高血糖、脂肪代謝異常之兩項以上的狀態，進而使得血液從心臟輸送到末梢血管的動脈容易阻塞引起動脈硬化惡化，而導致心臟病或腦中風。

失智症是因腦血管的問題或阿茲海默症等原因導致認知功能下降的疾病。年長者當中，同時有運動器官障礙症候群、代謝症候群、失智症的案例不少。

運動器官障礙症候群的三大成因為14～15頁提到的骨質疏鬆症和退化性膝關節症之外，還有一個是脊椎的脊椎管壓迫到神經而引起麻痺或疼痛的脊椎管狹窄症。之後會詳細說明，不過這裡先說**無論哪個症狀，都是只要保持正確姿勢和軀幹，就能預防發病。**

有這方面擔心的人可以做一下測試，這是日本骨科學會定的運動器官障礙症候群診斷測試（參照上表）。站立測試和跨兩步測試都不需要任何道具，在家很輕鬆就能做。

運動器官障礙症候群程度1是肌力退化的狀態，運動器官障礙症候群程度2可視為是步行等基本動作已退化。日本骨科學會建議，若運動器官障礙症候群程度2且會疼痛的話，就要到骨科接受專業醫生的診斷了。

運動器官障礙症候群的診斷

站立測試

- 無法單腳從40cm高的檯子上站起來→**運動器官障礙症候群程度1**
- 無法雙腳從20cm高的檯子上站起來→**運動器官障礙症候群程度2**

做站立測試時，雙臂在胸前交叉，坐在檯子上，雙腳張開與肩同寬，脛骨和地板呈70度，站起時不要靠反作用力，站著維持三秒。單腳測試時，抬起的那腳的膝蓋稍微彎曲。

跨兩步測試

雙腳併攏站立，往前大幅跨出兩步，測量步長。

- 兩步的步長（cm）÷身高：未滿1.3→**運動器官障礙症候群程度1**
- 兩步的步長（cm）÷身高：未滿1.1→**運動器官障礙症候群程度2**

做跨兩步測試時，雙腳腳尖對齊，盡可能跨大步一點，跨兩步後，雙腳併攏，量兩步的步長（起點到著地點的腳尖位置），量兩次，取比較好的那次當結果。

出處：運動器官障礙症候群　挑戰！推進協議會網頁

呼吸打造健康的基礎。姿勢不正確，呼吸就會變淺

成人一分鐘呼吸12～18次，以一分鐘18次來計算的話，一天約呼吸兩萬五千次以上，吸入人體所有細胞和組織所需的氧氣，把不要的二氧化碳排出，這樣的呼吸是健康的基礎。

可是，姿勢一不正確，呼吸就會變淺，無法運送身體所需的氧氣，細胞的活動量就會因此下降，甚至無法順利把不要的二氧化碳排出。

姿勢和呼吸之所以有關係，是因為維持姿勢的肌肉會幫助呼吸，因此，支撐排列組合的肌肉一衰弱，除了沒辦法維持住正確的姿勢，甚至還會對呼吸造成不良影響。

呼吸是如何進行的呢？

和呼吸有關的臟器，是那對收在胸廓裡左右各一的肺，肺變大的話，內部壓力就會下降，如同風從高氣壓流到低氣壓般，飽含氧氣的空氣進入肺部。接下來肺收縮，內部壓力升高，飽含二氧化碳的空氣就排出肺部。

肺本身是個像橡膠氣球般的組織，自己不會膨脹收縮，而輔助肺活動的就是呼吸肌，其代表是橫膈膜和肋間肌。

橫膈膜是支撐胸廓底部的一塊巨蛋型的肌肉，一收縮橫膈膜就會下降，胸廓和肺的空間擴大，空氣進入肺部。接著橫膈膜一放鬆，橫膈膜就會上提，胸廓和肺的空間變小，空氣排

出肺部。其他，腹部裡的腹肌群的腹橫肌（參考104頁）一收縮，整個腹部就會收縮，把橫膈膜往上推，就容易把空氣排出。

肋間肌是位於胸廓肋骨間的兩層肌肉，有外側的外肋間肌和內側的內肋間肌，外肋間肌和內肋間肌的功能剛好相反，外肋間肌收縮，肋骨就往上提，胸廓擴張，空氣容易進入肺部，內肋間肌收縮，肋骨就下降，胸廓變窄，空氣容易排出肺部。

橫膈膜是提高腹壓的深層肌群之一，會加強伸展腰椎的伸展力矩（參考34頁），維持住姿勢。肋間肌也會支撐肋骨和胸廓的活動，維持住姿勢。腹橫肌以外的腹肌群、斜方肌、胸鎖乳突肌等能對抗重力且和調整姿勢有深厚關係的抗重力肌也會輔助呼吸（參考32頁）。

伴隨呼吸的橫膈膜和肋骨的動作

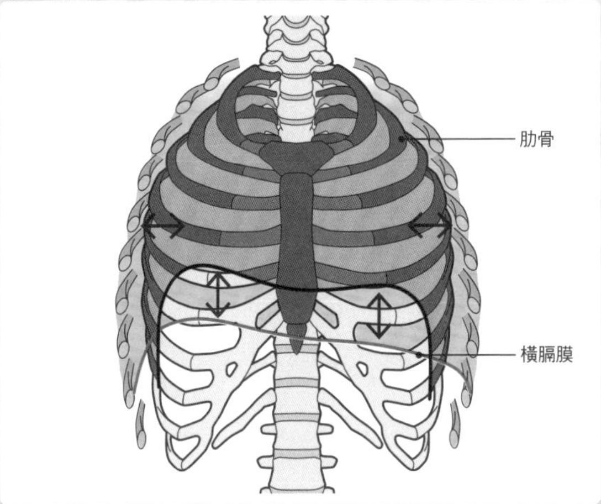

吸氣時，橫膈膜下降，外肋間肌收縮，肋骨上提，胸廓和肺的空間擴大，吐氣時，橫膈膜上升，內肋間肌收縮，肋骨下降，胸廓和肺的空間縮小。橫膈膜和肋間肌支撐著脊椎、肋骨、胸廓，維持住姿勢。

5

生理性彎曲

還好脊椎是彎曲的，才使強度變十倍

脊椎是人體的樑柱，支撐著姿勢和軀幹。支撐建築物結構的樑柱從各個角度看都是直的，不過脊椎從正面看是直的，但從側面看是呈現緩緩的S形狀的彎曲，這是生理性彎曲，或是單純叫作S形彎曲。

S形彎曲的彎曲部位是脖子（頸椎）、胸部（胸椎）、腰部（腰椎）這三個地方（其他像薦尾骨也有彎曲）。**具體而言，頸椎往前彎30～35度，胸椎往後彎34～37度，腰椎往前彎43～45度。**

一般認為這樣的S形彎曲是在人類進化到用兩隻腳站立走路的過程中形成的。

本來人類的骨骼是和其他動物一樣設計成用四肢支撐著身體移動的。這個模型並沒有完全改變，而只是稍做改變，而這稍微的改變裡最重要的就是其他動物裡看不到的S形彎曲的脊椎。通常，四隻腳走路的動物的脊椎相對於地面，呈現出弓狀般後彎。

成人的頭部占整個體重約10％，若一個人七十公斤，他的頭就約七公斤左右，把這麼重的東西放在脊椎上，身體會失去平衡，而且腳著地時的衝擊也會直接傳到腦部，對腦部造成不良影響。因此，前後交互彎曲的S形彎曲就像個緩衝般，適度分散重量及衝擊，用更少的

脊椎的彎曲數量和強度的關係

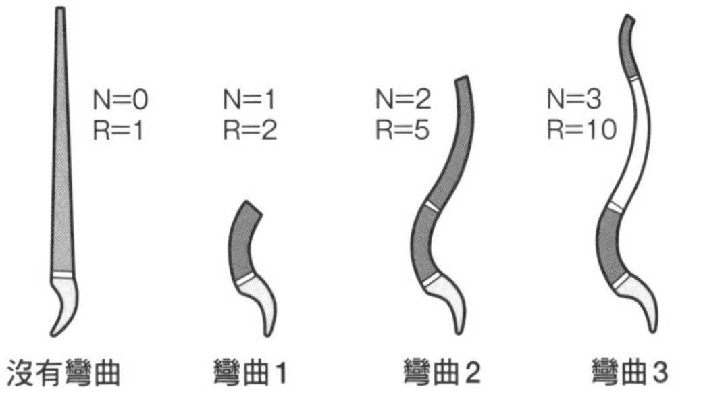

把N設為彎曲的數量，R設為能耐得住長軸方向的強度，就得出$R＝N^2＋1$這個公式。沒有彎曲時，就是R＝1，像脊椎般有三個彎曲的話，就是$R＝3^2＋1$，強度是沒有彎曲的十倍。

出處：Kapandji IA：The Physiology of the Joints Annotated diagrams of the mechanics of the human joints Vol. 3

力量保持姿勢穩定，減輕對頭部造成的傷害，保護腦部。和垂直的脊椎比起來，S形彎曲的脊椎強度是垂直的十倍。

人類的S形彎曲是在胎兒成形後，隨著成長慢慢形成的。

在母親肚子裡的胎兒時期的整個脊椎是微微往後彎的，這個脊椎後彎稱作**初級彎曲**。

出生後，脖子立起來時，頸椎變成前彎，能站立走路後，腰椎變成前彎，這種脊椎的前彎稱作**次級彎曲**。初級彎曲和次級彎曲組合起來，就完成能用雙腳站立走路的S形彎曲了。

坐著時，對腰部造成的負擔比站著時大

坐捷運看到空位時，總會想去坐，站著時消耗的卡路里比坐著時多20％，如此一想，可能認為坐著的姿勢比站著的姿勢更輕鬆，不過實際上，站著時對腰部脊椎造成的負擔比較小。

證明這件事的，是瑞典的骨科醫師Alf Nachemson所做的古典研究。

Alf Nachemson做了個研究，調查不同姿勢對腰部脊椎裡的椎間盤施加的壓力有什麼變化。椎間盤是軟骨的一種，形狀像是紅豆餅般，相當於麵糊般的纖維輪這個組織包覆住相當於紅豆餡的洋菜狀的髓核（參考80頁）。

從Alf Nachemson的研究結果得知，把直立站著時的值設為100的話，坐著時就是140，椎間盤的內壓變成1.4倍。如果坐著前傾的話，內壓升高將近2倍，變成185，坐著又拿著重物，內壓就升高將近3倍，變成275。

椎間盤非常有彈性，可以邊減緩對脊椎施加的衝擊，邊讓脊椎柔軟活動。

可是，如果腰部椎間盤過度彎曲或扭轉，或是持續施加壓力，纖維輪就會破裂，凸出來的髓核會壓迫到周圍的神經等組織，引起腰部椎間盤突出的風險就增高了。

坐著時椎間盤裡的內壓之所以會升高，是因為腰椎彎曲產生了變化。前傾時，再加上上半

不同姿勢對腰部產生的壓力變化

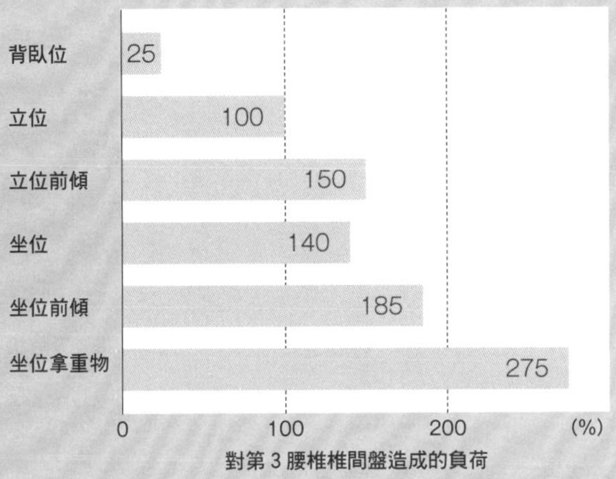

這個古典研究是調查不同姿勢對第 3 腰椎椎間盤造成的負荷有什麼不同，坐著時和站著前傾時的負擔差不多，而坐辦公室時，坐著往前傾時的負擔就更大了。

出處：Nachemson AL. The load on lumber disks in different position of body. 1966

身的重量，內壓就又更高了。

不管在家裡還是在辦公室，**坐著的時間都很長，卻容易腰痛，是因為一直坐著不僅讓椎間盤的內壓升高，而且在辦公桌前常是前傾著工作，內壓又更高了。**運動不足、久坐，軀幹的肌肉就會衰弱，腹壓下降，對腰椎造成的壓力就增加了，這些都是引發腰痛的原因。

只不過站著時要對抗重力，此時支撐姿勢的肌肉負擔會加大。若一直做著同樣工作的話，坐著工作對肌肉造成的負擔比站著時少，這也是為什麼一直站著就會累得想坐下。

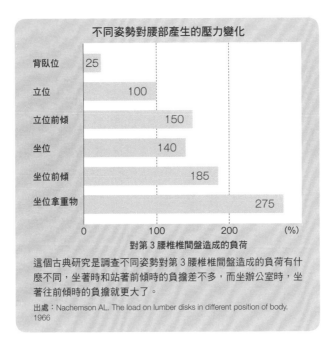

7

姿態與體位

站著時和躺著時的姿態一樣，不過體位不同

姿勢（posture）分為姿態（attitude）和體位（position）兩種，連續做好幾個姿勢，就是運動。

姿態和體位混亂，排列組合就會崩塌，造成姿勢不良，而這是各種慢性痛和問題的根源。

姿態是構成人體的頭部、軀幹、上肢、下肢這四大部位的相對位置關係。

體位是將人體分為三次元的矢狀面（分為左右的面）、額狀面（分為前後的面）、水平面（分為上下的面，以上參考50頁）等基本面，看它們和重力方向呈現出什麼關係。

體位裡有立位（站著）、坐位（坐著）、臥位（躺著）、跪位（跪著）等，我們仔細來確認。

立位有雙腳站著的立位和單腳站著的立位。

坐位有坐在椅子上的椅子坐位、坐在地板上雙腳伸直的長坐位。

臥位有背臥位（仰躺）、屈膝背臥位（仰躺，膝蓋立起）、腹臥位（趴著）、側臥位（橫躺）。

跪位有普通雙膝跪地的雙膝著地跪位，還有雙手雙膝著地的四肢著地跪位。

一般的立位和背臥位的姿態一樣，不過體位不同。

姿態和體位的主要分類

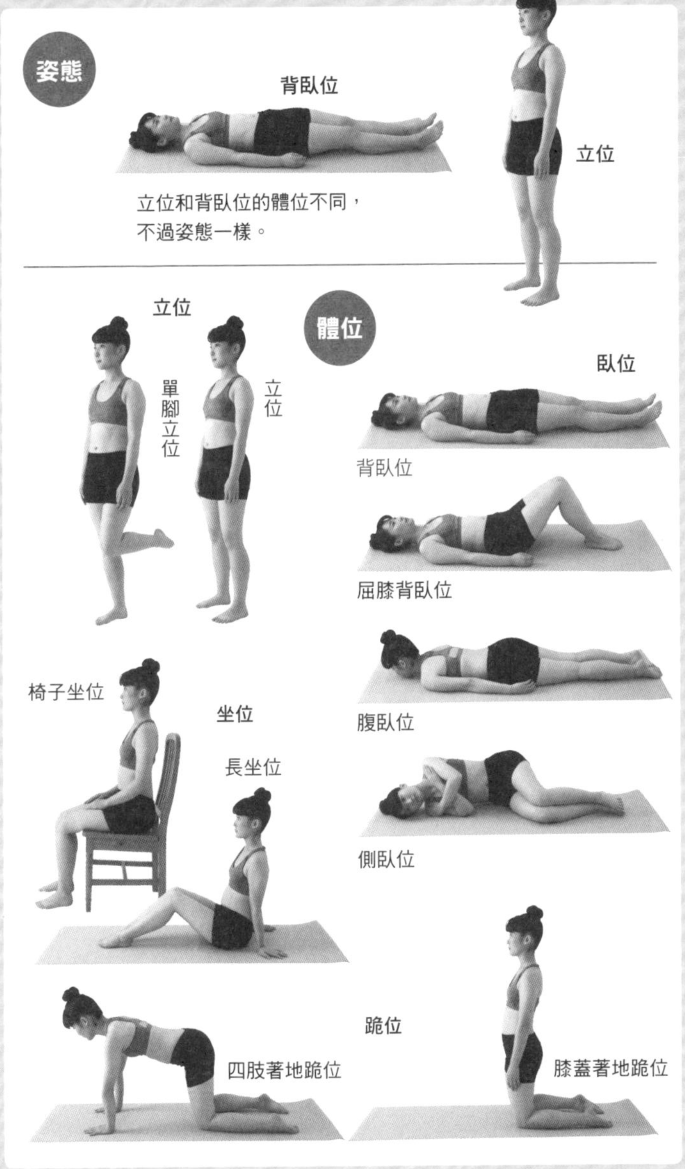
姿態
背臥位
立位
立位和背臥位的體位不同，
不過姿態一樣。
體位
立位
單腳立位
立位
臥位
背臥位
屈膝背臥位
腹臥位
側臥位
坐位
椅子坐位
長坐位
跪位
四肢著地跪位
膝蓋著地跪位

8

確認立位

從三個方向觀察，找出排列組合的混亂處

確認姿勢正不正確的基準體位還是立位，為了找出哪裡的排列組合混亂，首先，從觀察立位開始。

姿勢要從側面（矢狀面）、前面和後面（額狀面）來確認，可站在全身鏡前照鏡子，或是用智慧型手機的影片功能來確認。

從正旁邊看側面時，要注意頭部的位置、頸椎、胸椎、腰椎的彎屈、骨盆的傾斜、肩膀的位置。①耳垂、②肩峰（肩膀上面最突起的部位，參考193頁）、③大轉子（腰骨下面的突起，參考139頁）、④膝關節前部（膝蓋骨）、⑤外腳踝的2～3㎝前，**以上這五點連接起來的直線和地面垂直是最理想的**。

從前面看正面時，要注意頭部有沒有歪斜、肩膀的高度和鎖骨的位置的左右差、骨盆的高度、下肢的排列組合等。**理想狀態是頭部位於從地面拉起的垂直線上，左右肩膀、鎖骨、骨盆的橫線和地面平行**。

從後面看後側時，要注意頭部有沒有歪斜、肩膀高度、脊椎的狀態、肩胛骨的位置、骨盆的高度、下肢的排列組合和雙腳有沒有長短腳。**理想的狀態是頭部和脊椎位於從地面拉起的垂直線上，左右肩膀、肩胛骨、骨盆的橫線和地面平行**。

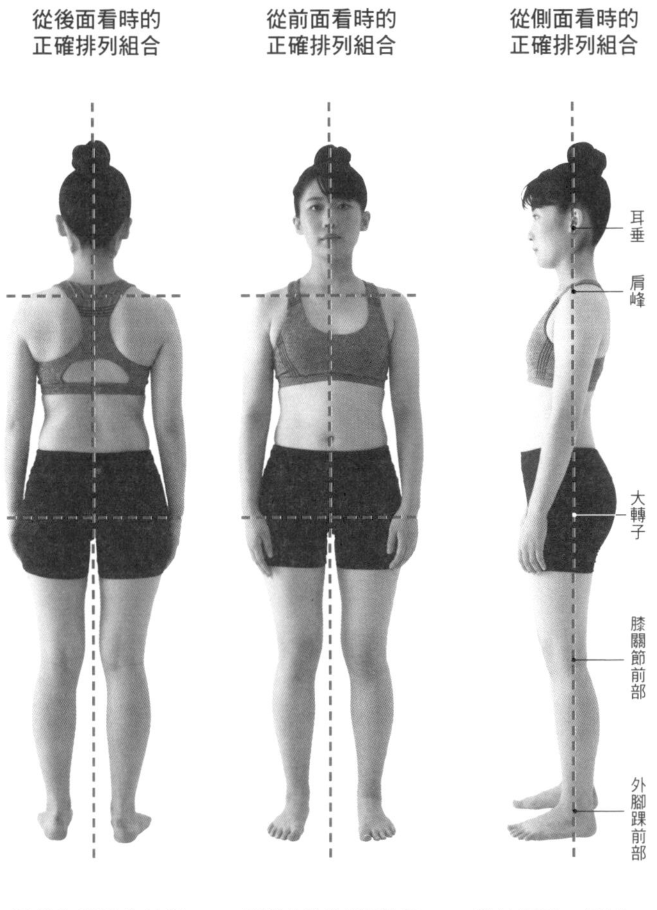

頭部和脊椎位於從地面拉起的垂直線上，左右肩膀、肩胛骨、骨盆的橫線和地面平行。

頭部位於從地面拉起的垂直線上，左右肩膀、鎖骨、骨盆的橫線和地面平行。

連結耳垂、肩峰、大轉子、膝關節前部、外腳踝前部的線和地面垂直。

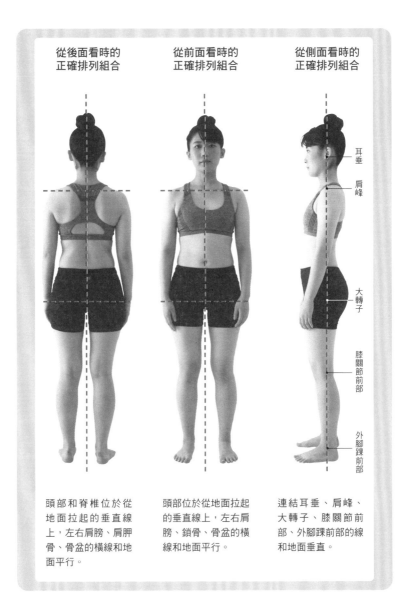

9

姿勢與重心

只要生活在地球上，就必須和重力好好相處，否則姿勢會走樣

想在地球上維持住正確的姿勢，就要和重力好好相處，因此必須從重心、壓力中心、支撐基底面這三個角度來探討。

首先針對重心（center of gravity COG）說明。

為了瞭解重心，就要先知道質量，任何東西都有質量，用公斤（kg）來表示，所謂的重心就是質量中心（center of mass COM）。再說一次，人體是由頭部、軀幹、上肢、下肢這些部分構成的，每個部分都有其重心，而這些重心的向量中心就是全身的重心。貫穿重心的垂線就是重心線（line of gravity LOG）。

質量和重量（以人體來說的話就是體重）常被混為一談，不過這是不同的概念，施加了重力的質量才是重量，質量不管在地球上還是在月球上都不會改變，不過重量是對東西施加的重力大小，以質量×重力加速度這個公式得出來的。月球上的重力約為地球的六分之一，所以在月球上的重量就約為地球上的六分之一，重量用牛頓（N）這個單位表示。

接下來探討壓力中心（center of pressure COP）。

當我們直直地站在地板上時，用和體重同樣的力量壓住地板，地板也用同樣的力量壓回人

體，這個力量稱作地板反作用力，地板反作用力的用力點中心就是壓力中心。

最後來說明**支撐基底面**（base of support BOS）。

重心、壓力中心、支撐基底面的關係

穩定的正確姿勢是貫穿重心的垂線這條重心線通過壓力中心，重力和地板反作用力發揮同樣的力量，雙腳站得越開，支撐基底面就越寬，比較穩定。

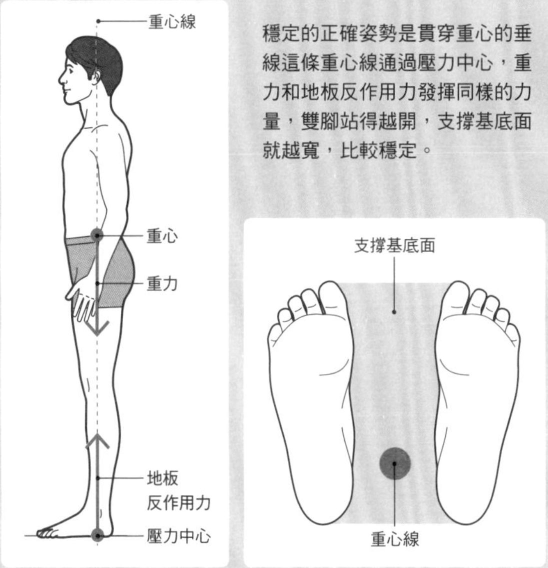

支撐基底面就是把接觸地板和地面的整個腳底面的外緣用最短距離連接起來的範圍。壓力中心一定位於支撐基底面的範圍裡，不過重心線偏移支撐基底面的話，為了防止跌倒，就需要**穩定化控制**（參考30頁）。

用和人體的重量一樣的力量（體重）把重心往相反方向推回去的話，人體不會旋轉，而能保持靜止，這是旋轉力矩等於零的狀態。

作用於重心上的重力與作用於壓力中心上的地板反作用力在人體上發揮作用時，只要在重心線上，重力和地板反作用力以同樣的力量互相牽制的話，就是力學上能保持穩定的姿勢。

重力和地板反作用力的向量不平衡的話，旋轉力矩就會發揮作用，讓姿勢走樣，為了防止跌倒，就需要穩定化控制。

重心低、支撐基底面變寬的話，姿勢就會穩定不易走樣

在姿勢的穩定化控制上，重要的是控制重心和支撐基底面。

重心會因體位而改變，按照立位↓膝蓋著地跪位↓四肢著地跪位↓長坐位↓腹臥位（趴著）↓背臥位（躺著）這樣的順序降低，重心的高度越低，姿勢就越穩定。這是因為重心高度低的話，即使往同一個角度傾斜，也能將重心變化控制到最少。

支撐基底面越寬，越能應付重心的大幅搖動，腳站的寬度越寬，支撐基底面就越寬，姿勢也更穩定。拄著柺杖時，支撐基底面又更寬了，所以就更穩定，年長者之所以要拄拐杖，是因為要將支撐基底面拉寬，讓姿勢穩定。

此外，重心線越接近支撐基底面的中心，姿勢會越穩定。

嬰兒在其成長階段，體位的變化是從背臥位變成腹臥位，再變成肘立位、長坐位、四肢著地跪位、膝蓋著地跪位、立位，這是因為適應越來越高的重心，且越來越狹窄的支撐基底面，才造成這樣的演變。

即使想站得直直的，人體卻會受到呼吸和心跳等影響，而使重心和壓力中心不斷變化，因此身體有必要讓重心線和地板反作用力的作用線保持一致。重心和地板反作用力的搖晃只有

一點點的話，靠踝關節的柔軟度就能應付，不過靠踝關節無法應付的搖晃，就必須靠股關節來控制了。

人體是頭部、軀幹、上肢、下肢的複合體，

復位反應和跨步反應

正常情況下，即使眼睛閉上，也能靠復位反應讓頭部和地面保持垂直。立位時，身體想靠踝關節和股關節保持姿勢，不過如果無法撐住而讓重心線超過穩定性界線的話，腳就會跨出一步以防跌倒。

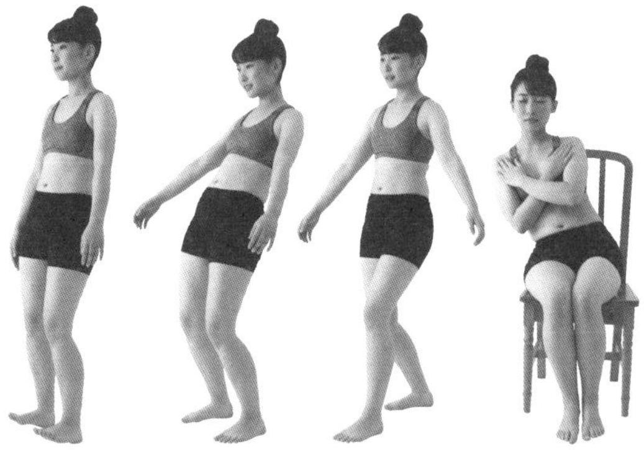

靠踝關節控制　靠股關節控制　跨步反應　復位反應

所以是利用這些部位的重量來調整重心位置，這有**復位反應**和**平衡反應**。

復位反應有幾種，一種是眼睛張開的狀態下，調整頭部位置的反應，一種是把眼睛遮起來，靠內部感覺所引起的反應，還有一種是讓頸部、胸部、腰部、骨盆往姿勢崩塌的另一側倒，藉以取得平衡的反應。

所謂的平衡反應是，當有個突如其來的外力讓身體失去平衡時，反射性處理的反應。

壓力中心能夠移動的範圍稱作**穩定性界限**，若姿勢走樣到重心線超出穩定性界線時，就要改變支撐基底面來應對，其代表就是平衡反應之一的跨步反應。

例如，被人從背後推了一下，重心線偏移了支撐基底面，此時的處理方式是腳往快倒下的那側跨出一步，使支撐基底面變寬。

11

抗重力肌

背部和腹部的肌肉互相幫忙，對抗重力，撐住姿勢

地球上隨時隨地都有重力存在，如同28頁提到的，對人體施力的重力中心稱作重心（質量中心）。

關於站直時的重心位置，成年男性約位於身高的56%的高度，成年女性約位於身高的55%的高度，這差不多是骨盆內的第2薦椎（參考80頁）的稍為前面一點，幾乎和位於肚臍深處的丹田重疊，坐在椅子上時的重心位於第9胸椎（參考80頁）的稍為前面一點。

構成身體的各個組織努力支撐著身體，這樣才能戰勝重力、支撐人體的重量，且不讓重心偏移。例如，脊椎的S形彎曲和骨盆在構造上，就是形成能對抗重力的形狀。然後，之所以能夠保持重心，對抗重力，維持住姿勢，是因為肌肉發揮作用，而發揮這種功能的肌肉稱作抗重力肌。

抗重力肌當中最重要的是位於背側的肌肉，因為腹部包覆著很重的內臟，所以會受到重力影響而讓人體往前傾倒，此時為了對抗這個重力，讓全身保持直立的就是脖子後面支撐肩胛骨的斜方肌、支撐脊椎的豎脊肌群、支撐股關節的臀大肌和大腿膕後肌、支撐腳踝的小腿三頭肌等抗重力肌。

如果只有背部側的抗重力肌發揮作用的話，

全身會往後倒，為了不變成這樣，腹側的抗重力肌也會發揮作用，有脖子處的胸鎖乳突肌、腹部的腹肌群、支撐股關節的髂腰肌、大腿前側的股四頭肌、脛骨旁的脛前肌等。

維持住姿勢的主要抗重力肌

背側有斜方肌、豎脊肌群、臀大肌和大腿腱後肌、小腿三頭肌等抗重力肌群，腹側有胸鎖乳突肌、腹肌群、髂腰肌、股四頭肌、脛前肌等抗重力肌群。

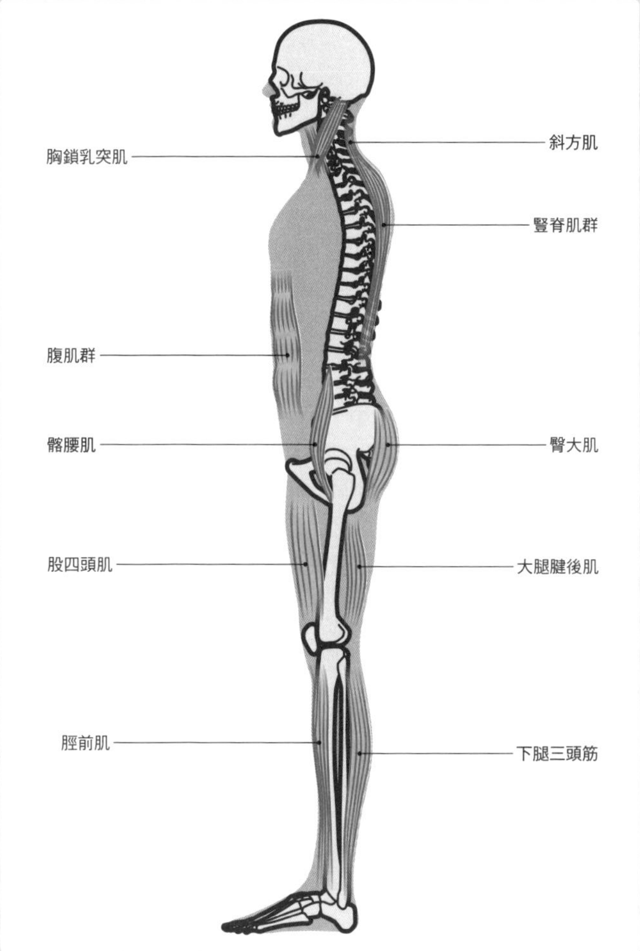

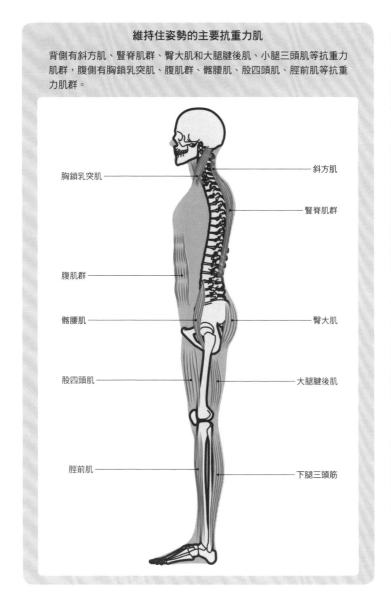

12

核心與姿勢

腹壓下降的話，腰椎就會強力彎曲，使腰部負擔增加，導致腰痛

所謂的軀幹，嚴格說起來指的是從整個人體去掉頭部、上肢、下肢的軀體部分。

胸部裡有個叫做胸廓的骨骼，不過腰部只有一個位於後面的腰椎通過，因此代替骨骼擔任維持姿勢的重要功能的，就是位於深層的深層肌肉。

支撐著腹部的深層肌肉主要有四塊，即腹肌群的腹橫肌、橫膈膜、固有背肌的多裂肌、骨盆底肌群。這些肌肉藉由筋膜連接起來發揮作用，深層肌肉維持住腹壓，腹壓＝將腹部裡的內臟整個包起來的腹膜內的壓力。

適度的腹壓除了會幫助排尿、排便、女性生產之外，在日常生活中，也發揮著維持住姿勢這個不可忽略的功能。腹部的深層肌肉相互協調收縮，就像穿著束腹般，使腹壓升高，將深部（核心）固定，讓姿勢保持穩定。

核心的深層肌肉讓腹壓升高，就有一股力量設法把腰椎挺直，這就叫做伸展力矩。

伸展力矩太弱的話，腹部會往前突出，讓腰椎很難往前彎，且不時對周邊的肌肉和筋膜施加壓力，也較無法抵抗外來的衝擊，腰痛就會出現，腰痛有很多形式，原因也各不相同。

因慢性腰痛到骨科就診的話，醫師除了會給緩和疼痛的貼布外，也會給束腹。

因腹壓產生的腹部伸展力矩

構成腹腔的深層肌肉讓腹壓上升，就像穿著束腹般，讓腰椎穩定。如此，將重物從地板搬起時，可緩和對腰部的椎間盤和背肌群施加的壓力。

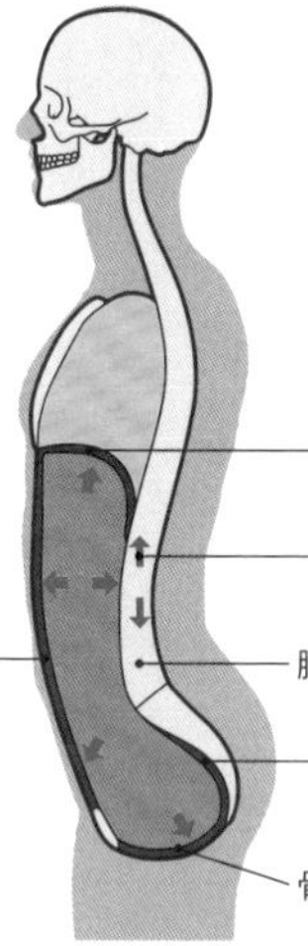

穿上束腹，腹壓就會升高，發揮伸展力矩。伸展力矩一發揮，就可避免讓對腰椎施加的壓力集中到同一個方向，較容易分散壓力，藉此可緩和腰痛的症狀。

可是，如果腰痛治好了之後還持續靠束腹固定姿勢的話，就很可能變成非依賴束腹不可，一旦沒穿束腹，就會不安，動作變得很奇怪。重要的是不要只依賴束腹或貼布等，而是要理解引發症狀的原因是什麼後，努力刻意避開那些原因。

引發症狀的重要原因之一是姿勢不良，只要隨時保持姿勢正確，就能預防不慎造成的肌肉異常，緩和症狀並預防症狀出現。

13

軀幹與運動

軀幹穩定後，再讓四肢活動，整個表現會更好

幾年前開始，有越來越多的運動員為了培養基礎體力，將以鍛鍊核心肌肉為主的軀幹訓練列為其中一個訓練項目，而足球選手長友佑都可說是掀起這波熱潮的先鋒。而且，在學生馬拉松接力領域裡，近幾年很活躍的青山學院大學馬拉松接力團隊也因為導入軀幹訓練，而使跑步姿勢穩定下來，激發每個人最大的實力。

為什麼鍛鍊軀幹可以提高運動的成果呢？

掌握其關鍵就是運動的前饋控制，這就是基於「預想應該會變成這樣」的預測，去調整運動的準備。訓練軀幹等深層肌肉，提高穩定度後，再靠表層肌肉提高上肢和下肢自由活動的可動性，讓穩定性和可動性銜接起來。

利用前饋控制讓深層肌肉與表層肌肉順利銜接起來的話，就能擺出正確的架勢。

例如，打棒球時不管投球還是擊球，都是把下半身壓向地面所產生的反作用力積蓄在靠深層肌肉穩定住的軀幹裡，先累積起來，之後在對的時間，靠表層肌肉將力量傳到球或球棒。高爾夫球的揮桿和網球的揮拍也是，先靠深層肌肉讓軀幹穩定後，再靠表層肌肉將爆發力傳到高爾夫球桿及網球拍。

若如果無法用正確的姿勢做前饋控制的話，就只有四肢等末端在動，但真正的力量無法傳

藉由前饋控制做到架勢最佳化

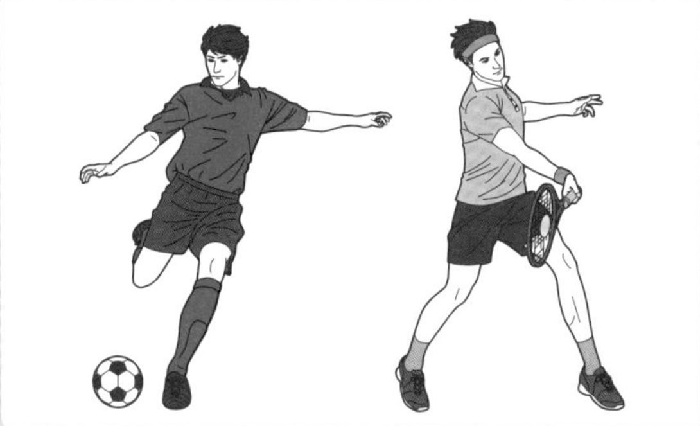

前饋控制的基本是深層肌肉使力後，再靠表層肌肉讓手腳自由活動。下半身傳到軀幹的力量能夠有效率地傳達到手腳等末端，才能發揮最大的能力。

遞出來，這種無力的投球、擊球在運動上是致命傷。

足球也是，馬拉松接力或馬拉松這種長跑運動也是，要利用用力踩地面產生的反作用力，將其轉換成踢或跑步的能量。之所以能做出這些動作，是因為用正確的架勢時，軀幹能夠確實接受到踩住地面時產生的反作用力，並將這股力量傳到手足等末端的表層肌肉上。

為了活用前饋控制，提高成果，除了更加提高軀幹的功能性，也必須強化軀幹順利與四肢相互協調的能力。為了達到這個目標，在運動現場頻繁採用的就是做軀幹訓練時，除了鍛鍊表層肌肉，也要同時鍛鍊深層肌肉。

14

正常步行

我們走路的平均步長約為1.4公尺，走路的速度平均是一分鐘80公尺

步行是人體所有基本動作之一，理想的步行方式是以原本彎曲的脊椎為軸心，骨盆和雙腳、胸廓和雙臂往相反方向迴旋，並穩住重心，不要上下左右偏移。

單腳的腳跟著地後，到同一隻腳的腳跟著地之前的時間稱作**步行週期**，步行週期有腳碰觸到地面的**站立相**，腳從地面離開的**邁步相**，站立相約佔整個週期的60%，邁步相約佔40%。

站立相裡，開始和結束的各約10%為雙腳都著地的**雙腳支撐期**，這之間約40%則是靠單腳支撐體重的**單腳支撐期**。

站立相裡，有**腳跟著地**（腳跟接觸地面的瞬間）↓**腳底著地**（整個腳底著地的瞬間）↓**站立中期**（整個體重落在腳底的正上方）↓**腳跟離地**（腳跟離開地面的瞬間）↓**腳尖離地**（腳尖離開地面的瞬間）。

邁步相裡，有**加速期**（腳在軀幹後方）↓**邁步中期**（腳在軀幹的正下方）↓**減速期**（腳在軀幹的前方）。

從步行分析觀點來看，有①**步長**、②**跨步長**、③**步寬**、④**足偏角**、⑤**步頻**、⑥**步行速度**。

① 步長

指一步的長度，是單腳的腳跟著地後，到另一隻腳的腳跟著地間的距離。

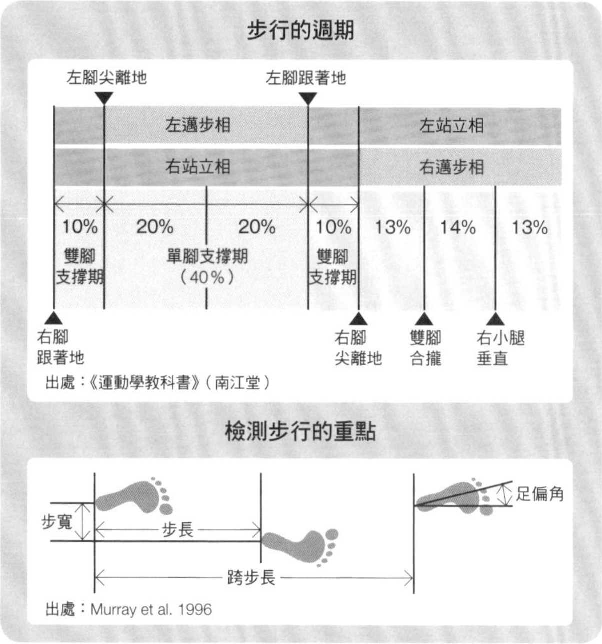

出處：《運動學教科書》（南江堂）

出處：Murray et al. 1996

② 跨步長

單腳的腳跟著地後，到同一側的腳跟著地間的距離，是步長的兩倍，成人在平地走時，跨步長平均為1.41m（男性1.46m，女性1.28m），也會受到體格影響，每個人不同。

③ 步寬

左右兩腳的腳跟間的橫向距離。

④ 足偏角

前進方向與腳步長軸（連接腳跟和腳尖的線）的角度。

⑤ 步頻

單位時間內行走的步數。多以一分鐘計算，成人步行於平地時，平均為113步／分（男性111步／分，女性117步／分），也會受到體格影響，每個人不同。

⑥ 步行速度

步長（m／步）×步頻（步／分）得出來的，成人步行於平地時，平均為82m／分（男性86m／分，女性77m／分），也會受到體格影響，每個人不同。

臀部肌肉一衰弱，就無法用正確姿勢步行

每個人都有其習慣的步行姿勢，不是每個人都用正常的步行模式走路。代表性的壞習慣有骨盆左右搖擺的扭屁股步態、穿高跟鞋容易引起的膝蓋微蹲步態等。

脫離正常步行模式的原因有可能是因肌肉或神經的疾病所引起的異常步行，主要的異常步行有①臀中肌無力步態、②臀大肌無力步態、③帕金氏症步態、④偏癱步態。

①臀中肌無力步態

正常步行時，站立相的初期時，站著的那隻腳的臀部的臀中肌會出力，這樣才不會讓另一側的骨盆過度下沉，可是，臀中肌衰弱的話，當位於站立相時，另一側的骨盆會過度下沉。

為了代償這個現象，軀幹會因想要維持身體平衡，而傾向臀中肌衰弱那側的軸心腳，這稱作裘馨氏徵象。

②臀大肌無力步態

起因於臀大肌的肌力下降，臀大肌是抗重力肌的代表性肌肉，是塊在撐住姿勢上擔負極大功能的臀部肌肉，臀大肌負責讓股關節伸展。

臀大肌的肌力一下降，腳跟著地後，因股關節無法充分伸展，骨盆就會前傾，讓腰椎更加前彎，而為了要補償這個彎曲，軀幹會往後傾，導致重心線偏向股關節後方。

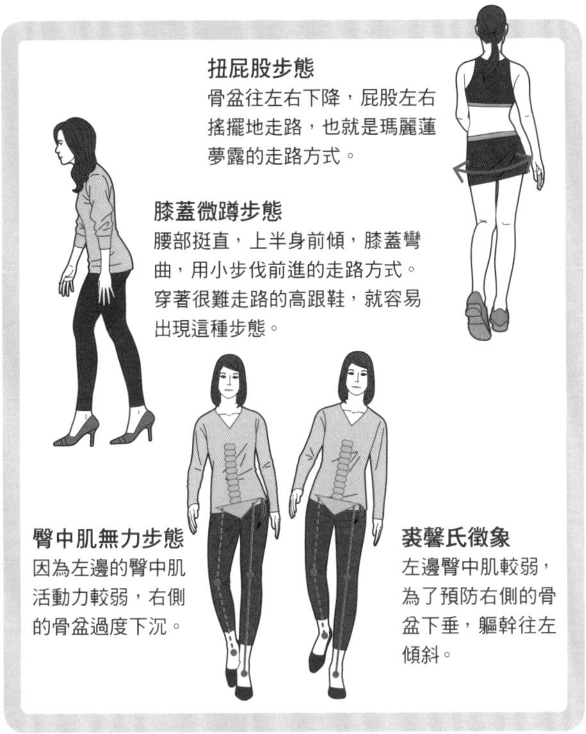
扭屁股步態
骨盆往左右下降，屁股左右搖擺地走路，也就是瑪麗蓮夢露的走路方式。
膝蓋微蹲步態
腰部挺直，上半身前傾，膝蓋彎曲，用小步伐前進的走路方式。穿著很難走路的高跟鞋，就容易出現這種步態。
臀中肌無力步態
因為左邊的臀中肌活動力較弱，右側的骨盆過度下沉。
裘馨氏徵象
左邊臀中肌較弱，為了預防右側的骨盆下垂，軀幹往左傾斜。

③ 帕金森症步態

帕金森症步態指的是**帕金森氏症**的症狀之一，帕金森氏症是伴隨腦內多巴胺不足的一種原因不明的中樞神經系統退化的疾病，五十歲之後發病人數增多。

帕金森症步態的特徵是**步行啟動困難、一旦啟動就難以止步、步伐細小**，因為腳的屈肌和伸肌同時收縮，所以第一步很難跨出，這就是步行啟動困難的現象。但一旦跨出去，又很難停止，步行速度變得太快，容易跌倒，這就是一旦啟動就難以止步的現象。步伐細小就是拖地走路、步長明顯變小的步態。

④ 偏癱步態

因腦中風等中樞神經受傷，而導致單邊運動與感覺麻痺或痙攣，就會出現**半邊麻痺步態**這種異常的步態。其症狀之一就是走路方式是麻痺側的膝蓋伸直，腳尖下垂，像是往外側畫一個半圓弧般前進。

16

修正基本姿勢

利用立位、坐位、臥位等基本體位調整姿勢

1 修正立位

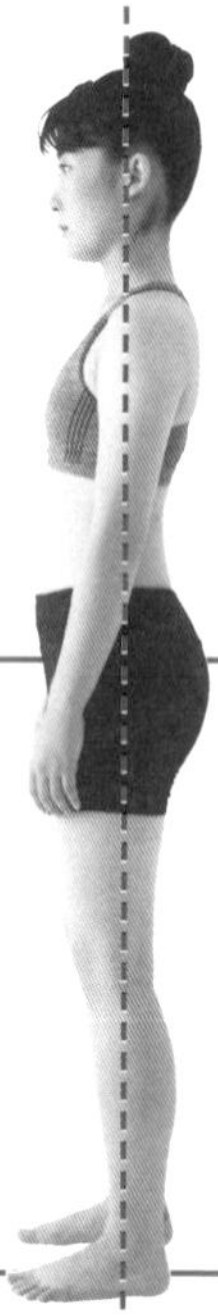

正確的立位

從旁邊看時，耳垂、肩峰（肩膀上面最突起的部位）、大轉子（腰骨下面的突起）、膝關節前部、外腳踝的2～3㎝前這五點連接起來的直線和地面垂直是最理想的（參考26頁）。

立位的不良姿勢❶

傾背姿勢Sway Back

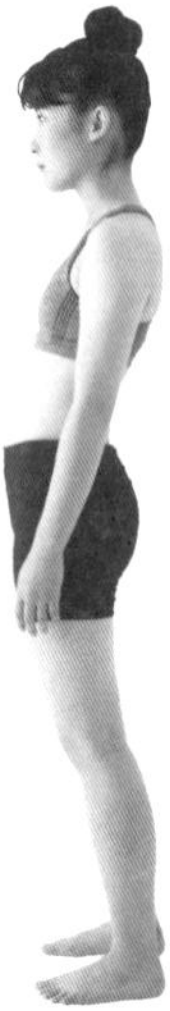

胸椎的後彎角度變大變長，腰椎的前彎變平，骨盆後傾的話，容易造成前彎角度變大，骨盆前傾，肚子往前凸出來。中年以後這種情形增加，那是因為股關節周邊和支撐脊椎的肌力下降或僵硬。

立位的不良姿勢❷

駝背、膝蓋彎曲

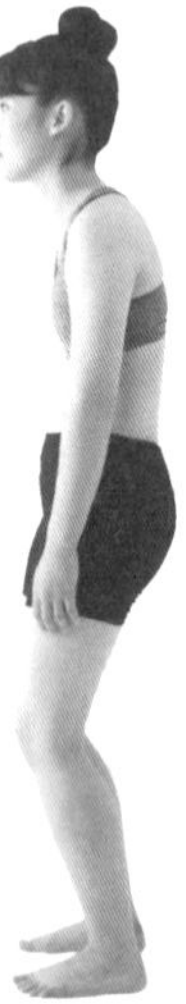

胸椎後彎角度變大，就會變成腰椎後彎症（駝背），頭部往前伸出，膝蓋彎曲，骨盆後傾，腰部下沉，多見於年長者。

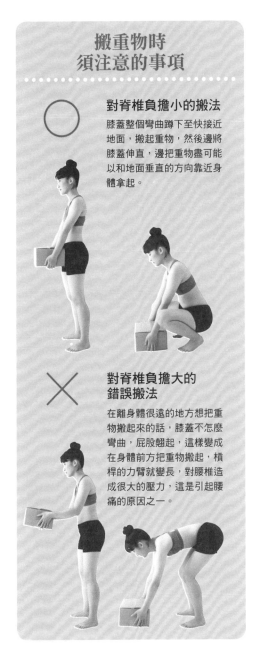

搬重物時須注意的事項

○ 對脊椎負擔小的搬法

膝蓋整個彎曲蹲下至快接近地面，搬起重物，然後邊將膝蓋伸直，邊把重物盡可能以和地面垂直的方向靠近身體拿起。

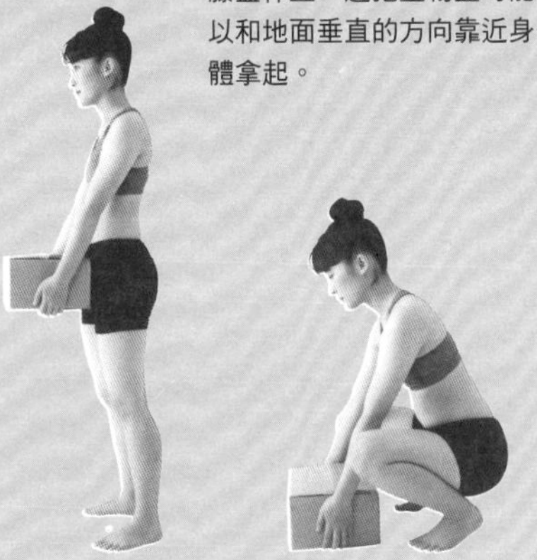

× 對脊椎負擔大的錯誤搬法

在離身體很遠的地方想把重物搬起來的話，膝蓋不怎麼彎曲，屁股翹起，這樣變成在身體前方把重物搬起，槓桿的力臂就變長，對腰椎造成很大的壓力，這是引起腰痛的原因之一。

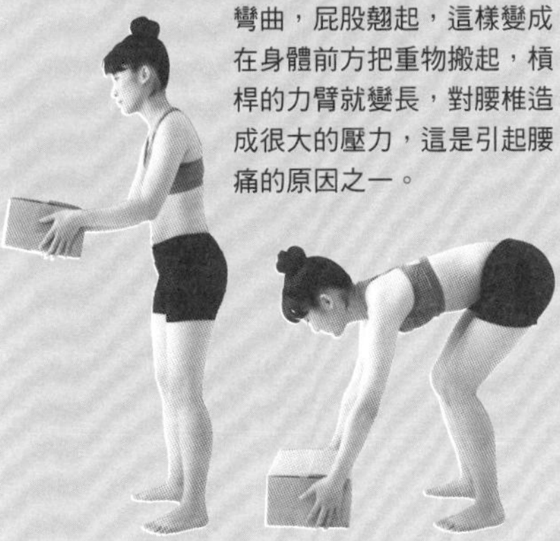

利用牆壁修正立位的方法

背靠牆壁站著，雙腳打開與腰同寬，腳跟、小腿、臀部、背部、肩膀、後頭部靠著牆壁。單手放入腰部間隙，稍微在手心最厚的部位施加壓力時，是最能自然保持脊椎的S形彎曲的正確姿勢。養成想到時，就靠著牆壁調整一下姿勢的習慣吧。

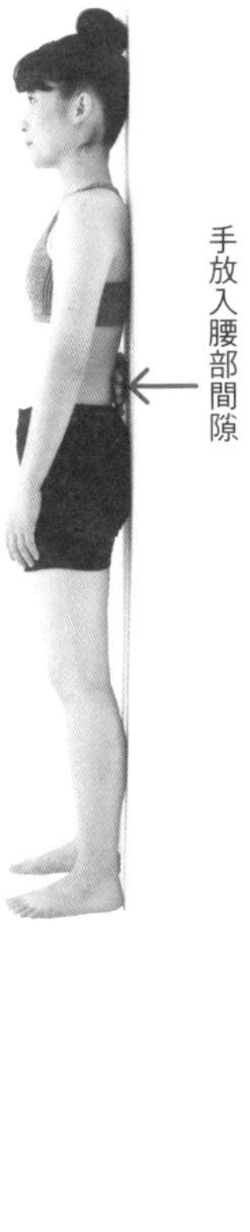

2 修正坐位

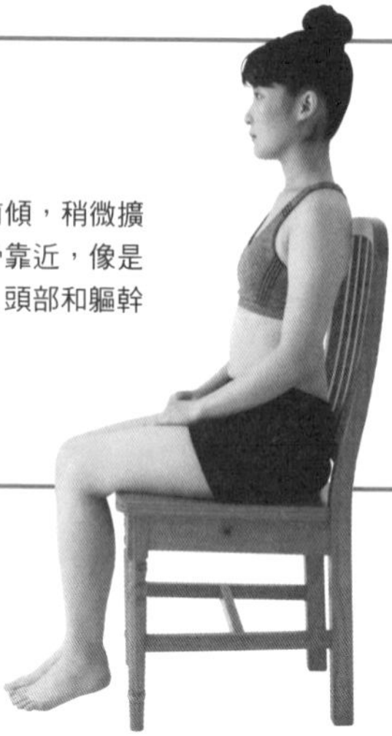

正確的坐位

椅子坐很深，骨盆立起並前傾，稍微擴胸，提高胸骨，左右肩胛骨靠近，像是天花板有一條線吊著頭部，頭部和軀幹保持一直線。

坐位的不良姿勢❶

駝背

骨盆後傾、上半身前傾、背部拱起來、胸廓闔起來，肩胛骨離開脊椎，雙肩和頭往前伸出，變成駝背，長時間坐在辦公桌前工作的人容易陷入這個姿勢。

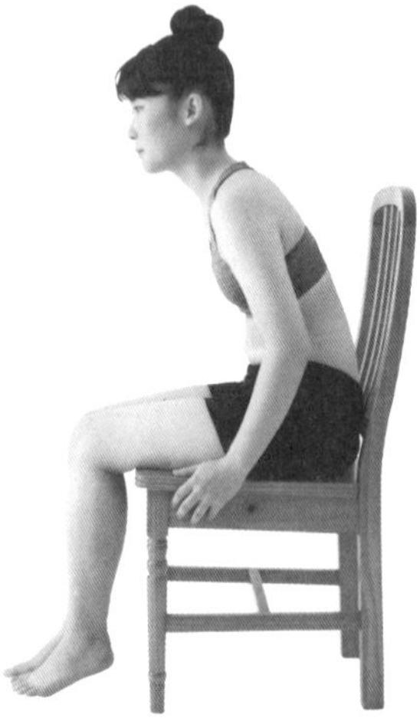

坐位的不良姿勢❷

操作ＰＣ

在捷運上，把電腦放在大腿上操作時，姿勢不知不覺就會走樣。骨盆後傾、拱起的背部不出力地靠在椅背上，頭往前伸出，頸椎彎曲。

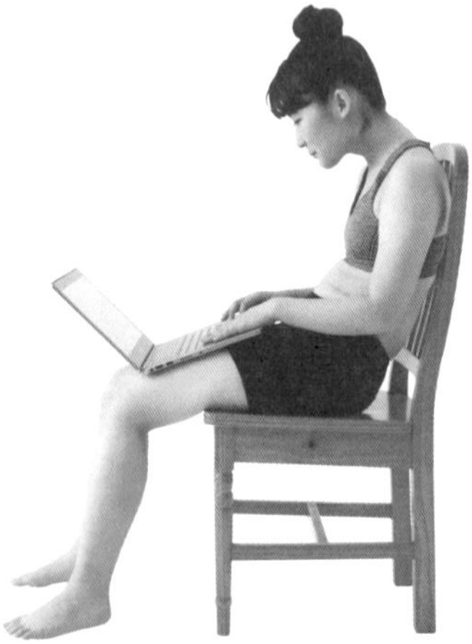

使用道具的坐位修正法

1

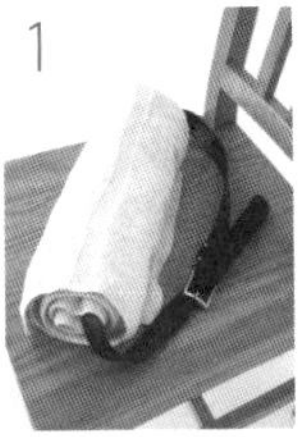

身體處於坐位時，骨盆容易後傾，讓腰椎變平，因此為了讓腰椎保持前彎，拿浴巾在腰帶上捲成捲筒狀，做出一個符合腰椎大小的腰墊。

2

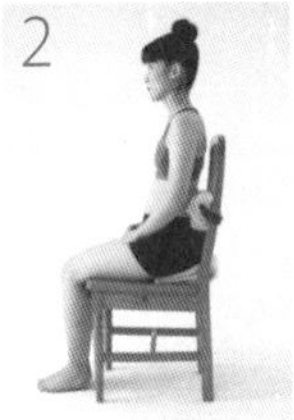

把腰墊綁在椅背上，在椅面底部放摺疊起來的浴巾，靠著浴巾坐可讓骨盆容易前傾，調整腰墊位置，使之正好落在腰部的彎曲部後，繫緊腰帶把腰墊固定。這樣，脊椎就容易正確伸展。

3

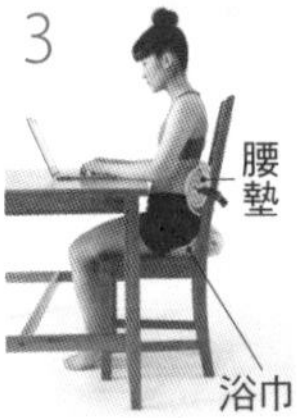

在這樣的狀態下，在桌上放電腦，就能用比較正確的姿勢辦公，如果要更進一步修正姿勢，就參考以下的「使用道具修正操作ＰＣ姿勢的方法」。

使用道具修正操作ＰＣ姿勢的方法

準備個能調整筆記型電腦的角度和高度的架子及外接鍵盤。

1

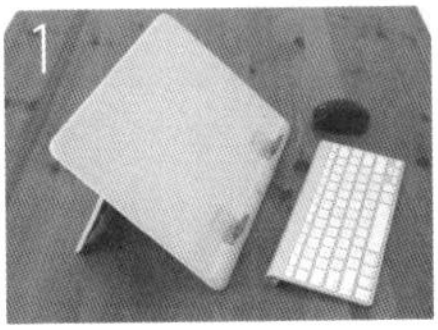

2

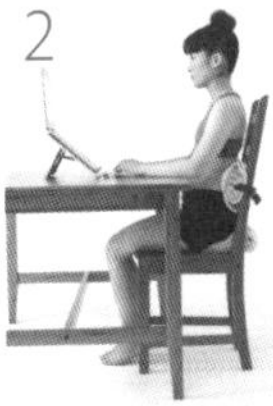

把筆記型電腦放在架子上，頭部保持直立，把電腦位置調到眼睛往下看五度，正好看到電腦的上方三分之一處。使用外接式鍵盤，比較好打字。即使使用桌上型電腦也一樣，要調整螢幕高度和角度。也可以在筆記型電腦上接個外接式螢幕使用。

不使用道具的駝背修正法

1

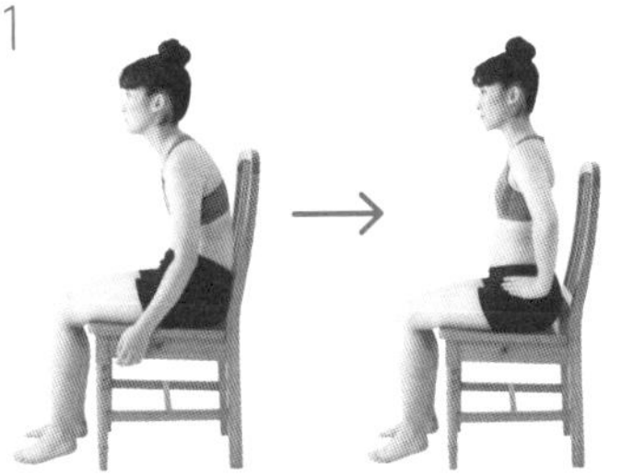

將因駝背造成的骨盆後傾的姿勢由下往上修正，首先，雙手放在腰部，像是肛門朝後般，讓骨盆前傾。

2

單手放在心窩上方一點的位置，意識胸骨，邊把胸骨往上提邊擴展，自然擴胸。

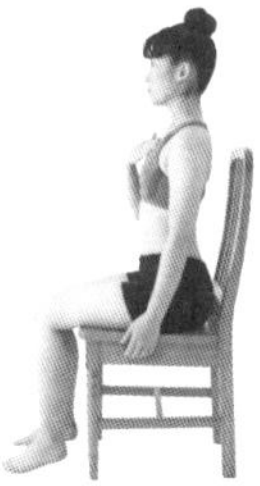

3

將胸廓上提，刻意讓左右邊的肩胛骨稍微靠攏。

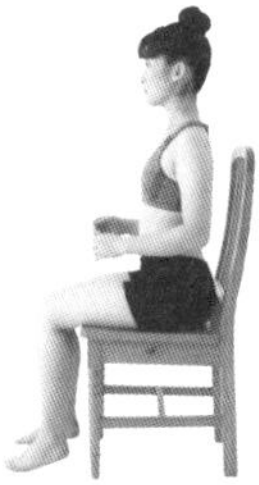

4

單手抓住頭髮，把頭髮往正上方拉起，像是天花板把整個軀幹往上拉般，脊椎伸直，讓軀幹和頭部的連線和地面垂直。

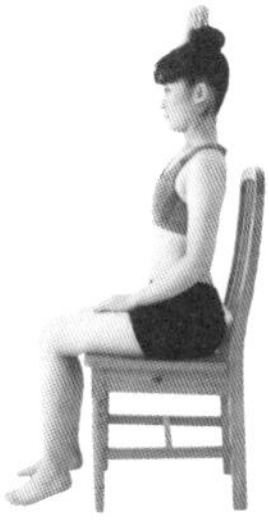

3 修正臥位

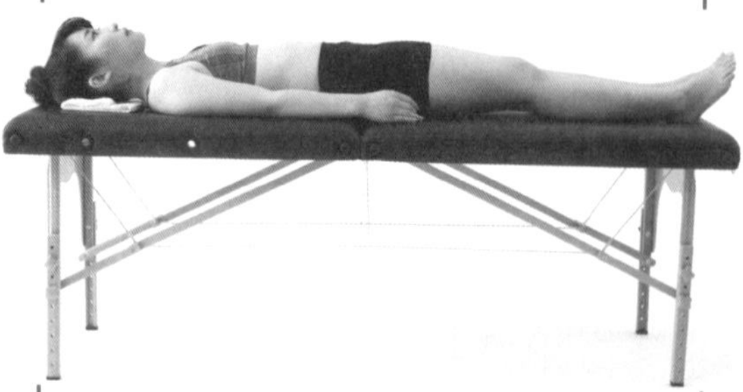

正確的臥位（仰躺）

頸椎和腰椎有適當的彎曲，正確的背臥位（仰躺）的姿勢和站著時一樣，脊椎保持著自然的S形彎曲，這個姿勢對身體負擔較少。

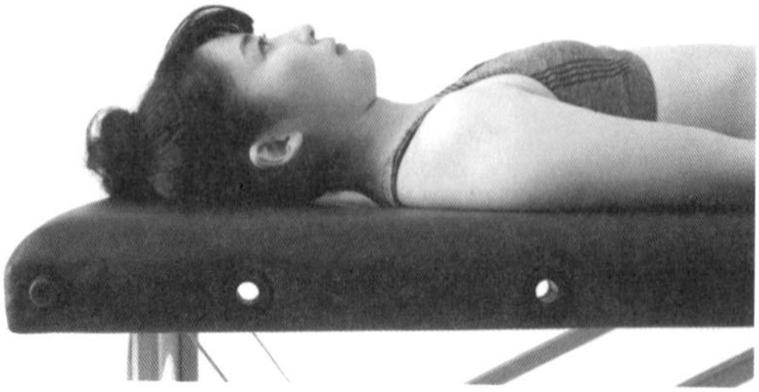

臥位的不良姿勢（仰躺）❶

沒有枕頭

沒有枕頭的話，頸椎的前彎容易消失，無法保持正確的背臥位。

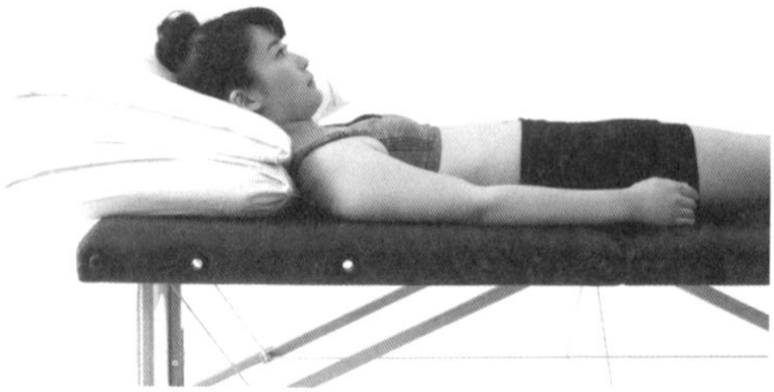

臥位的不良姿勢（仰躺）❷

枕頭太高

枕頭太高的話，頸椎是固定在屈曲的狀態，對身體負擔很大。

使用枕頭和毛巾的臥位修正法

1

為了支撐頸椎的前彎，準備毛巾，配合自己的前彎角度，捲成適當的大小，在枕頭前段放入捲成捲筒狀的毛巾。

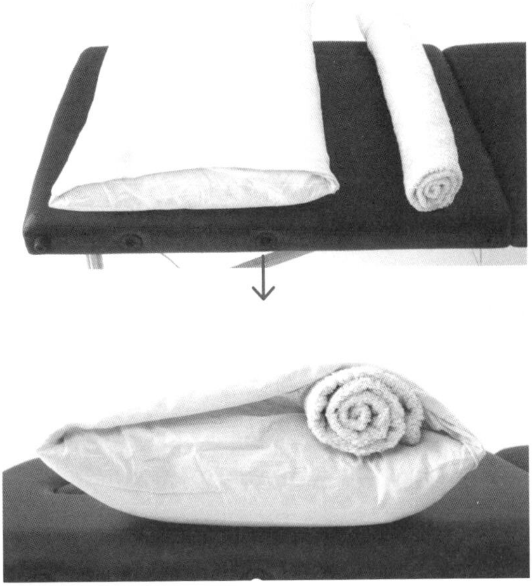

2

利用捲筒狀的毛巾支撐頸椎的前彎，就能在睡眠時保持和站著時一樣的脊椎自然彎曲，藉由捲成筒狀的毛巾支撐著頸椎的彎曲。這樣的枕頭在出差當地的旅館也能很快做出來。即使側睡，也能用正確的姿勢睡。

仰躺

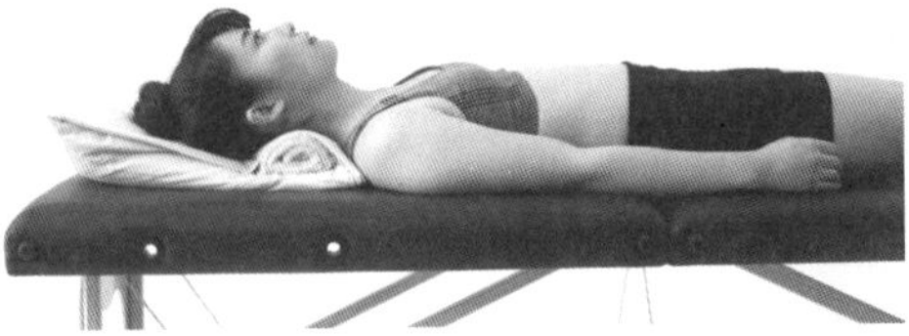

側躺

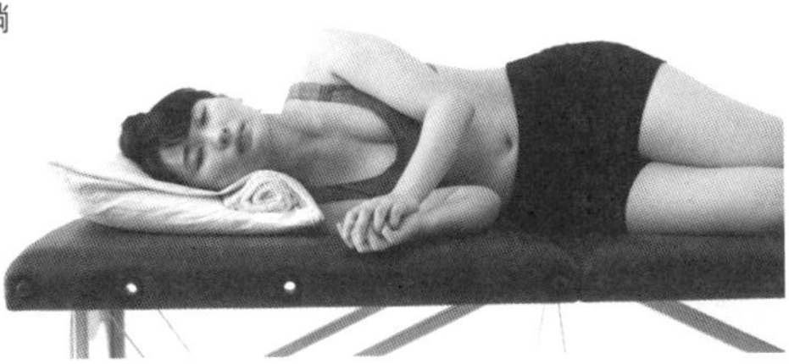

即使已改善了不良姿勢，症狀也不一定會消失

即使靜態的排列組合回到正常狀態，能做出正確的姿勢，也並不代表所有的症狀都能完全改善。不良姿勢與症狀之所以不見得是一對一的關係的主要原因就是人永遠處於動的狀態。

重新審視平常生活上擔負著什麼樣的負擔？是不是因為工作內容和職場環境，而讓身體持續對某個方向增加負荷？對一個方向持續增加負荷的話，即使是很硬的金屬，也會因疲勞而壞掉，更何況是身體，某個部位出現異常也不奇怪。在活動時，對同一個方向持續增加負荷的話，活動時的動態排列組合會崩解，而出現一些症狀或造成組織損傷。

還有一個原因，即能夠改善症狀或預防症狀發生的姿勢因人而異，因職業等外在因素對身體造成的負荷也不同，體格和肌肉的長法等與生俱來的特徵也不同。還有，隨著年紀增長，身體的構造也會起些變化，理想的姿勢也會改變。因此**心情不用隨著外表的姿勢不同而有所起伏，也不要對其他人強力推薦「只要做了什麼就一定能改善什麼症狀」**。應該要正確了解對自己而言，是什麼樣的負擔或姿勢會讓症狀惡化，怎麼做才能改善症狀，因此和有這方面專業知識的理學療法技師商量也不錯。

第2章

為了瞭解姿勢與軀幹，需要知道的關節、肌肉、神經等基礎知識

1

運動面與運動軸

人體和人體活動可從三個面和軸掌握

在了解姿勢和運動之際，要先在腦子裡有個概念，即人體有三個運動面和三個運動軸。

運動面是以三次元來看身體方位，有矢狀面（sagittal plane）、額狀面（frontal plane）、水平面（horizontal plane）。

矢狀面是將人體分割成左右兩部分的垂直面，也稱作正中矢狀面。

額狀面是將人體分割成前後兩部分的垂直面，也稱作前頭面或冠狀面。

水平面是將人體分割成上下兩部分的水平面，也稱作橫向剖面。

運動軸是以三次元來看人體活動的軸，有垂直軸（vertical axis）、矢狀——水平軸（sagittal-horizontal axis）、前額——水平軸（frontal-horizontal axis）。

垂直軸是上下方向的軸，是水平面的運動軸。

矢狀——水平軸是個前後方向的軸，是額狀面的運動軸。

前額——水平軸是個左右方向的軸，是矢狀面的運動軸。

其他還有從軀幹、上肢、下肢的動力鍊方式來看運動的方法。

這種動力鍊運動裡有開放性動力鍊運動（open kinetic chain）和閉鎖性動力鍊運動

（closed kinetic chain）。
開放性動力鍊運動也可取英文的第一個字母，簡稱作ＯＫＣ。

三個運動面與運動軸

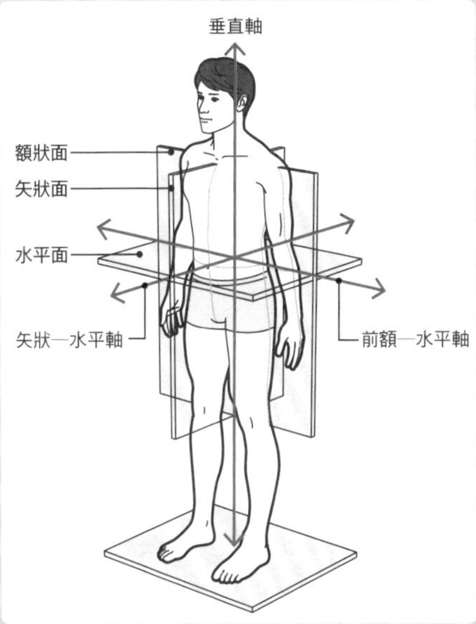

矢狀面是將人體分割成左右兩部分的垂直面，其運動軸是前額——水平軸。額狀面是將人體分割成前後兩部分的垂直面，其運動軸是矢狀——水平軸。水平面是將人體分割成上下兩部分的水平面，其運動軸是垂直軸。

ＯＫＣ就像鐘擺般，相對於軀幹，上肢和下肢等位於遠位端（下位的末端、手足）的部位在空間裡自由地活動，對身體的負擔少，適合肌力弱的人做，或適合拿來當作復健。

閉鎖性動力鍊運動也可取英文的第一個字母，簡稱作ＣＫＣ。

ＣＫＣ就像深蹲或伏地挺身般，固定上肢和下肢等遠位端部位，讓這些關節和軀幹運動。

無論是在空中踢球等動作或是深蹲，膝關節和股關節都同樣會屈曲和伸展，只不過同樣是關節運動，做ＯＫＣ和ＣＫＣ時，肌肉的作用方式不同。

在運動上，大部分都是ＯＫＣ和ＣＯＫ組合而成的動作。

棒球的投球、網球的揮拍和高爾夫的揮桿，每一個動作都是下半身做和地面連接的ＣＫＣ，不過上半身做的是自由活動的ＯＫＣ。

骨頭以機械性的軸為中心，有六種活動模式

在做骨頭和關節如何構成姿勢的分析時，可從骨頭運動學或關節運動學這兩個觀點來看（這本書主要採用骨頭運動學）。

首先，來看骨頭運動學。

所謂的骨頭運動學，是從三個運動面和三個運動軸的組合來分析各個動作的，其中有屈曲（flexion）、伸展（extension）、外展（abduction）、內收（adduction）、外旋（external rotation）、內旋（internal rotation）這六個基本的模式，在此以腳的動作為例來說明。

屈曲和伸展是相對的，屈曲是如同把股關節彎曲般，構成關節的兩個骨頭的角度變小的動作。伸展是如同把股關節伸直般，構成關節的兩塊骨頭的角度變大的動作。

外展和內收是相對的，外展是如同把腳往旁抬起張開般，從軀幹的中心往外移動的動作。內收是如同把張開的腳往身體側收回般，往軀幹的中心靠近的動作。

外旋和內旋是相對的，外旋是把腳往外扭轉般，以長軸（縱軸）為中心，把骨頭往外翻的動作。內旋是把腳往內扭轉般，以長軸為中心，把骨頭往內翻的動作。

這六個基本模式稱作生理學的運動，骨頭以

機械性的軸為中心在活動，和軸迴旋（spin）——與鐘擺運動（swing）大不相同。

生理學的運動模式

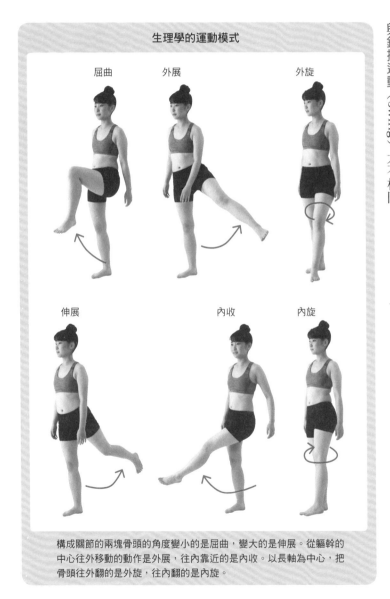

構成關節的兩塊骨頭的角度變小的是屈曲，變大的是伸展。從軀幹的中心往外移動的動作是外展，往內靠近的是內收。以長軸為中心，把骨頭往外翻的是外旋，往內翻的是內旋。

在關節裡有些運動是無法自己刻意做的

這一節要分析在關節運動學上，骨頭在動時，**關節囊**（參考56頁）裡的運動。這個關節囊內的運動稱作**輔助動作**（accessory movement）。

輔助動作是無法靠自己的意志（隨意地）做的動作，也稱作**關節副動作**（joint play），有**分離**、**擠壓**、**滑行**、**滾動**、**軸心旋轉**。接下來說明的例子是在一組上下連結的骨頭上，將下方的骨頭固定，讓上方的骨頭作動。

分離和擠壓是相對的。

分離是上方的骨頭從固定住的下方骨頭垂直離開的動作，也叫做**牽引**。擠壓是上方的骨頭往固定住的下方骨頭垂直方向靠近的動作。

滑行就是相對於固定住的下方骨頭，上面的骨頭平行滑動的動作。滾動就是相對於固定住的下方骨頭，上面的骨頭隨時移動產生變化的動作。滑行和滾動也有可能同時發生。骨頭像鐘擺般運動（角運動）時，滾動不只發生在關節面（參考56頁）的凹凸上，也會和角運動同一個方向產生。

軸心旋轉指的是連接固定住的下方骨頭的上方骨頭，以機械性的軸為中心旋轉的動作。

關節運動學的重要規則之一是凹凸法則，這個法則指的是運動的關節面的形狀不同，滑行的方向也會改變。運動的關節面是凸面的話，滾動和滑行就會往反方向進行，是凹面的話，滾動和滑行就會朝同一個方向進行。

五個關節副動作

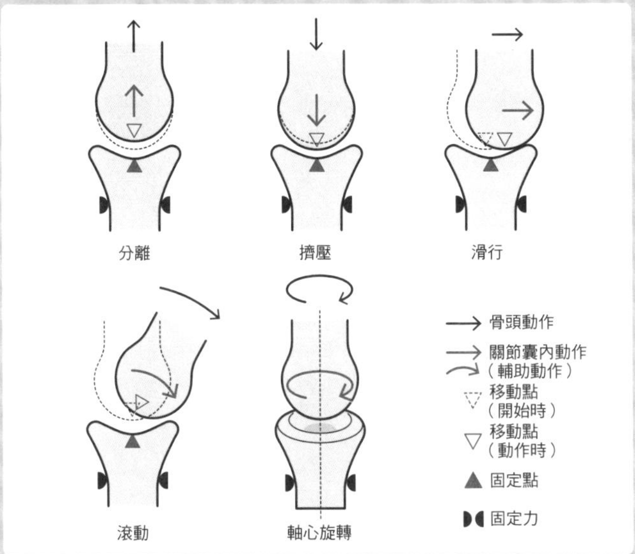

關節輔助動作是肌肉在完全放鬆的狀態時，有其他的刺激之下發生的。有分離、擠壓、滑行、滾動、軸心旋轉這五個基本模式。

凹凸法則

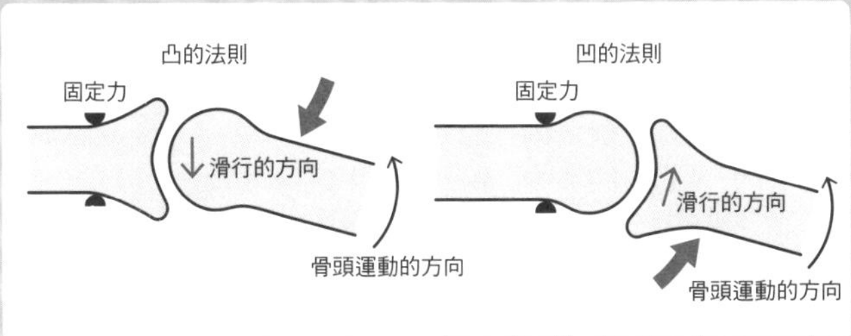

滾動和滑行的方向會因關節面的形狀而改變，關節面是凸面的話，滾動和滑行就會往反方向進行，是凹面的話，滾動和滑行就會朝同一方向進行。

4

關節的構造

能控制姿勢的關節是可動關節，大多是由凸面和凹面的骨頭接起來的

關節是骨頭和骨頭的接點，分成可動關節、不動關節、少動關節三種。**其中富可動性、能控制姿勢的是可動關節，狹義的關節指的就是可動關節**。因此以可動關節為例，來說明關節的組成。

關節由關節面、關節腔、關節囊組成。

關節面是構成關節的骨頭末端，大部分有厚度約1～5㎜的關節軟骨（透明軟骨）覆蓋住，擔任緩衝的功能，減輕骨頭和骨頭碰撞產生的衝擊。大部分的可動關節的一端是凸面的關節頭，另一端是凹面的關節窩，關節面之間的空間是關節腔，充滿滑液，滑液是淡黃色黏黏的液態物，擔任讓關節順利動作的潤滑油功能，所謂「關節的水」就是滑液。

關節囊包覆著關節面和關節腔，由內側的滑膜和外側的纖維膜組成。滑膜會形成並分泌成為滑液成分的玻尿酸。包覆關節的外套是關節囊，外套的內面是滑膜，這樣的比喻比較好理解吧。纖維膜是個和包覆著骨頭的骨膜相連接的堅硬又堅固的組織。

可動關節上有關節盤、關節半月板、關節唇、韌帶附著。

關節盤和關節半月板位於關節面間，能幫助吸收衝擊、減緩衝擊，讓關節穩定。關節唇在

肩關節和股關節補強關節窩。而韌帶是補強關節囊的天然支撐帶。

可動關節的基本構造

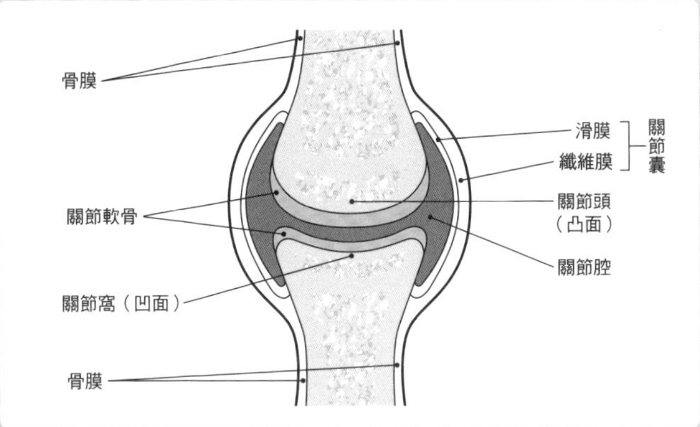

骨頭有凸面的關節頭和凹面的關節窩這些關節面，前端有關節軟骨包覆。關節面和關節腔靠關節囊整個包覆起來。有關節囊的可動關節也稱作滑膜關節。

膝關節的關節半月板和韌帶

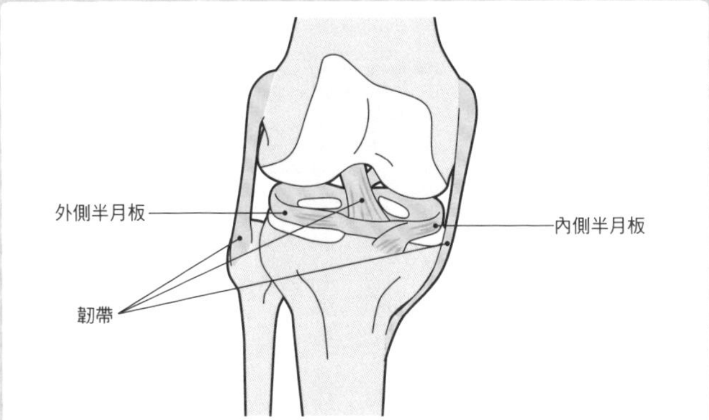

膝關節有外側半月板和內側半月板這兩個關節半月板，發揮緩衝般的功能。韌帶提高關節的穩定性。

5

可動關節的種類

有的是像蝴蝶般對稱活動，有的是像車輪般活動

可動關節依照活動的軸的數量和形狀等分類，依活動的軸分類的話有一軸、二軸、多軸，各有以下的關節：

一軸性的關節有屈戌關節（圖a）和車軸關節（圖b）等。

屈戌關節的動作像蝴蝶般，除了迴轉外，還加上一點滑行，如手肘的肱尺關節、手指間的指節間關節。

車軸關節如字面上所述的，關節像車輪般旋轉，例如脖子的寰軸關節、手肘的近端橈尺關節和遠端橈尺關節。

二軸性的關節有**鞍狀關節**（圖c）、**髁狀關節**、**橢圓關節**（圖d）等。

鞍狀關節是凹面及凸面像馬鞍一樣相對合起來的關節，例如手的拇指的腕掌關節、鎖骨的胸鎖關節等。

髁狀關節的關節窩很淺、負責滾動和滑行的動作，不做旋轉的動作。如膝關節和顎關節。

橢圓關節是由橢圓狀的凸面與另一個與其相合的關節窩所形成的。如手腕的腕關節、脖子的枕寰關節等。

多軸性的關節有**球窩關節**（圖e）、**杵臼關節**、**平面關節**（圖f）。

球窩關節是由球狀凸面以及與其相合的杵臼

狀的凹面形成的，如肩膀的第一肩關節、手肘的肱橈關節等。關節窩更深的就叫做杵臼關節，如大腿根部的股關節。

平面關節就是關節面幾乎呈現平面狀，如脊椎的椎間關節、肩膀的肩峰鎖骨關節等。

代表性的可動關節種類

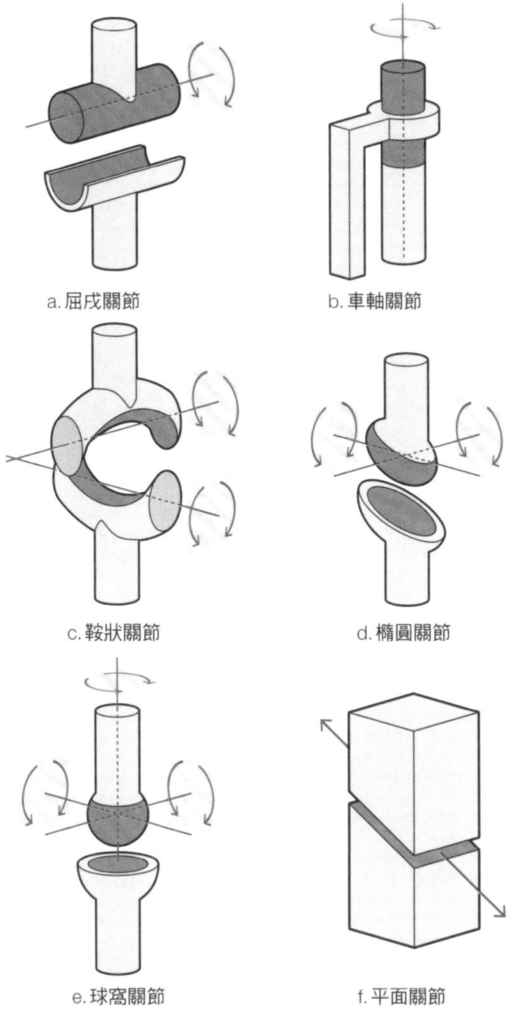

6

肌肉的構造

全身有六百塊以上的骨骼肌，這些肌肉支撐著關節，維持住姿勢

肌肉能控制骨頭和關節的動作、維持姿勢。

肌肉可分成平滑肌、心肌、骨骼肌三大類。

平滑肌分布在內臟和血管上，心肌分布在心臟上，骨骼肌是長在骨頭上，帶動關節活動的肌肉。**維持姿勢上重要的是骨骼肌，所以這本書裡提到的肌肉全都是指骨骼肌。**

長在骨頭上的兩端骨骼肌當中，靠近軀幹的上端的近位端稱作起端，離軀幹遠一點的下端的遠位端稱作止端。通常，肌肉收縮使力時，起端會固定住，只有止端的部分在動。

全身有六百塊以上的骨骼肌，其構造如下：

肌肉是由數百至數千條稱作肌纖維的細長細胞結成一束的東西，肌纖維可分為快肌纖維和慢肌纖維。

快肌纖維的特徵是收縮速度快，具爆發力，可使出巨大力量。慢肌纖維的特徵是收縮速度慢，雖然只能使出較小的力量，不過持久度高。在顯微鏡下看的話，快肌纖維看起來呈現白色，所以是白肌，慢肌纖維看起來呈現紅色，所以是紅肌。

所有肌肉都是快肌纖維和慢肌纖維適度搭配而成的，搭配比例是遺傳的，很難利用後天因素加以改變。短距離跑者或許天生快肌纖維就很多，而馬拉松跑者則有很多慢肌纖維。

其他，肌肉形狀可分為紡錘狀肌、羽狀肌、多頭肌、板狀肌等。

紡錘狀肌是成束的肌纖維的肌束呈縱向排列，特徵是中間部分較粗，兩端較細。上臂的肱二頭肌是典型的例子。

羽狀肌的肌束並不是縱向排列，而是傾斜排列。有只有單邊的半羽狀肌與複數羽狀肌的多羽狀肌。代表例是大腿前側的股直肌。

多頭肌指的是肌肉靠近軀幹那一端的肌頭有好幾個，有兩個肌頭就叫二頭肌，有三個肌頭就叫三頭肌，典型例子是小腿的小腿三頭肌。

板狀肌是呈平面狀的肌肉，大部分都是三角形或四角形，代表例子是脖子的斜方肌。

肌肉的起端和止端

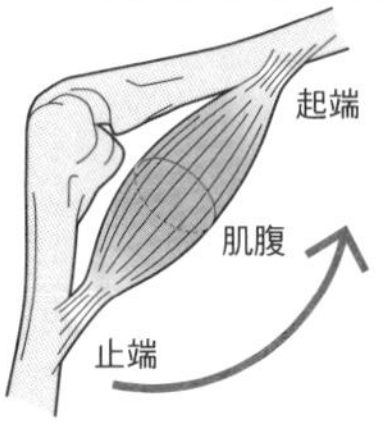

靠近軀幹的那一端叫做起端，遠離軀幹的那一端叫做止端。通常起端是固定住的，靠止端動作讓肌肉收縮。

肌肉的基本構造

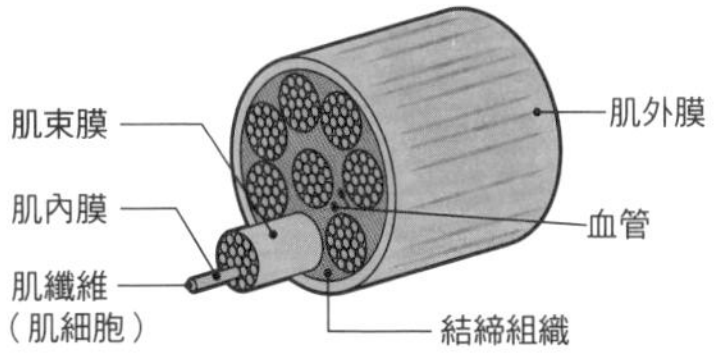

肌纖維這種細長細胞（肌細胞）成束就形成肌肉，肌纖維有快肌纖維和慢肌纖維，兩者適度搭配。

7

肌肉的收縮模式

站著時和坐著時，肌肉的作用方式是相反的

肌肉收縮時會出力。

撐住姿勢的肌肉收縮有向心（短縮）收縮（concentric contraction）、等長收縮（isometric contraction）、離心（伸展）收縮（eccentric contraction）等三個樣式。

以從椅子上站起時的動作為例，說明這三個模式。

① 向心收縮

這是肌肉長度縮短，讓起端朝止端靠近，伴隨關節的動作的收縮模式，從坐在椅子上的姿勢站起，大腿前側的股四頭肌就是向心收縮。

利用自己的體重、啞鈴、槓鈴、機器等負荷做的抗阻力訓練（參考71頁），就像從深蹲姿勢站起時般，伴隨著向心收縮。

② 等長收縮

這種收縮時肌肉長度不變，起端和止端的位置固定，也不伴隨關節運動。在椅子前站立，膝蓋伸直時，股四頭肌一直壓著地板就是在做等長收縮。

若用盡全力壓牆壁幾秒鐘，即使是等長收縮，也會對肌肉產生刺激，防止肌肉衰弱，不必使用道具輕鬆就能做也是其優點之一。

③ 離心收縮

指收縮的肌肉伸展時，起端和止端分開，並

伴隨關節運動的收縮，從站起的姿勢再度坐回椅子上時，股四頭肌就是在做離心收縮。

在抗阻力訓練上，做深蹲時，從站立的姿勢轉到蹲下時，就伴隨離心收縮。**和向心收縮比起來，離心收縮能發揮的肌力較高，因有這個性質，多花點時間做離心收縮的話，能提高訓練效果。**做深蹲時，盡可能慢慢蹲下。

肌肉出力的模式

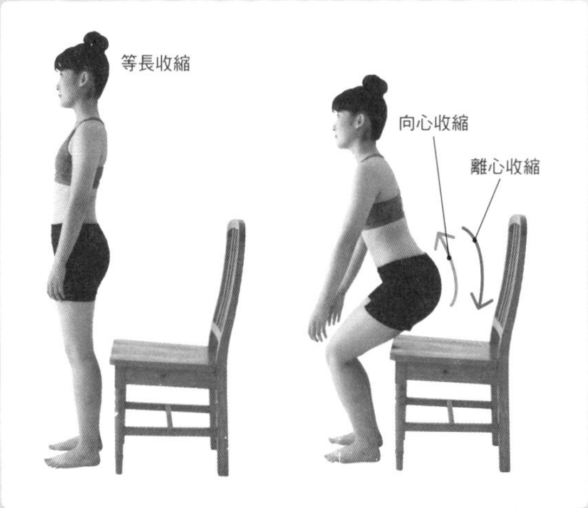

肌肉長度不變，不伴隨關節運動的是等長收縮。肌肉長度縮短，起端和止端靠近的是向心收縮。收縮的肌肉伸展，起端和止端分開的是離心收縮。

其他，關於肌肉收縮，還有另一種分類方式，即可分為等張收縮（isotonic contraction）、等速收縮（isokinetic contraction）。

等張收縮就像是利用肌力訓練的機器鍛鍊肌肉時，肌肉產生的張力一直保持固定。

等速收縮就像是游自由式時，肌肉的收縮速度一直保持固定。

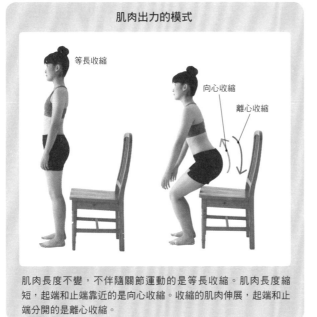

8

肌肉收縮的機制

運動神經一傳達興奮，肌絲就會滑動，促使肌肉收縮

肌肉也可分為不隨意肌和隨意肌。

不隨意肌是無法透過自己的意志支配的肌肉，分布於內臟和血管的平滑肌、分布於心臟的心肌都是不隨意肌。隨意肌是可由自己的意志支配的肌肉，能控制姿勢的肌肉（骨骼肌）都是隨意肌。

在此詳細解說隨意肌讓關節活動的機制。

形成肌肉的肌纖維是由無數肌原纖維構成。肌原纖維是將蛋白質形成的細長線狀的肌絲（細細的線狀的構造）綑成束的，肌絲裡有粗的肌凝蛋白絲和細的肌動蛋白絲。

肌凝蛋白絲和肌動蛋白絲等間隔交互排列，形成肌節（sarcomeres），肌節是個由叫做Z線的隔膜（將組織隔開的膜）圍起來的構造。

肌原纖維是靠Z線讓肌節排成一縱列連結起來的構造。肌節的中央有肌凝蛋白絲和肌動蛋白絲重疊，因此密度很高，稱作A帶。而兩端只有肌動蛋白絲，且密度較低，稱作I帶。

將從腦中傳出的指令送到隨意肌的是運動神經，在包圍著肌纖維的細胞膜上，每一條都連接著運動神經末端的神經末梢。

透過運動神經傳遞的電氣刺激（興奮）是由末梢的囊泡釋放出乙醯膽鹼，再將興奮傳給包著肌纖維的細胞膜，如此一來，肌纖維裡的肌

漿網會釋放出儲藏的鈣離子（Ca^{2+}）。

　鈣離子會和配置在肌纖維的肌動蛋白絲上的旋轉素這種蛋白質複合體結合，如此肌動蛋白絲變得容易和肌凝蛋白絲結合。

肌原纖維伸縮的機制

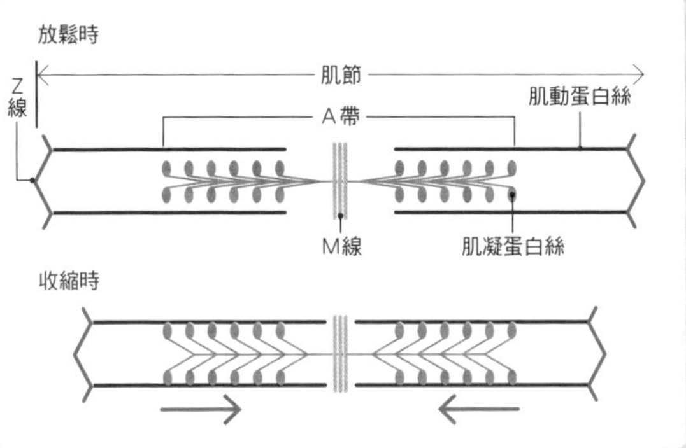

肌纖維是由無數的肌原纖維構成的，肌原纖維是由粗的肌凝蛋白絲和細的肌動蛋白絲組成的。肌動蛋白絲滑入肌凝蛋白絲時，肌肉收縮。

　肌凝蛋白絲利用藉由分解了細胞的基本能量來源的ATP腺嘌呤核苷三磷酸所得到的能量，把肌動蛋白絲拉過來，使其滑入。這樣，在肌纖維上緊密排成一縱列的肌節就一起縮短，肌肉整體收縮，就會帶動關節活動。

　肌纖維的興奮消失後，鈣離子就離開旋轉素，被肌漿網回收，結果，肌凝蛋白絲和肌動蛋白絲就失去結合，肌肉就此放鬆。

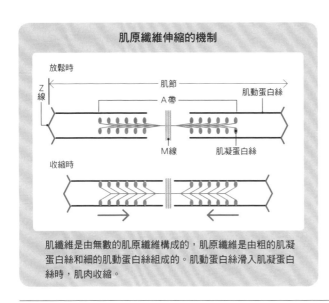

9

筋膜

稱作第二骨骼的筋膜也是撐住姿勢不可或缺的存在

支撐住姿勢的不只骨頭和肌肉，除了骨頭和肌肉以外，擔任維持住姿勢上不可或缺的功能的還有筋膜。

筋膜，從字面上來看，感覺很像是包覆香腸的那層膜，因此常有人誤會筋膜是包覆肌肉的膜，不過筋膜包覆的並不只肌肉，除了肌肉之外，**還包覆了所有骨頭和內臟，且不同筋膜還會連接起來，組成一個巨大的網絡。**

骨頭和肌肉之所以不會分散、內臟之所以能固定在他們該在的地方、人體之所以能保持一個固定的形狀，都是拜筋膜網絡所賜。因此筋膜也被稱作是僅次於骨頭與肌肉的第二個骨骼。特別是保持站直不動時，筋膜的張力（tension）擔任維持住姿勢的主要功能。

筋膜扭曲或是筋膜和肌肉或皮膚沾黏的話，排列組合會崩壞，導致姿勢走樣。

為了調整成正確的姿勢，不只骨頭和肌肉，正確調整筋膜也變得很重要。為此須做的是改善筋膜扭曲或沾黏的筋膜復位的方法。

那麼，筋膜的結構到底是什麼呢？

筋膜是浸在適度黏度液體（細胞間質）裡一種像是紗布般的組織，而編織出紗布的是以膠原蛋白為主成分的膠原纖維，和以彈力蛋白為主成分的彈力纖維這兩種纖維狀的蛋白質。為了輔助纖維的滑度，也含有高保水玻尿酸。

筋膜大部分是膠原纖維，平常像是波浪狀般縮起來，不過一有外力介入，就會變成直線狀，預防全身變形。

構成筋膜的膠原纖維和彈力纖維

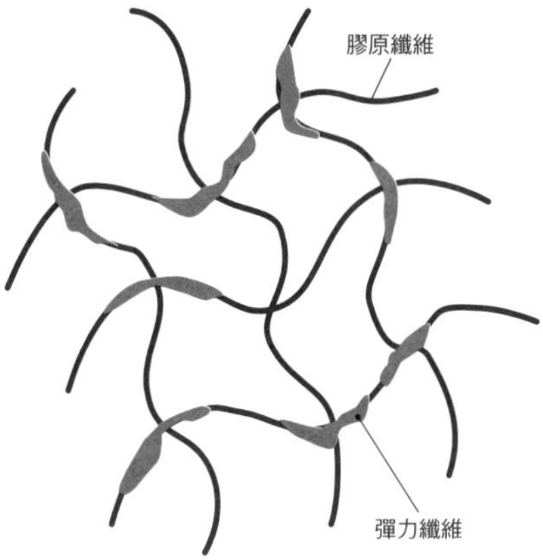

由膠原蛋白形成的膠原纖維呈現波浪狀，一有外力介入，就會變成直線狀，預防全身變形。由彈力蛋白形成的彈力纖維彈性高，讓膠原纖維恢復原狀。

膠原纖維不會伸縮，不過相對於膠原纖維，彈力纖維富有彈性，如橡膠般伸縮自如，就像延展的橡膠會縮回原樣般，膠原纖維也會恢復原狀。

筋膜之所以會扭曲或沾黏，是因為膠原纖維和彈力纖維的規則性被打亂，浸著兩者的液體黏度提高，導致滑度下降。

結果，就會妨礙周邊的肌肉和關節的活動，讓走樣的姿勢固定住，引發肩頸痠痛或腰痛。

10

神經構造與功能

肌肉和肌腱收縮的相關資訊不間斷地傳送到腦部

這節要介紹肌肉等控制全身神經系統的構造與功能。

神經系統是神經細胞（neuron）的集合體，神經細胞一受到刺激，就會發出訊號，這個訊號稱做興奮，興奮在由靜止電位轉為動作電位時，以電氣傳導。神經細胞傳導興奮的部位稱作突觸。

神經系統裡有中樞神經系統和周邊神經系統這兩種系統。

中樞神經系統有腦和脊髓，兩者是合而為一的，腦被裝在頭蓋骨裡，從這裡延伸出一條一公分粗的脊髓。脊髓穿過脊椎管（脊椎管貫穿位於脊椎靠背部的椎孔這個空間裡），一直延伸到腰部（第1腰椎和第2腰椎）。

大腦發出意識性的運動指令，脊髓發出無意識的反射運動的指令。站在捷運上，抓著吊環，雙腳張開保持姿勢穩定以對抗搖晃，是因為大腦發出意識性的指令。坐在捷運上打瞌睡，頭歪到快碰到隔壁人的肩膀時把頭縮回來，是脊髓發出的反射指令。

再細看周圍神經系統，有從大腦伸出的十二對腦神經和從脊髓伸出的三十一對脊髓神經。

末梢神經系統依照其功能，也可分為體神經系統和自律神經系統。

體神經系統和運動與感覺等有關，有**離心性神經**和**向心性神經**，離心性神經將從中樞神經系統下達的指令傳給肌肉等末梢的神經，也叫做運動神經，而向心性神經是將末梢的感覺器官蒐集到的資訊傳達到中樞神經的神經，也叫做**感覺神經**。感覺神經因為有埋在肌肉裡的**肌紡錘**與埋在肌腱裡的**腱紡錘**，所以可以把和肌肉與肌腱收縮有關的資訊傳送到大腦。

自律神經支配著沒有分布體神經的內臟，又分為**交感神經**和**副交感神經**。

兩者雙重支配內臟等組織，其功能是相對的，這稱做**雙重支配**或**拮抗支配**。例如，當我們感到緊張或有壓力時，交感神經就處於活躍狀態，使血管收縮，血流不順，這是造成肩頸痠痛和腰痛的原因之一。緊張和壓力消失後，就換副交感神經處於活躍的狀態，此時全身放鬆，血管張開，血流順暢。

中樞神經系統和周邊神經系統的分類

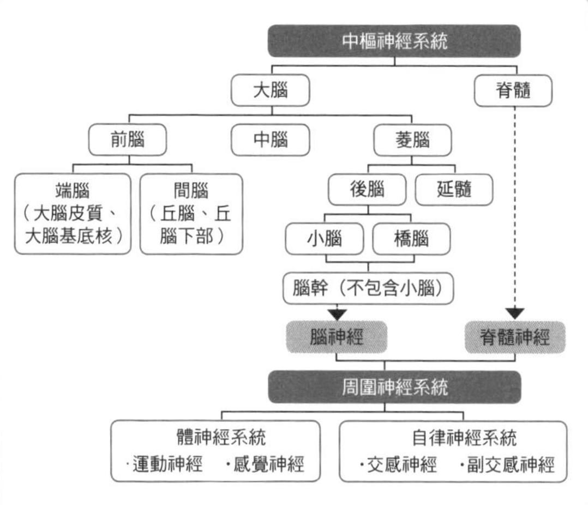

於保持姿勢和活動軀幹上，中樞神經系統和周圍神經系統都有關係。直接讓肌肉活動的運動神經屬於周圍神經系統裡的體神經系統。出處：《運動學教科書》（南江堂）

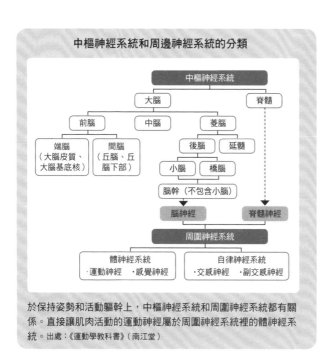

11

肌肉增減

肌肉不使用就會衰弱，給予適當的刺激才會變大塊

讓骨頭和關節活動的肌肉擔任維持住姿勢的關鍵功能，**撐住姿勢的肌肉一衰弱，就很難維持住正確的姿勢**。

肌肉除掉水分，幾乎是由蛋白質構成的，據說肌肉的蛋白質隨時反複進行分解和合成，幾個月就會全面換新。肌肉的蛋白質代謝很容易受到身體活動（運動量）的影響，身體活動的情形會直接影響到肌肉的增減。

即使從飲食中確實攝取了蛋白質，不過若沒什麼運動刺激，肌肉裡蛋白質的分解超過合成，肌肉就會減少。這稱作廢用性肌肉萎縮（disuse muscular atrophy），**有不少廢用性肌肉萎縮都是起於下半身**。

舉一個例子來說，因骨折等病症在關節打上石膏固定，肌肉長時間不動，肌肉就會慢慢變細。此外，年長者因長時間住院而沒有使用肌肉，就會先因廢用性肌肉萎縮而無法自行移動，進而臥床，而臥床又會讓廢用性肌肉萎縮更加惡化，容易陷入這樣的惡性循環。

相反的，**邊攝取足夠的蛋白質，邊給肌肉刺激，肌肉的蛋白質合成就會超過分解，肌肉會變大塊變有力**。為了要讓肌肉變大塊，可以利用徒手訓練、啞鈴、槓鈴、機器等，給肌肉適度的阻力，做這些能讓肌肉成長肥大的抗阻力

訓練，統稱肌力訓練。

一接受到肌力訓練的刺激，神經適應性和肌肉肥大就會同時開始進行，其決定係數會隨時間改變。

肌力增加時，決定係數的變化

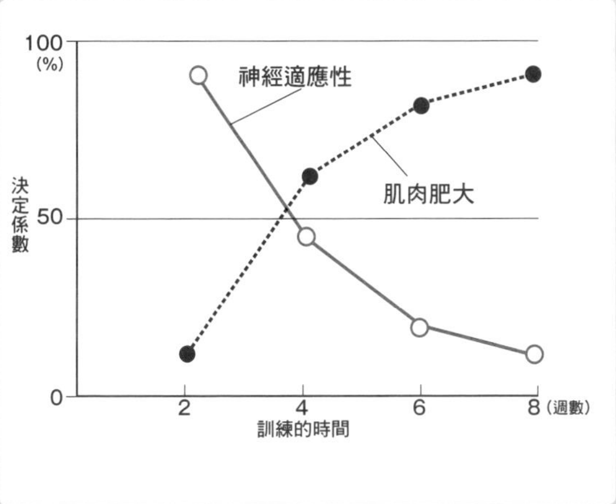

開始做肌力訓練時，肌肉不會馬上變肥大，神經適應性的比例較高，不過第四週後，肌肉肥大的決定係數就會提高。

出處：依照 Moritani,de Vries, 1980 的資料修改

剛開始時，神經適應性較占優勢，接著運動神經和肌肉連帶關係變好，參與運動的肌纖維增加，運動神經發出訊號的速度加快，就會讓肌力增強。

然後肌肉會變肥大，每一根形成肌肉的肌纖維變粗，就會讓肌肉變肥大，會變肥大的肌纖維主要是快肌纖維，肌力和肌肉的剖面面積成正比，肌肉肥大，肌力就會上升，維住持姿勢的力量即隨之提升。持續做肌力訓練的話，潛藏在肌纖維間的衛星細胞就會和現有的肌纖維融合，做出新的肌纖維，讓肌纖維增加。

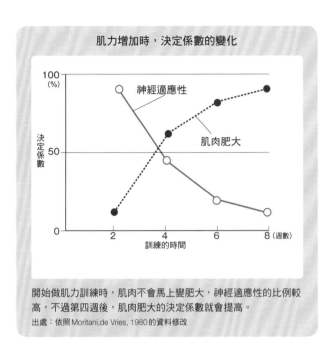

12

肌肉硬化

血管一被壓迫，放鬆血管用的能量就會不足，肌肉疼痛也會出現

肌肉的構造是可以自由伸縮，而造成不良姿勢的排列組合異常的部位、還有感到僵硬或疼痛的部位的肌肉都是變短後又變硬的狀態，其根本原因是肌肉的局部能源危機。

肌肉因壓力或過勞而緊張時，運動神經的末端會分泌過多的含乙醯膽鹼的粒子，結果就會持續放出促進肌肉收縮的鈣離子。

鈣離子不斷被放出的話，肌肉變成收縮狀態，導致肌肉內壓提高，**將氧氣和養分輸送到肌肉的血管受到壓迫，血流不順，就會造成氧氣和養分不足的能源危機**。查覺到危機的周圍細胞就會分泌緩激肽和前列腺素這些讓人有疼痛感覺的物質，因此會感覺到痛。一感到痛，自律神經裡的交感神經就會處於活躍狀態，讓血管收縮，血流就更不順暢了。

為了讓肌肉恢復到原來的長度，需要分解了ATP這種能量物質後得到的能量（參考65頁），ATP的儲藏量有限，隨時在回收，為了讓ATP再生，需要從血液供給氧氣和養分（葡萄糖和脂肪酸）。血流不足的話，ATP的再生速度很慢，肌肉就還是維持收縮狀態。為了解除這個狀態，就需要讓肌肉放鬆的按摩、伸展、整脊等技巧。

僵硬肌肉的相反側有放鬆、衰弱的肌肉，這

為什麼肌肉一僵硬就會痛？

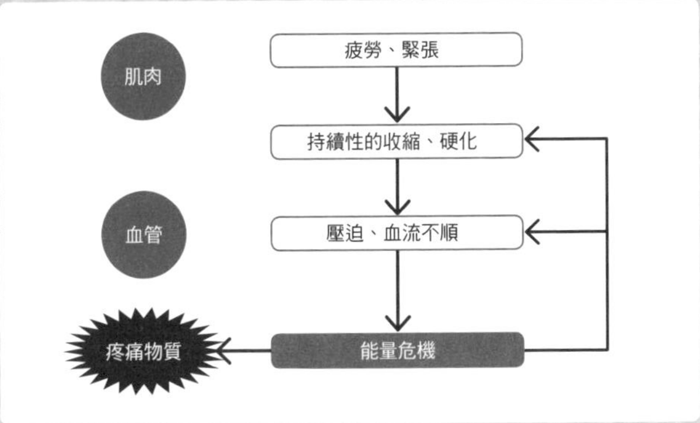

因壓力和過勞等讓肌肉緊張變硬的話，肌肉就會持續性收縮，壓迫到周圍的血管，而產生能源危機，肌肉持續收縮，血管持續受到壓迫，就會引發疼痛。

是因主動肌和拮抗肌而起的現象。

所謂的主動肌，是做某個動作的主角，拮抗肌是做跟那個動作相反的肌肉，主動肌收縮出力時，拮抗肌就會伸展放鬆，輔助主動肌的作用。例如，將膝蓋伸直這個動作的主動肌是大腿前側的股四頭肌，股四頭肌收縮時，拮抗肌就是大腿後側的大腿腱後肌，此時大腿腱後肌就會放鬆伸展。

肌力最高的是中間位，無論肌肉變硬、收縮過度或是放鬆過度、伸展過度，肌力都會下降。讓僵硬的主動肌放鬆的同時，也必須做能對其拮抗肌施加適度負荷的肌力訓練，使其恢復適當的長度。

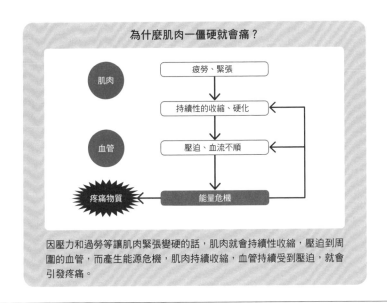

13

整脊

為了提高運動性，整脊是有效的，不過必須依症狀運用

當你覺得動作做不大、身體很硬、會痛時，或是想提高肌肉和筋膜的運動性時，有效的是整脊，有關節鬆動術、軟組織整脊等，可依照症狀運用。

關節整脊是在關節的輔助動作或副動作（參考54頁）等關節內的運動受到限制時，使用的方法。有慢慢反覆動的振動法，與持續伸展的持續伸展法。雖然基本上是請師傅幫忙做，不過這本書介紹自己做的方法。

關節的功能異常導致疼痛或不適時，適合採用微微緩緩振動的穩定整脊術。另一方面，關節很硬（關節囊內運動受限）的情況下，則適用伸展關節囊的強烈整脊術。

關節鬆動術的其中一種手法是邊引出關節囊內的滑行運動，邊伴隨自動運動的Mulligan手法，這是由紐西蘭的Mulligan醫師發明的理學療法，這是他累積了豐富的臨床經驗而開發出來的手法，對治療伴隨疼痛的關節功能異常很有效。

軟組織整脊當中，廣為人知的就是按摩，分成深層按摩、橫跨摩擦按摩、功能性按摩這幾類。66頁講到的筋膜復位也算是軟組織整脊的一種。

深度按摩和橫跨摩擦按摩施行部位是肌肉、

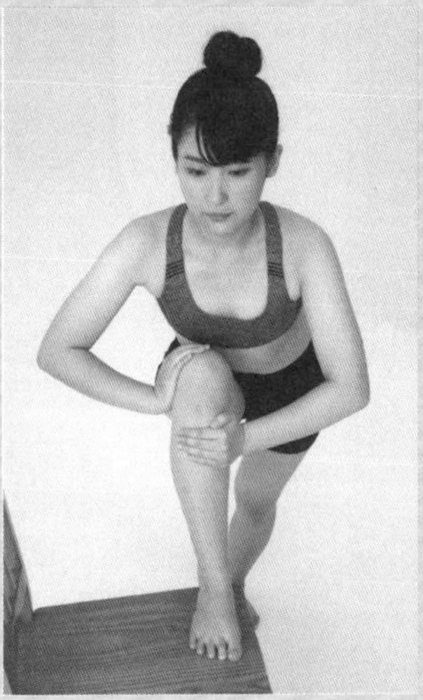

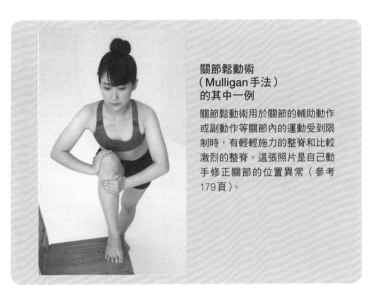

關節鬆動術（Mulligan手法）的其中一例

關節鬆動術用於關節的輔助動作或副動作等關節內的運動受到限制時，有輕輕施力的整脊和比較激烈的整脊。這張照片是自己動手修正關節的位置異常（參考179頁）。

肌腱、韌帶、關節囊等，不是縱向施加壓力，而是利用橫向移動，企圖增加纖維和纖維間的動作，將纖維間的沾黏分開或防止沾黏，並幫助新長出的纖維排成正常的排列組合。其他，也會給肌紡錘與腱紡錘等固有接受器刺激，讓身體恢復正常的運動感覺。

功能性按摩的主要施行部位是肌肉，是個和肌肉纖維方向平行的按摩，邊讓關節活動，邊讓肌肉伸展，其目的是讓過度活動的肌肉整個放鬆。讓按摩的部位機械式地、反射性地充血，解決血流不夠的問題。

14

伸展操

慢慢伸展10～20秒，可讓肌肉變柔軟

軟組織整脊的其中一種手法是伸展，伸展方式有兩種，一種是不利用反作用力、緩緩地將肌肉伸展的靜態伸展，另一種是像做早操般，邊利用反作用力，邊動態性地將肌肉伸展的動態伸展。在此，要介紹靜態伸展的機制。

靜態伸展的重點是在做時不要引起牽張反射，牽張反射指的是肌肉利用反作用力急速伸展後，反射性地收縮而緊張變硬的反應。

為了監測肌肉長度的變化，在肌纖維裡有個稱作肌紡錘的偵測器，肌肉急速伸展的話，肌紡錘就會透過Ia纖維，將資訊傳達到脊髓，脊髓就會發出收縮主動肌、緩和拮抗肌的指令，這個牽張反射是一種防衛反應，就是為了避免肌肉急速伸展，對肌肉造成無法預料的傷害。

靜態伸展上，為了避免這種牽張反射，不利用反作用力，而是緩慢地一點一點地讓肌肉持續伸展。如此一來，配置在肌肉末端的肌腱裡的腱紡錘這個偵測器，就會感測到肌肉持續伸展，這個資訊透過Ib纖維傳給脊髓，結果脊髓**就會發出緩和主動肌、收縮拮抗肌的指令，想伸展的肌肉就會放鬆，恢復柔軟度。想讓肌肉恢復柔軟度，做靜態伸展，讓肌肉持續伸展10～20秒左右，會比較有效果。**

阻礙柔軟度的因素不止肌肉，筋膜、關節

靜態伸展的原理

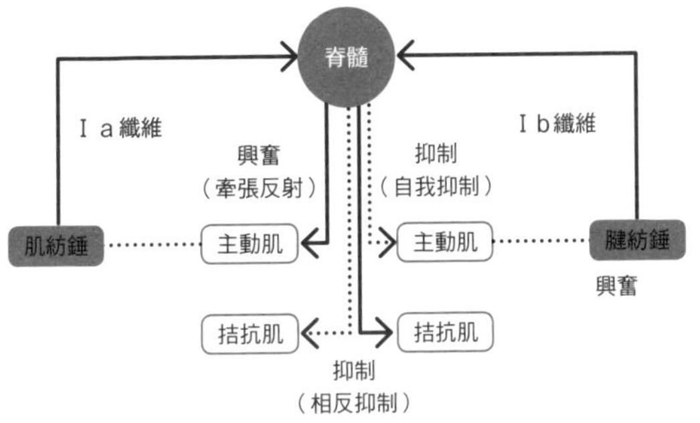

肌肉急速伸展時，肌紡錘就會透過Ⅰa纖維，將資訊傳達到脊髓，因牽張反射，主動肌就收縮起來，其相反抑制就會讓拮抗肌放鬆。做靜態伸展操讓肌肉持續伸展，腱紡錘就會透過Ⅰb纖維，將資訊傳達到脊髓，因自我抑制，主動肌就會緩和。

囊、肌腱、皮膚等都有關係。做靜態伸展操可以把肌肉以外的組織也伸展開來，有助於恢復柔軟度。

做靜態伸展操時，要注意以下事情：

①不要伸展到感到疼痛。

②在伸展時，不要停止呼吸。

③在運動後或泡完澡後等肌肉處於溫熱狀態下進行（肌肉的溫度太低的話，很難伸展）。

在運動前做靜態伸展操的話，肌肉會太放鬆，造成暫時性肌力下降，因此如果在運動前想拉拉筋的話，就做有節奏的動態伸展操吧。靜態伸展操建議在運動後，肌肉疲累僵硬的時候做。

15

肌肉痛

疼痛範圍也有可能擴大到患部以外的地方

因不良姿勢而對肌肉、筋膜造成的不良影響有肌肉僵硬疼痛、肌肉衰竭、肌筋膜激痛點。

肌肉僵硬疼痛是急性發作，造成無法運動，並伴隨強烈疼痛的不隨意性（無意識性）的收縮。此時若活動這些部位，反而更加疼痛，如果不動，讓這些部位休息的話，疼痛至少會暫時減輕。

肌肉衰竭指的是肌肉收縮有問題的話，就會引起肌力下降，肌肉的放鬆功能一下降，就會失去柔軟度而僵硬。如此，肌肉失去原來該有的功能，就稱作肌肉衰竭，代表的症狀有肌力降低（weakness）、僵硬（stiffness）。

肌筋膜激痛點，因過度的負荷導致肌肉或筋膜的功能受到阻礙，而讓構成肌肉、筋膜的纖維上長出腫塊般的硬塊，壓迫到那個部位就會疼痛，同時在其他部位也出現轉移痛，這種點就叫做激痛點。

這裡的激痛點指的就是引發疼痛的「導火線」，**治療時並不是治療感到轉移痛的部位，而是要找出激痛點，治療這裡。**

第3章

調整軀幹

1

整個軀幹的構造與運動

貫穿背部的脊椎是重要樑柱，兼具穩定性和可動性

軀幹指的是整個人體除去上肢、下肢、頭部之後的驅體部分，**軀幹上最重要的就是貫穿背部的脊椎的構造與運動**。

脊椎是由可動性高的24個椎骨與固定住的薦骨和尾骨結合構成的，其結構由上而下有7個頸椎（C1～7）、12個胸椎（T1～12）、5個腰椎（L1～5）、5個薦椎合起來的薦骨（S1～5）、3～6個尾椎形成的尾骨（Co1～3（6））。

構成脊椎的基本零件是椎骨。椎骨通常是由前方圓柱狀的椎體和後方的椎弓形成的，裡面有收納脊髓的脊椎管貫穿的椎孔，椎孔後方左右邊長出橫突（在腰椎是肋突），後方有棘突突出，下方椎骨的上關節突起和上方椎骨的下關節突起形成椎間關節。

為了打造出脊椎的穩定性和可動性，需要椎間盤和韌帶。椎間盤位於椎體裡，其構造是纖維狀的纖維輪包圍著明膠狀的髓核。韌帶有椎體前的前縱韌帶和後面的後縱韌帶。椎間盤越下面越厚，腰椎處的有9～10公分。

脊椎會做屈曲、伸展、側彎、旋轉等三次元的動作，做屈曲和伸展是由中段頸椎、下段頸椎和腰椎負責，側彎則由胸椎和腰椎負責，旋轉則由上段頸椎和胸椎負責。

脊椎的整體和S形彎曲

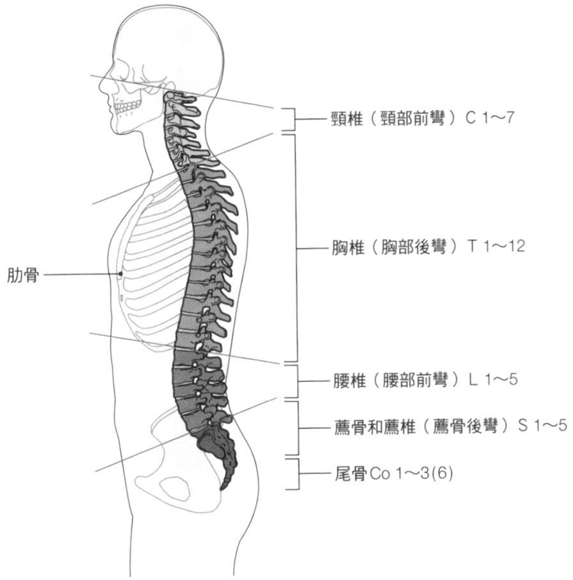

7個頸椎前彎，12個胸椎後彎，5個腰椎前彎，5個薦椎連接起來的薦骨後彎，薦骨上有3～6個尾椎形成的尾骨。

椎骨（腰椎）的構造

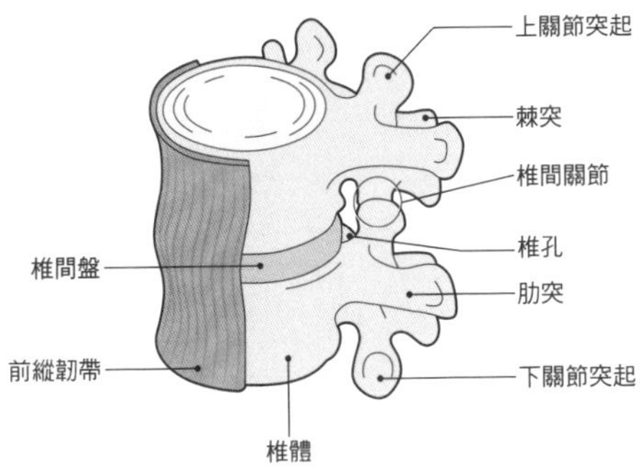

椎骨是由前方圓柱狀的椎體和後方的椎弓形成的，椎體裡有椎間盤，而下方椎骨的上關節突起和上方椎骨的下關節突起形成椎間關節。

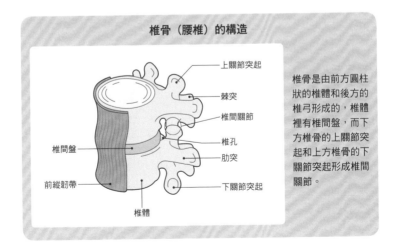

上面2個頸椎和下面5個頸椎的構造與功能完全不同

相當於脊椎上段的就是頸椎。頸椎和包覆腦部的頭蓋骨相連，將頭部和軀幹連結起來。**為了不讓步行或運動時的衝擊直接傳達到腦部，頸椎稍微向前方彎曲，作用就像是個緩衝器。**

雖然頸椎在脊椎當中是最小塊的部位，但從腦部到腰部的脊髓當中，最粗的部分卻是在頸椎，脊髓通過的脊椎管的內徑也是最寬的。

頸椎共有7個，由上而下編號為C1～C7，最上面的C1（第1頸椎）與C2（第2頸椎）的功能和其下面的C3～C7不同，因此C1和C2稱作上段頸椎，C3～7稱作中段／下段頸椎。

第1頸椎稱作寰椎（atlas），第1頸椎沒有椎體也沒有棘突，前弓和後弓和兩側的外側塊形成一個環。

第2頸椎稱作軸椎（axis），其特色是有個齒狀突，自椎體上面垂直長出，齒狀突嵌在寰椎的椎孔裡。

中段／下段頸椎的C3～C7越往下走椎體越大，並非前後加寬，而是左右加寬。

中段／下段頸椎構造的特色是有鉤狀突起，這是在椎體上有個像是牆壁般的突起，這樣上段的椎體就會穩固，提高其穩定性，鉤狀突起越往下走，高度越低。

上段頸椎和下段頸椎

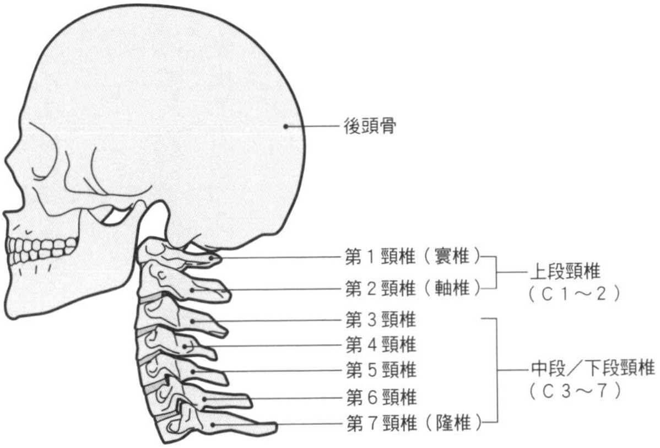

7個頸椎當中以其構造及功能來看的話，上面兩個的第1頸椎和第2頸椎稱作上段頸椎，下面五個的第3～7頸椎分為中段／下段頸椎

頭部和頸椎的連結部分

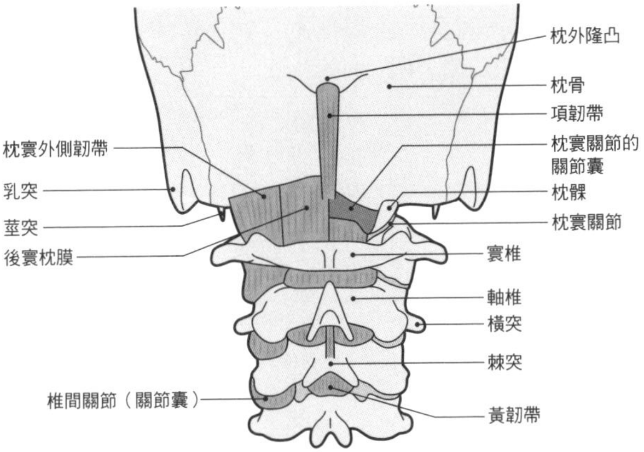

頭部的枕髁（凸面）和第1頸椎的上關節面（凹面）在左右做出枕寰關節。枕骨和頸椎靠項韌帶等很多韌帶連結起來。

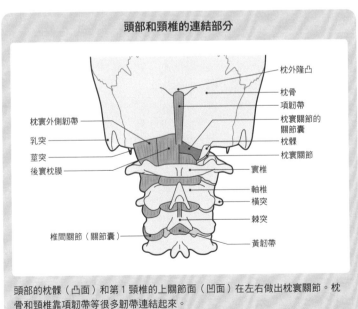

頸椎會屈曲、伸展、側屈、迴旋，在頸椎當中運動性最高

位於頭蓋骨的枕骨上的枕髁（凸面）與第1頸椎的上關節窩（凹面）形成枕寰關節（參考83頁）。

第1頸椎和第2頸椎裡有寰軸正中關節和寰軸外關節。

寰軸正中關節是由第2頸椎的齒狀突的前關節面（凸面）和第1頸椎的齒狀突窩（凹面）形成的。車軸關節主要做旋轉動作。寰椎橫韌帶夾住齒突，防止第1頸椎在屈曲時滑行，也能做一點點的屈曲、伸展、側屈。

寰軸外關節是由第2頸椎的上關節面（凸面）和第1頸椎的下關節窩（凸面）形成的。

撐住第2頸椎以上的重量，幫助寰軸正中關節迴旋。寰軸外關節當作上部頸椎的連結運動，迴旋時，也會往反方向側屈和伸展，側屈時，也會往反方向迴旋。

下段頸椎有個由鉤狀突起與上位椎體形成的鉤椎關節（Luschka關節），負責伸展和屈曲，也負責一點點的迴旋和側屈。下段頸椎的連結運動上，迴旋時，也會往同一個方向側屈，側屈時，也會往同一個方向迴旋。其他，在椎體和椎間盤上，負責屈曲、伸展、側屈、迴旋，在椎間關節上，負責屈曲、伸展，還有一點點的側屈和迴旋。

說到脊椎上頸椎特有的運動是頭部水平往前伸出的前伸和往後縮的後縮，前伸時，上段頸椎伸展，下段頸椎屈曲，後縮時，上段頸椎屈曲，下段頸椎伸展。

寰軸正中關節和寰軸外關節

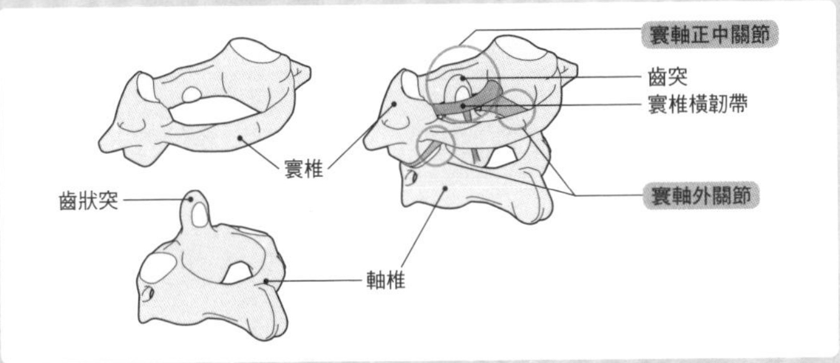

第 1 頸椎和第 2 頸椎的構造較特殊，第 2 頸椎齒狀突的前關節面和第 1 頸椎的齒狀突窩形成寰軸正中關節，主要擔任迴旋的功能。第 2 頸椎的上關節面和第 1 頸椎的下關節面形成寰軸外關節。

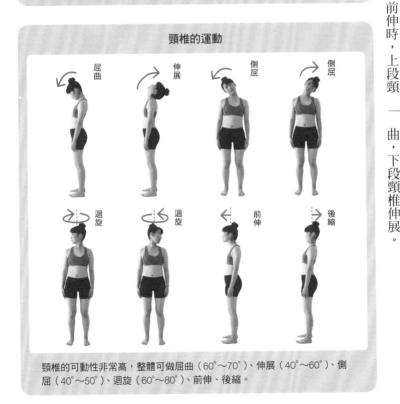

頸椎的運動

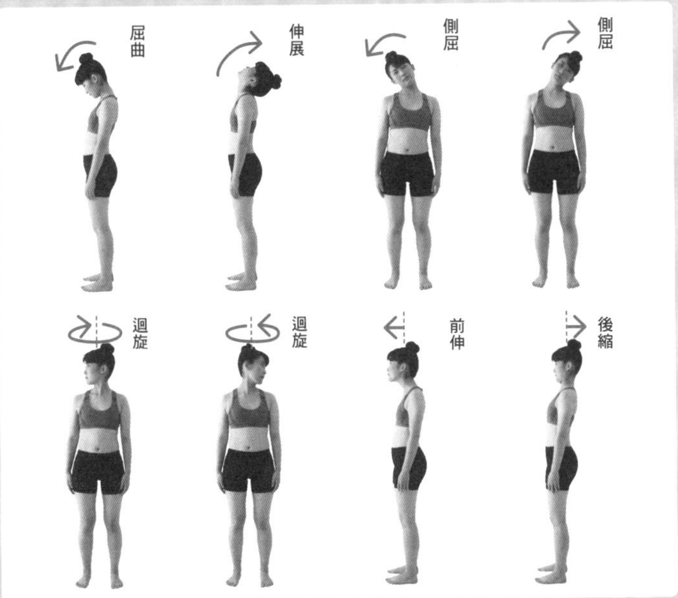

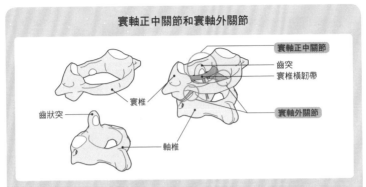

頸椎的可動性非常高，整體可做屈曲（60°～70°）、伸展（40°～60°）、側屈（40°～50°）、迴旋（60°～80°）、前伸、後縮。

頸椎上的骨頭運動的標準關節可動範圍				
	屈曲	伸展	側屈（往一側）	旋轉（往一側）
整個頸椎	60～70°(60°)	40～60°(50°)	40～50°(50°)	60～80°(60°)
枕寰關節	10°	15°	10°	0～5°
寰軸關節	0～5°	0～10°	5°	25～40°
下段頸椎	45～50°	25～30°	30°	20～35°

關節的可動範圍依照年齡、性別、生活經歷，每個人的差異很大。( ) 裡的是日本骨科學會、日本復健醫學會制訂的參考可動範圍。　出處：《運動學教科書》(南江堂)

枕寰關節的關節運動	
骨頭運動	關節運動
屈曲	關節窩上往前方滾動，往後方滑行
伸展	關節窩上往後方滾動，往前方滑行
側屈	枕寰～關節窩上往同側滾動，往相反側滑行
迴旋	往同側直線滑動2～3 ㎜，往相反側側屈

寰軸關節的關節運動

骨頭運動	關節運動
屈曲	寰椎下關節窩：使軸椎關節面上往前方滾動 寰軸正中關節：裂隙上方打開
伸展	寰椎軸下關節窩：使軸椎關節面上往後方滾動 寰軸正中關節：裂隙下方打開
側屈	寰軸外關節、寰軸正中關節都只動一點點
迴旋	寰軸正中關節：寰軸齒突窩讓齒突周圍往同側做軸迴旋 寰軸外關節：寰椎下關節窩往同側後方滑行，相反側往前方滑行

下段頸椎間關節（C2/3～T1/2）的關節運動

骨頭運動	關節運動
屈曲	使上面頸椎的下關節面～下面頸椎的上關節面往頭腹側（前上方）滑行
伸展	使上面頸椎的下關節面～下面頸椎的上關節面往尾背側（後下方）滑行
側屈	相反側：使上面頸椎的下關節面～下面頸椎的上關節面往頭腹側（前上方）滑行 同一側：使上面頸椎的下關節面～下面頸椎的上關節面往尾背側（後下方）滑行
迴旋	相反側：使上面頸椎的下關節面～下面頸椎的上關節面往頭腹側（前上方）滑行 同一側：使上面頸椎的下關節面～下面頸椎的上關節面往尾背側（後下方）滑行

即便只是頭往上仰，都會用到頭部、頸部共十四塊肌肉

當我們臉部朝正面時，能夠把頭往正旁邊倒，做側屈的動作。

這是因為寰軸正中關節往反方向迴旋，下段頸椎稍微屈曲才做得出來。

人類之所以能做出這種頭頸部的細微動作（骨頭運動），是因為頸椎有其特殊構造，上面有能維持穩定性和可動性的多數小肌肉群。

例如，往上看時，頭頸部伸展，此時大頭後直肌、小頭後直肌、頭上斜肌、頭下斜肌、胸鎖乳突肌、斜方肌（上部纖維）、頭夾肌、頸夾肌、頭最長肌、頸最長肌、頭半棘肌、頸半棘肌、橫突間肌、提肩胛肌這十四塊肌肉都發揮作用。

頭、頸部肌肉是左右一對，兩側同時收縮和只收縮一側時肌肉走行的方向不同，功能也就不同。

舉個例子，分布於脖子後面的頭夾肌在兩側同時收縮時，可伸展頭部和頸部。不過，只收縮單側時，除了伸展之外，還會朝同一個方向側屈和迴旋。

單側收縮時，也有不少肌肉的運動方向會改變，脖子上的斜角肌群雙側都收縮時，可讓頸部屈曲。可是只收縮單側的話，除了屈曲，還會朝同一個方向側屈，並朝相反方向迴旋。

頸部（左側）的主要肌肉

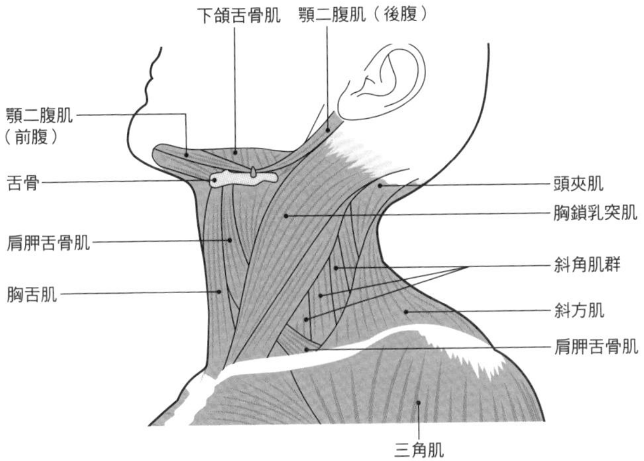

頭後部的主要肌肉

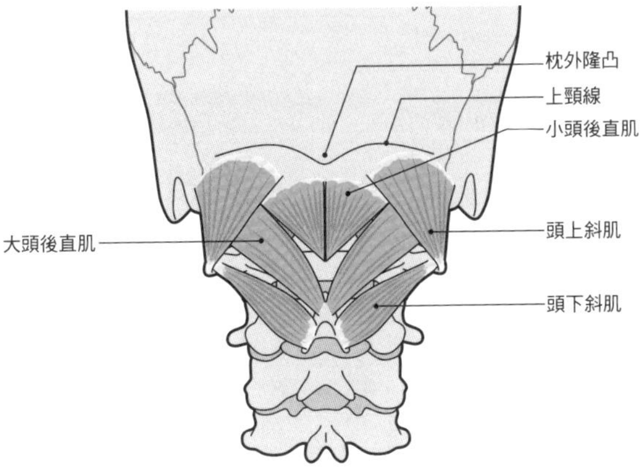

頸椎運動的整理

頭頸部前面的肌肉

肌肉名稱	起端	止端	功能	支配神經（髓節）
頭長肌	第 3～6 頸椎（C 3～6）的橫突前結節	枕骨底部下面的咽頭結節外前方	頭部、頸部：兩側／屈曲，單側／屈曲、側屈、迴旋（同側）	頸神經叢（C 1～5）
頸長肌	上斜部：第 3～5 頸椎（C 3～5）的橫突前結節，垂直部：第 5 頸椎～第 3 胸椎（C 5～T 3）的椎體前面，下斜部：第 1～3 胸椎（T 1～3）的椎體前面	上斜部：第 1 頸椎（C 1）的前結節，垂直部：第 2～4 頸椎（C 2～4）的椎體前面，下斜部：第 5～6 頸椎（C 5～6）的橫突前結節	頭部：兩側／屈曲，單側／屈曲、側屈（同側）	頸神經叢（C 2～6）
頭前直肌	第 1 頸椎（C 1）的橫突前面	枕骨的底部、枕骨大孔的前方	頭部：兩側／屈曲，單側／屈曲、側屈、迴旋（同側）	頸神經（C 1～2）
頭外側直肌	第 1 頸椎（C 1）的橫突上面	枕骨的底部、枕髁外側	頭部：兩側／屈曲，單側／屈曲、側屈（同側）	頸神經（C 1～2）
舌骨上肌群（顎二腹肌、下頜舌骨肌）	下顎、顳骨乳突切跡	舌骨體	頭部、頸部：兩側／屈曲（下顎在上顎固定住時發揮功能）	下顎神經、顏面神經、舌下神經（C 1～2）
舌骨下肌群（胸骨甲狀肌、肩胛舌骨肌、胸骨舌骨肌）	胸骨柄、鎖骨後面、肩胛骨上緣、甲狀軟骨	舌骨體、甲狀軟骨	頭部、頸部：兩側／屈曲（下顎在上顎固定住時發揮功能）	頸神經叢（C 1～4）、舌下神經（C 1～2）

長在胸廓上的肌肉

肌肉名稱	起端	止端	功能	支配神經（髓節）
斜角肌群	前斜角肌：第 3～6 頸椎（C 3～6）的橫突前結節，中斜角肌：第 3～7 頸椎（C 3～7）的橫突後結節，後斜角肌：第 5～7 頸椎（C 5～7）的橫突起後結節	前斜角肌：第 1 肋骨的前斜角肌結節，中斜角肌：第 1 肋骨的上緣、鎖骨下動脈溝的後側，後斜角肌：第 2 肋骨的外側面	頸部：兩側／屈曲，單側／屈曲、側屈（同側）、迴旋（相反側）	頸神經叢、臂神經叢（C 2～7）
胸鎖乳突肌	胸骨：胸骨柄的上緣前面，鎖骨頭：鎖骨內側⅓上面	顳骨乳突的外側、枕骨的上項線外側	頭部、頸部：兩側／屈曲、伸展，單側／伸展、側屈（同側）、迴旋（相反側）	副神經、頸神經叢（C 2～4）

頭頸部後面的肌肉

肌肉名稱	起端	止端	功能	支配神經（髓節）
大頭後直肌	第2頸椎（C2）的棘突	枕骨的下項線中間⅓	頭部、頸部：兩側／伸展，單側／側屈、迴旋（同側）	枕下神經（C1）
小頭後直肌	第1頸椎（C1）的後弓後結節	枕骨的下項線內側⅓	頭部：兩側／伸展，單側／側屈、迴旋（同側）	枕下神經（C1）
頭上斜肌	第1頸椎（C1）的橫突	大頭後直肌止端的上面	頭部：兩側／伸展，單側／側屈（同側）、迴旋（相反側）	枕下神經（C1）
頭下斜肌	第2頸椎（C2）的棘突	第1頸椎（C1）的橫突	頸部：兩側／伸展，單側／伸展、側屈（同側）、迴旋（相反側）	枕下神經（C1）
頭夾肌	第3頸椎（C3）～第3胸椎（T3）的棘突	枕骨上項線外側、顳骨的乳突	頭部、頸部：兩側／伸展，單側／伸展、側屈、迴旋（同側）	頸神經後枝外側（C2～8）
頸夾肌	第3～6胸椎（T3～6）的棘突	第1～3頸椎（C1～3）的橫突後結節	頸部：兩側／伸展，單側／伸展、側屈、迴旋（同側）	頸神經後枝外側（C2～8）
頭最長肌	第1～3胸椎（T1～3）的橫突、第4～7頸椎（C4～7）的橫突和關節突起	顳骨乳狀突起的後緣	頭部、頸部：兩側／伸展，單側／伸展、側屈、迴旋（同側）	頸神經、胸神經後枝
頸最長肌	第1～6胸椎（T1～6）的橫突	第2～5頸椎（C2～5）的橫突後結節	頸部：兩側／伸展，單側／伸展、側屈（同側）	頸神經、胸神經後枝
橫突間肌	第2頸椎（C2）～第1胸椎（T1）的橫突	第1～7頸椎（C1～7）旁的橫突	頸部：兩側／伸展，單側／伸展、側屈（同側）、迴旋（相反側）	頸神經前肢、後枝
頭半棘肌	第3頸椎（C3）～第6胸椎（T6）的橫突	枕骨的上項線和下項線之間	頭部、頸部：兩側／伸展，單側／伸展、側屈（同側）、迴旋（相反側）	脊髓神經後枝（C1～T6）
頸半棘肌	第1～6胸椎（T1～6）的橫突	第2～7頸椎（C2～7）的棘突	頸部：兩側／伸展，單側／伸展、側屈（同側）、迴旋（相反側）	頸神經後枝（C2～8）

長在肩胛帶上的肌肉

肌肉名稱	起端	止端	功能	支配神經（髓節）
斜方肌（上部纖維）	枕骨的上項線內側、枕外隆凸、第2～7頸椎（C2～7）的棘突	鎖骨外側⅓	頭部、頸部：兩側／伸展，單側／伸展、側屈（同側）、迴旋（相反側）	副神經、頸神經叢（C2～4）
提肩胛肌	第1～4頸椎（C1～4）的橫突	肩胛骨的上角內側緣	頸部：兩側／伸展，單側／伸展、側屈、迴旋（同側）	肩胛背神經（C4～6）

5
胸椎、胸廓的構造

胸椎、肋骨、胸骨形成個像籃子般的胸廓

胸椎差不多位於脊椎的正中間，**由12個椎骨連起來，以約34～37度角往後彎曲**，胸椎的標號由上而下是T1～12，椎骨裡夾著椎間盤。

大部分的人都認為胸椎的椎骨與韌帶有很多部分是和腰椎共有的（參考100頁），胸椎和腰椎最大的不同點是胸椎和肋骨連動。

肋骨是個弓狀的長骨，後方形成胸椎的肋骨窩、橫突和關節，前方形成肋軟骨，在前方中央和胸骨這塊平坦的骨頭連結。胸骨是由胸骨柄、胸骨體、劍突這三個部分形成的。胸椎、肋骨、胸骨形成像籃子般的構造是胸廓，其內腔是胸腔。胸腔上方入口稱作胸廓上口，下方入口稱作胸廓下口。

12個胸椎的左右各有肋骨，合計有24根肋骨，上方的7對（長在T1～7上的第1～7肋骨）藉由肋軟骨和胸骨連結，稱做真肋。下方的5對（長在T8～12上的第8～12肋骨）沒有直接和胸骨連結，這稱做假肋。其中，第11～12肋骨的末端呈現游離狀態，稱做浮肋。

胸廓包覆住心臟和肺部，和呼吸關係密切。其中擔負重任的又屬橫膈膜。橫膈膜是塊將胸腔和腹腔分隔開來，呈現層層堆疊般的巨蛋型的肌肉。

從前面看的胸椎和胸廓的構造

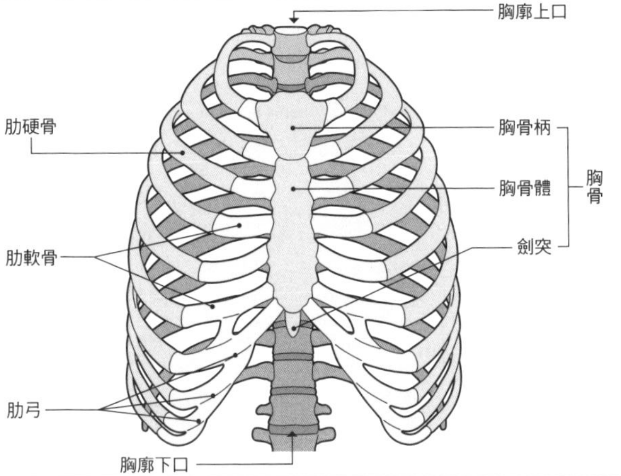

胸廓是由12個胸椎、12對肋骨、胸骨所構成的，胸廓靠韌帶和關節囊、軟骨連結起來，保持其可動性。

從側面看到的肋骨構造

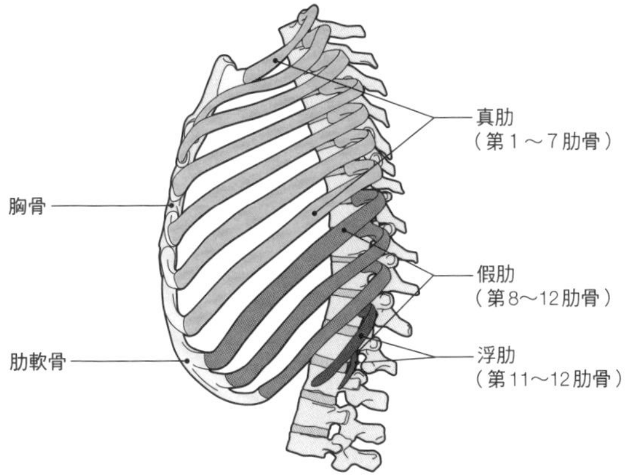

第1～7肋骨是藉由肋軟骨和胸骨連結的真肋，第8～12肋骨是假肋，其中第11～12肋骨沒和肋軟骨連結，是游離的浮肋。

6
胸椎、胸廓的運動

呼吸時的胸廓就像幫浦的柄或籃子的柄般動作

胸椎的上下椎骨靠椎間關節連結起來。成為運動的軸心是椎間關節和椎間盤的小構造，胸椎，藉由連帶運動做出屈曲、伸展、側屈、迴旋。

做屈曲和伸展動作時，越下面的椎骨的可動範圍越大，約為4～12度，相反的，做迴旋動作時，越上面的椎骨的可動範圍越大，最上面可達9度，T10～12約為2度，側屈則大致固定，到T10為止是約6度，往下則擴大到7～9度。

伴隨呼吸的胸廓運動上，肋椎關節和胸肋結合處也會被帶動。肋椎關節由肋骨和胸椎形成，有肋骨頭關節、肋橫突關節。胸肋結合有胸肋關節（第2～5肋骨）、軟骨結合（第1、6、7肋骨）、肋軟骨肩關節（第6～6肋骨的軟骨間）。

胸廓會隨著呼吸上下、前後、左右擴張，輔助肺部功能，靠胸廓的彈性再恢復原狀。胸廓往上下方向擴張，橫膈膜會收縮，往下降，這樣胸廓才會擴張，同時第1肋骨和第2肋骨往上提，胸廓就會垂直擴張。

至於前後方向的擴張，是因為上方的第2～6肋骨與胸骨往上提，肋骨的動作就像幫浦的把手般上下活動，讓胸廓的前後徑（縱徑）變大（幫浦的柄運動）。左右方向的擴張是下方的第7～10肋骨往上提，肋骨的動作就像水桶的把手般往上提，讓胸廓的左右徑（橫徑）變大（水桶的柄運動）。

胸椎的椎間關節的可動範圍

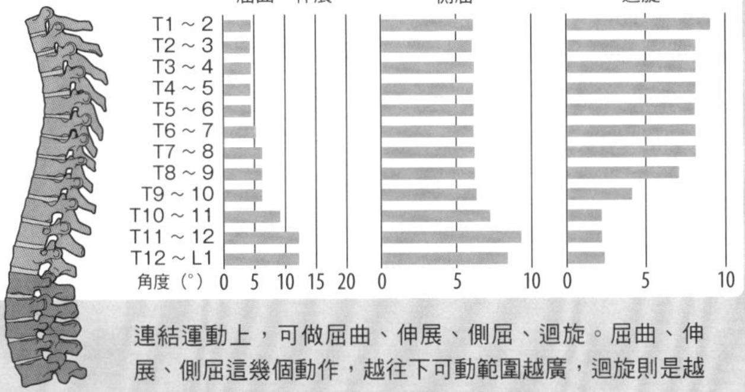

連結運動上，可做屈曲、伸展、側屈、迴旋。屈曲、伸展、側屈這幾個動作，越往下可動範圍越廣，迴旋則是越往上可動範圍越廣。出處：《運動學教科書》（南江堂）

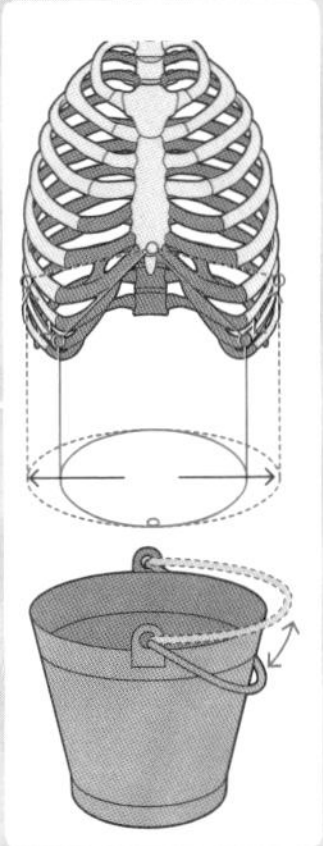

水桶的把手運動

下方肋骨，運動軸的角度靠近矢狀面，吸氣時會往上提，就像水桶的把手上提般，胸廓的橫徑擴大。

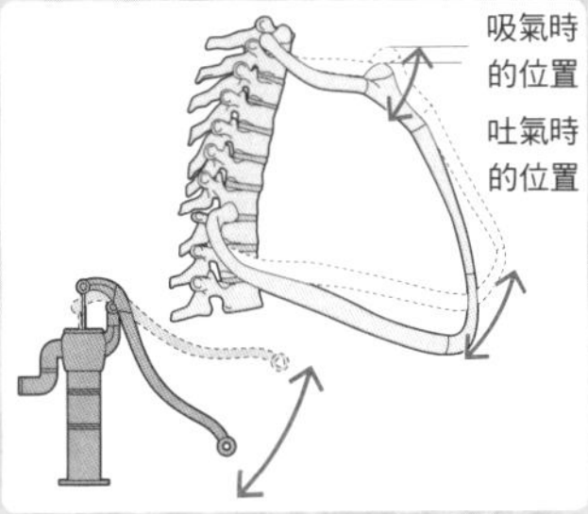

幫浦的把手運動

上方肋骨，運動軸的角度靠近額狀面，吸氣時會往上提，就像幫浦的把手上提般，胸廓的縱徑擴大。

胸椎椎間關節的關節運動

骨頭運動	關節運動
屈曲	使上面胸椎的下關節面～下面胸椎的上關節面上往頭腹側（前上方）滑行
伸展	使上面胸椎的下關節面～下面胸椎的上關節面上往尾背側（後下方）滑行
在中間位的側屈、迴旋	使上面胸椎的相反側的下關節面上～下面胸椎的相反側的上關節面上往頭腹側（前上方）滑行

7

胸椎、胸廓的肌肉

無意識呼吸時用到的肌肉，和有意識呼吸時用到的肌肉不同

參與胸椎運動的肌肉裡，有不少是和下方連接著的腰椎共通的，具體而言有腹肌群、背肌群等（參考104頁）。

這節要介紹的是除了腹肌群、背肌群之外，有參與呼吸（胸椎、腰椎是主角）的肌肉，當作呼吸肌作用的胸廓肌肉分為胸淺肌群、胸深肌群、橫膈膜這三種類型。

胸淺肌群位於表層，由胸大肌、胸小肌、鎖骨下肌、前鋸肌形成，起端為胸廓，止端為肱骨、肩胛骨、鎖骨。

胸深肌群位於深層，有外肋間肌、內肋間肌、最內肋間肌、肋下肌，和肋骨相連著。

至於橫膈膜，18頁已敘述過，是將胸腔與腹腔分隔開來的巨蛋型的肌肉。

呼吸肌裡有別的分類法，無意識間完全沒做任何努力時，就會進行的安靜狀態下之吸氣肌和安靜狀態下之吐氣肌，以及刻意用力呼吸時進行的強制吸氣肌和強制吐氣肌。

安靜狀態下之吸氣肌有橫膈膜、外肋間肌、內肋間肌的前端、斜角肌群等。並沒有所謂的安靜狀態下之吐氣肌，安靜狀態時的吐氣是被動式的，完全在橫膈膜放鬆的過程中完成。

強制吸氣肌除了安靜狀態下之吸氣肌外，還有提肋肌、胸鎖乳突肌、胸大肌、胸小肌、後

上鋸肌、後下鋸肌、提肩胛肌、斜方肌。強制吐氣肌有腹肌群、內肋間肌的橫部、後部、胸橫肌、肋下肌等。

胸廓裡參與呼吸的肌肉

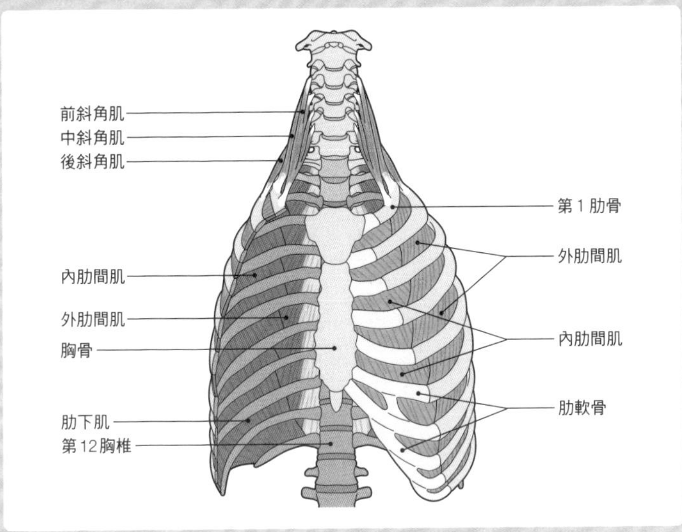

從前面看的橫膈膜

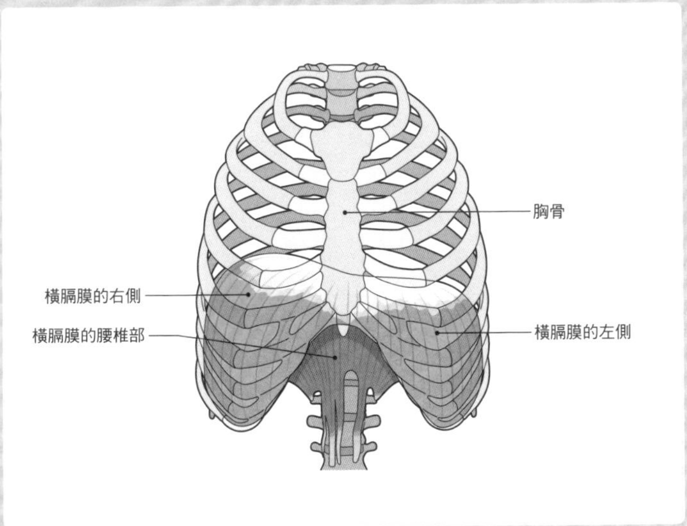

胸部的主要呼吸肌				
	肌肉名稱	起端	止端	支配神經（髓節）
胸淺肌群	胸大肌	鎖骨、胸骨和肋軟骨、腹直肌鞘	肱骨的大結節	胸肌神經（C 5～T 1）
	胸小肌	第 3～5 肋骨	肩胛骨的喙突	內側胸肌神經（C 8～T 1）
	鎖骨下肌	第 1 肋骨	鎖骨	鎖骨下神經
	前鋸肌	第 1～9 肋骨	肩胛骨的內側緣	長胸神經
胸深肌群	外肋間肌	第 1～1 1 肋骨的下緣和肋骨結節	第 2～1 2 肋骨上緣	肋間神經（T 1～1 1）
	內肋間肌	第 1～1 1 肋骨的內面的邊緣	第 2～1 2 肋骨當中的下方肋骨上緣	肋間神經（T 1～1 1）
	最內肋間肌	在下方的肋骨腔裡，位於上段肋骨的肋骨溝	下段肋骨腔的下方	肋間神經（T 1～1 1）
	肋下肌	下方肋骨的肋骨角附近的內面	是起端的肋骨下方的第 2～3 肋骨的肋骨內側	肋間神經（T 4～1 1）

出處：《運動學教科書》（南江堂）

參與吸氣運動的主要肌肉			
肌肉名稱	安靜狀態下的吸氣	強制吸氣	作用
橫膈膜	○	○	橫膈膜下降時，胸腔內壓會上升，胸腔的垂直徑拉大
外肋間肌	○	○	收縮時，肋骨往上提，胸廓的前後徑、左右徑拉大
內肋間肌前部	○	○	在以胸肋關節為支點的肋骨上提時發揮作用
斜角肌群	△	○	將第 1 ～ 2 肋骨和胸骨往上推
提肋骨肌	－	△	胸椎或肋骨固定時，輔助脊椎肋骨往上推
胸鎖乳突肌	－	△	使胸骨和鎖骨上提
上後鋸肌	－	△	使上方肋骨上提，增加胸腔內容量
胸大、小肌	－	△	使肋骨上提，增加胸腔內容量
斜方肌	－	△	拉高上肢帶
提肩胛肌	－	△	拉高上肢帶

○：參與程度高　△：參與程度少　－：沒有參與
出處：《運動學教科書》（南江堂）

這是脊椎當中最堅固的部分，緩緩地向前彎曲

腰椎由脊椎上最大最堅硬的五個椎骨（L1～5）形成，微微往前彎43～45度。腰椎由椎體、椎弓、上關節突起、下關節突起、棘突、肋突（橫突）、椎孔、很多韌帶等形成，除了沒有和肋骨連結這點以外，大部分結構都和胸椎類似，不過還是有些地方不同。

腰椎的椎間關節的關節面，在上關節突起處是凹面，在下關節突起處是凸面，這和胸椎的凹面和凸面正好相反。此外，腰椎的關節面相對於水平面是呈現約90度，相對於額狀面呈現約45度，無論哪個都是腰椎的傾斜度較大。

接下來確認一下腰椎和胸椎的共同韌帶。

椎體的前面有前縱韌帶，胸椎上的韌帶寬度比腰椎上的韌帶寬度窄，不過比較厚，其作用是不使身體做過度的伸展和側屈。

椎體的後面有後縱韌帶，這條韌帶在椎間盤部分上的分布廣，而在椎體部分上變窄。胸椎上的韌帶比腰椎上的厚，越往下越窄，其作用是不使身體做過度的屈曲和側屈。

椎孔的後方，讓椎弓和椎弓連起來的是黃色韌帶，這富含彈力纖維，呈現黃色，有讓脊椎穩定的功能。

其他，棘突裡有棘上韌帶和棘間韌帶，沿著棘突從胸椎連接到腰椎。橫突間韌帶在胸椎是

附著在橫突上，在腰椎是附著在肋骨突起上，和背部的深層肌結合發揮功能。

腰椎的構造

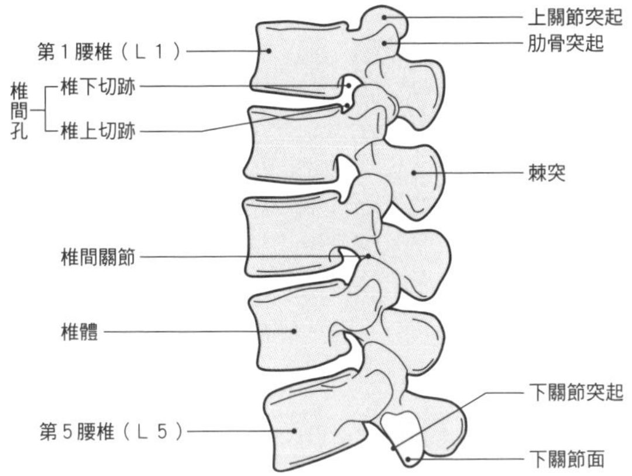

這是從左側看的第 1 ～ 5 腰椎。椎體裡有椎間盤，順帶一提，橫突在發展學上是和肋骨一樣的，所以稱作肋突。

和腰椎結合的主要韌帶

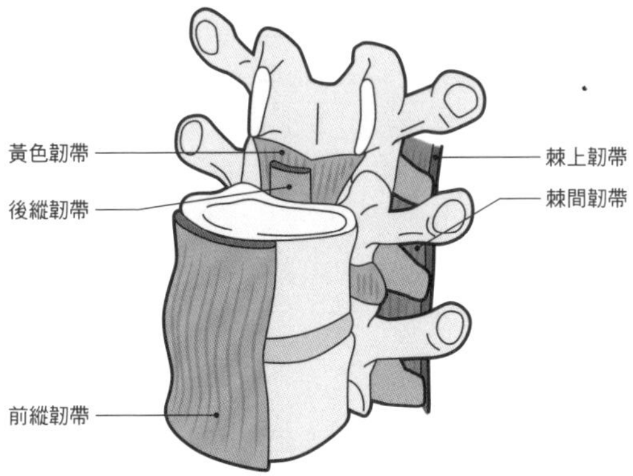

椎體前方有前縱韌帶，後方有後縱韌帶附著，椎孔後方有黃色韌帶、棘突間有連結突起前端的棘上韌帶，還有連結突起間的棘間韌帶。橫突間韌帶在腰椎處是和肋骨突連結，和深層肌結合。

9

腰椎的運動

屈曲和伸展的可動範圍很大，對不耐扭轉的椎間盤造成負擔

腰椎會做屈曲和伸展、往左右側屈和迴旋的動作，這和胸椎一樣，並不是只由單一的運動軸產生的，而是伴隨某個動作、自然產生的連結運動。

特別明顯的連結運動是側屈和迴旋，大部分的時候，在做側屈時，會產生往相反方向的迴旋，往右邊側屈，就會往左側迴旋。然後迴旋運動也是伴隨著往相反方向的側屈。

腰椎的可動範圍靠著屈曲和伸展變大變廣，腰椎在脊椎的屈曲、伸展上扮演主要的角色。此時，容易對椎間盤造成負擔，是導致椎間盤突出的原因之一。

相反的，腰椎還有個特徵，就是迴旋的扭轉比較弱。腰椎裡，最容易做出迴旋動作的是最下方的L5和骨盆的其中一部分的S1（第1薦骨）間的關節，L5和S1的特徵是屈曲和伸展的可動範圍也是最大，不過只有側屈的可動範圍最小。

腰椎的下方有個由薦骨和尾骨連結起來的倒三角形的骨頭，左右一對的髖骨（髂骨、坐骨、恥骨）之間的那塊由薦骨和尾骨組成一整塊的骨頭就是骨盆（參考140頁）。**連起來的腰椎和骨盆隨時連動發揮功能，這稱作腰椎骨盆律動。**此外，腰椎雖呈現前彎，不過若骨盆往

前傾的話，那個彎度會變緊，骨盆往後傾的話，彎度會趨緩。

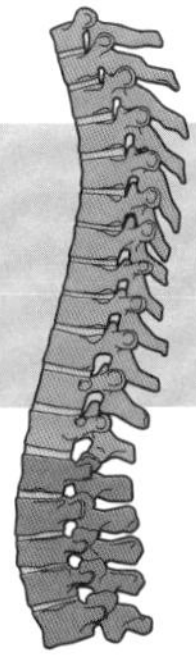

腰椎的椎間關節上的可動範圍

腰椎的可動範圍是靠屈曲、伸展、側屈擴大，做迴旋動作時就會縮小，最容易做出迴旋動作的是第 5 腰椎和第 1 薦骨間的關節。 出處：《運動學教科書》（南江堂）

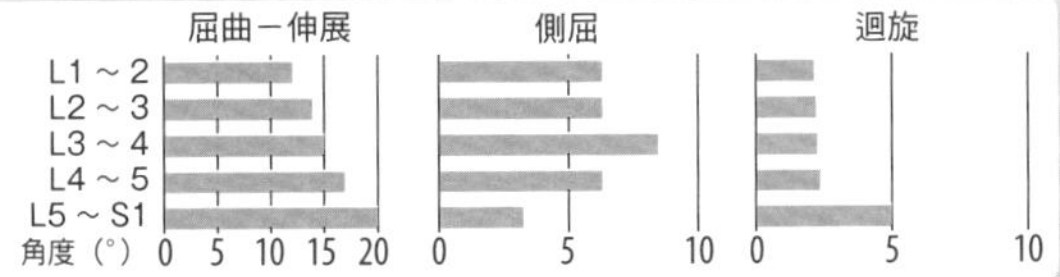

腰椎的屈曲和伸展時對椎間盤施加的壓力

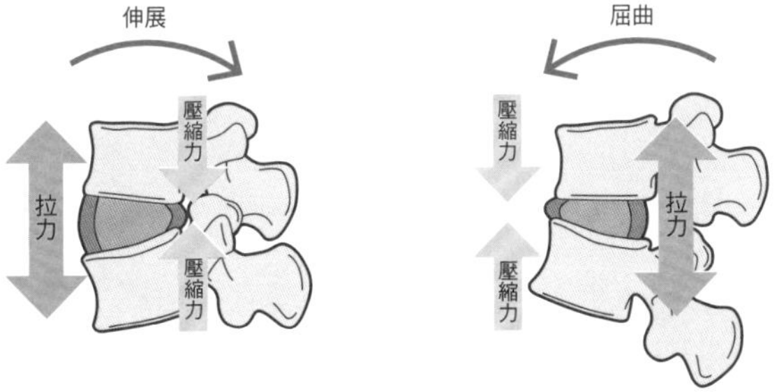

一伸展，椎間盤的前方就有股拉力，後方有股壓縮的力量，一屈曲，椎間盤的前方就有股壓縮力，後方有股拉力。

腰椎椎間關節的關節運動

骨頭運動	關節運動
屈曲	使上面腰椎的下關節面～下面腰椎的上關節面往頭側（上方）滑行
伸展	使上面腰椎的下關節面～下面腰椎的上關節面往尾側（下方）滑行
側屈	使上面腰椎的相反側的下關節面～下面胸椎的相反側的上關節面往頭側（上方）滑行
迴旋	在上面腰椎的同側的下關節面～下面胸椎的同側的上關節面離開 在上面腰椎的相反側的下關節面～下面胸椎的相反側的上關節面壓迫

腹部和背部上的眾多肌肉讓腰椎、胸椎、胸廓、骨盆活動

腰椎沒有像胸廓這種骨骼撐住，不過腰椎靠很多肌肉支撐著以發揮其功能。

參與腰椎活動的肌肉位於腹部和背部，不只腰椎，也和胸椎的運動有關。

腹部的肌肉就是所謂的腹肌群，有腹直肌、腹外斜肌、腹內斜肌、腹橫肌。

腹直肌附著在腹部前面，負責將胸廓往下拉及將骨盆往上提，讓腰椎和胸椎屈曲。腹外斜肌負責腰椎和胸椎的屈曲、往同側的側屈、往相反側的迴旋，腹內斜肌負責屈曲、往同側的側屈和迴旋。腹外斜肌和腹內斜肌是彼此的夥伴，軀幹往右側扭轉時，左側的腹外斜肌和右側的腹內斜肌同時收縮。腹橫肌像是綁住腹部般，繞腹部一圈，提高腹壓，並將橫膈膜往上推，輔助強制吐氣。

背部肌肉有背淺肌和背深肌。

背淺肌起於椎骨，附著於上肢帶和上肢。背深肌即所謂的背肌群，由第1層的脊肋肌和第2層的固有背肌形成。

第1層的棘肋肌是後上鋸肌和後下鋸肌，和呼吸運動有關（參考97頁）。

第2層的表層肌是豎脊肌群，由外往內有髂肋肌、最長肌、棘肌，在維持住姿勢上發揮很大功效，也負責腰椎和胸椎的伸展、往同側的

側屈、迴旋。中層肌有半棘肌、多裂肌，深層肌有棘間肌、橫突間肌、迴旋肌。中層肌和深層肌將椎骨和椎骨連結起來，提高腰椎和胸椎的穩定度，互相輔助進行伸展、側屈、迴旋。

四層的腹肌群

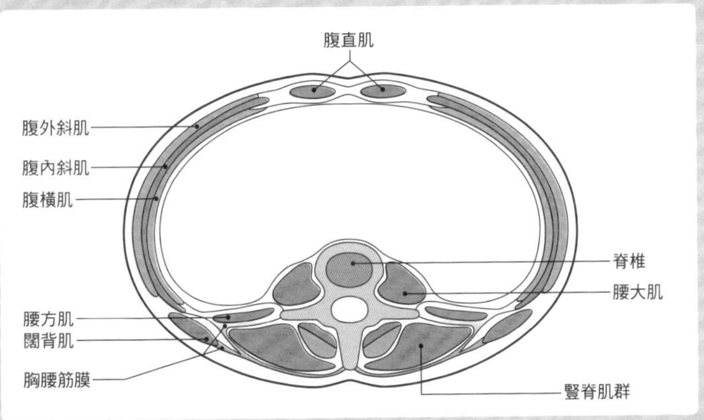

這是肚臍高度的軀幹剖面圖，腹肌有腹直肌、腹外斜肌、腹內斜肌、腹橫肌這四層，腹橫肌和胸腰筋膜形成一體。

三層背肌群

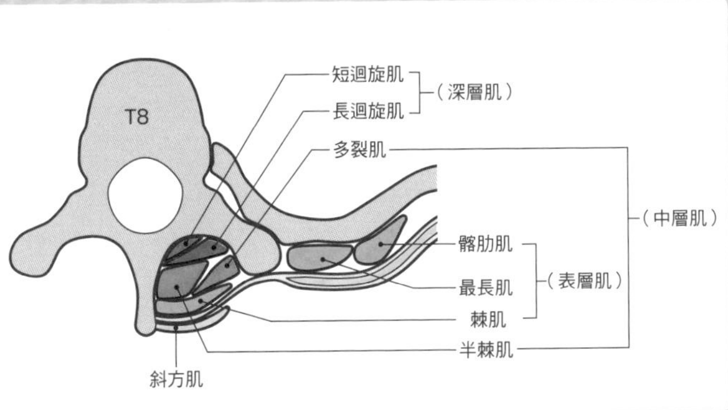

這是第 8 胸椎所在的軀幹剖面圖，可看到表層肌的髂肋肌、最長肌、棘肌，中層肌的半棘肌、多裂肌，深層肌的迴旋肌（一部分肌肉省略）。

腹部的肌肉				
肌肉名稱	起端	止端	功能	支配神經（髓節）
腹直肌	恥骨聯合、恥骨結節	第５～７肋軟骨、劍突	下拉胸廓、上提骨盆、腰椎和胸椎的屈曲	肋間神經（Ｔ６～１２）
腹外斜肌	第６～１２肋骨外側	腹直肌的白線、恥骨聯合、鼠蹊韌帶	兩側／屈曲，單側／側屈（同側）、迴旋（相反側）	肋間神經（Ｔ５～Ｌ１）
腹內斜肌	胸背筋膜、髂骨嵴中間線、鼠蹊韌帶外側	第１１～１２肋骨、腹直肌鞘外緣開始變成腱膜，直到腹直肌鞘	兩側／屈曲，單側／側屈、迴旋（同側）	肋間神經、腰神經、髂骨鼠蹊神經、髂骨下腹神經（Ｔ７～Ｌ１）

固有背肌					
	肌肉名稱	起端	止端	功能	支配神經（髓節）
表層肌	豎脊肌群（髂肋肌、最長肌、棘肌）	胸椎、腰椎、肋骨、胸腰筋膜、骨盆的髂骨嵴、薦骨	頸椎、胸椎、肋骨	兩側／伸展，單側／側屈、迴旋（同側）	脊髓神經（T1～L5）
中層肌	半棘肌	第６～１０胸椎（Ｔ６～１０）的橫突	第６腰椎～第４胸椎（Ｃ６～Ｔ４）的棘突	兩側／伸展，單側／側屈（同側）、迴旋（相反側）	脊髓神經（T1～12）
	多裂肌	頸椎（關節突）、胸椎（橫突）、腰椎（乳突）、髂骨（PSIS）、薦骨（後面）	高位脊椎的棘突（跨越二到四個高位的棘突）	兩側／伸展，單側／側屈（同側）、迴旋（相反側）	脊髓神經（T1～12）
深層肌	棘間肌	縱走於胸椎、腰椎的棘突上面	上位棘突下面	伸展	脊髓神經（T1～L5）
	橫突間肌	胸椎的橫突間、腰椎的副突和乳突	上位椎骨橫突	往同側的側屈	脊髓神經（T1～L5）
	迴旋肌	胸椎、腰椎的橫突	高位脊椎的椎弓板下緣	往同側的迴旋	脊髓神經（T1～12）

頸椎

將直頸的各種症狀減輕的修正運動

正常情況下，頸椎會稍微往前方彎曲，若這個頸椎彎曲因某些因素慢慢變直，就是直頸症，當你感到不舒服時，試著做一下修正運動。

修正運動的重點

❶ 不用決定次數，做到動起來較順或較輕鬆時。

❷ 感到疼痛或不舒服的範圍逐漸縮小集中到脊椎時，或是症狀減輕時，就持續做。大部分的人都是若是做右邊有效的話，就只做往右的運動有效，往左邊做的話，狀況反而變差。並不用全部的運動都做，或是左右兩邊都做，而是反覆做能讓症狀好轉的運動就好。

❸ 感到疼痛或不舒服的範圍擴大時，或是疼痛範圍沒有縮小，只是感到更痛時，應馬上停止做運動，去看骨科醫師。

運動前的功能評估

注意：做這些動作時會痛或會麻的人，請不要做接下來的運動。

1 仰躺在床上，後腦杓放在摺疊起來的毛巾上，讓耳穴和肩膀中間點連起來的線和地板平行，雙膝彎曲立起，雙臂往左右打開外翻。

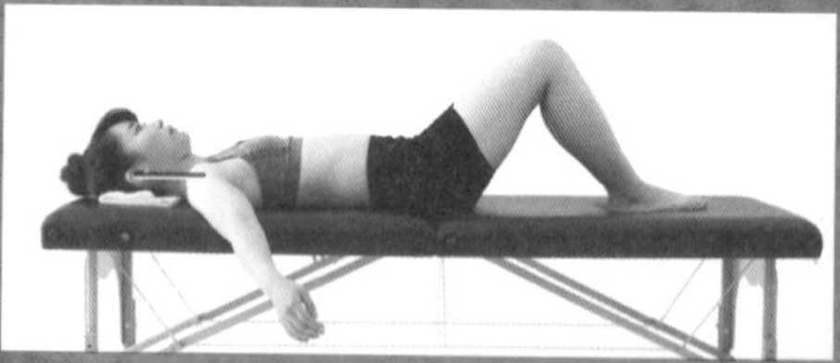

2 保持雙臂外翻，像是讓搖椅搖晃般，讓後腦杓上下搖晃（參考P109），如果不會感到疼痛或麻痺，就可進行以下的運動，如果感到痛或麻，可能是神經方面有問題，要去看骨科醫師。

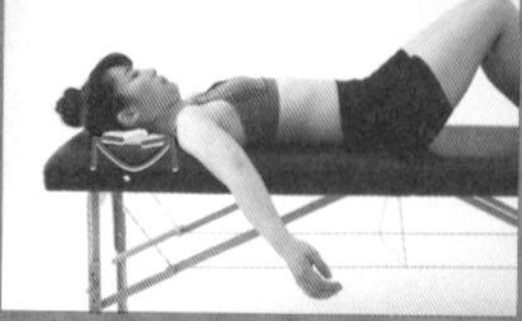

後腦杓的搖晃

1

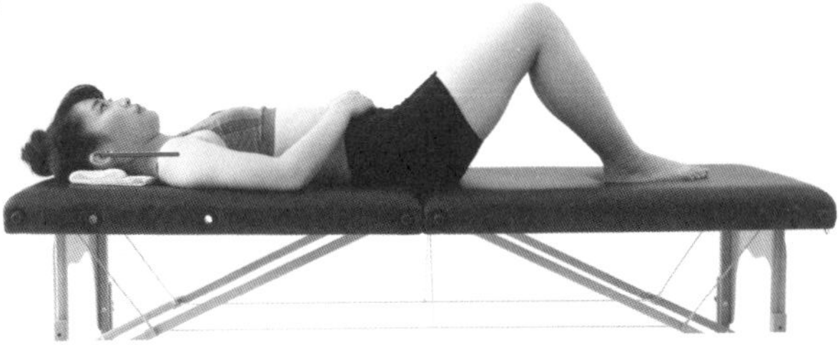

仰躺在床上，後腦杓放在摺疊起來的毛巾上，讓耳穴和肩膀中間點連起來的線和地板平行，雙膝彎曲立起，雙手放在下腹部上。

2

像是讓搖椅搖晃般，讓後腦杓上下搖晃，眼睛視線要隨著頭的動作在正上方及膝蓋間移動。

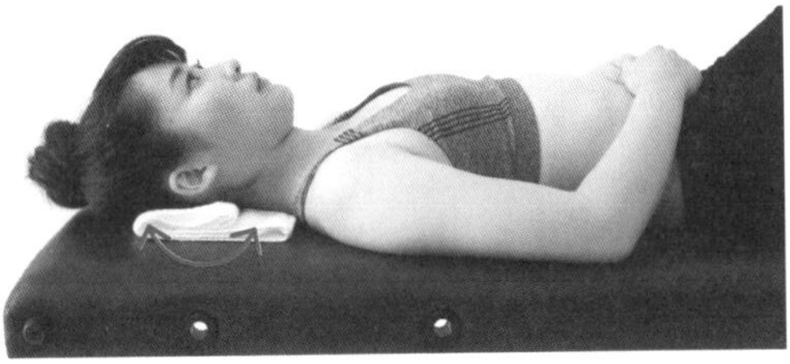

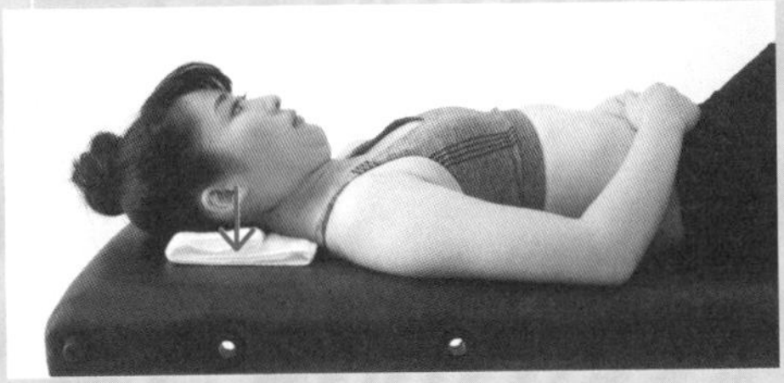

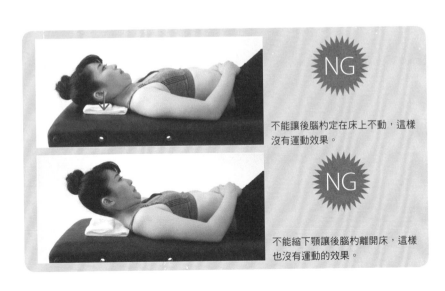

NG

不能讓後腦杓定在床上不動，這樣沒有運動效果。

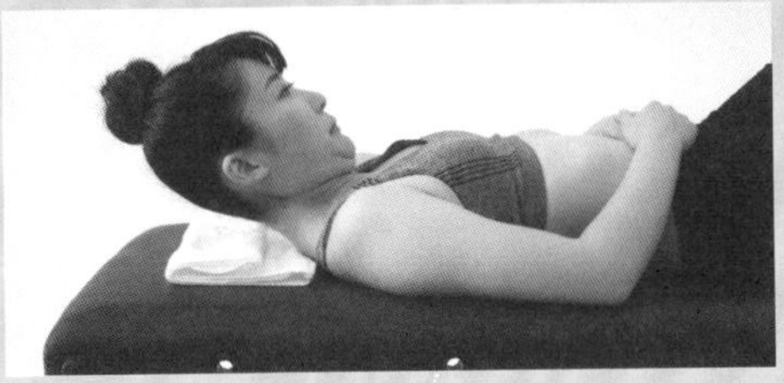

NG

不能縮下顎讓後腦杓離開床，這樣也沒有運動的效果。

頸椎

頭部往前伸出時，下顎會痛、頭痛、脖子痛與僵硬的症狀惡化，不過把背脊伸直時就較舒服的話，可做這些修正運動

頸椎往前方突出時感到疼痛的話，就做後退或伸展，如果用坐位、腹臥位、背臥位做運動但症狀沒有持續改善的話，就用手指、毛巾、腰帶輔助看看。

頸椎的後退與伸展（坐位）

1

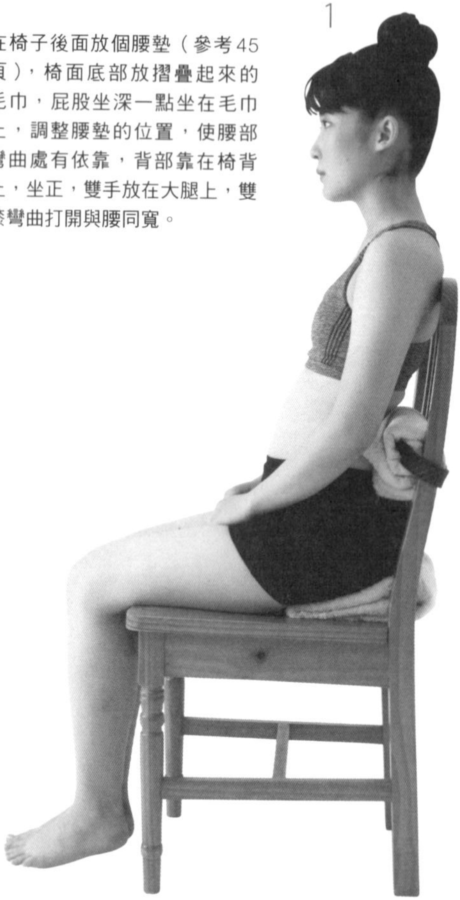

在椅子後面放個腰墊（參考45頁），椅面底部放摺疊起來的毛巾，屁股坐深一點坐在毛巾上，調整腰墊的位置，使腰部彎曲處有依靠，背部靠在椅背上，坐正，雙手放在大腿上，雙膝彎曲打開與腰同寬。

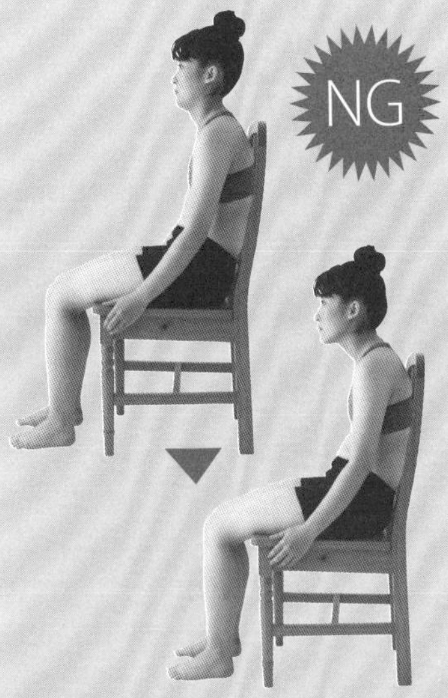

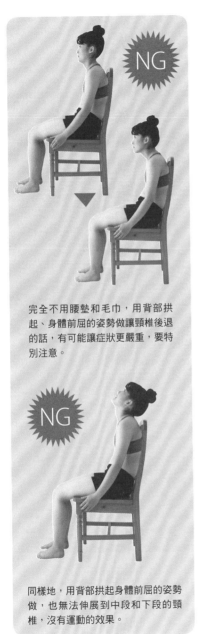

完全不用腰墊和毛巾，用背部拱起、身體前屈的姿勢做讓頸椎後退的話，有可能讓症狀更嚴重，要特別注意。

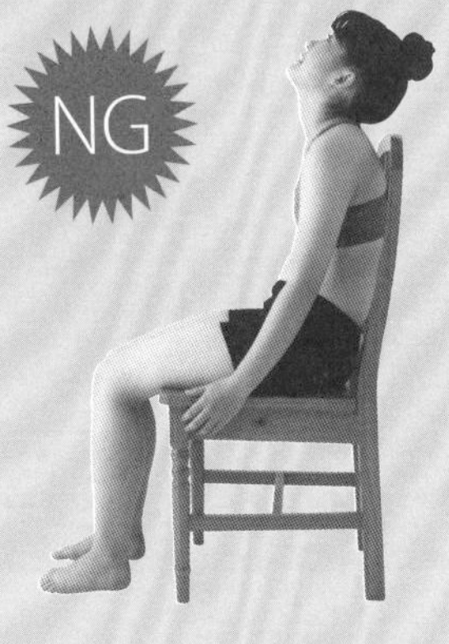

同樣地，用背部拱起身體前屈的姿勢做，也無法伸展到中段和下段的頸椎，沒有運動的效果。

2

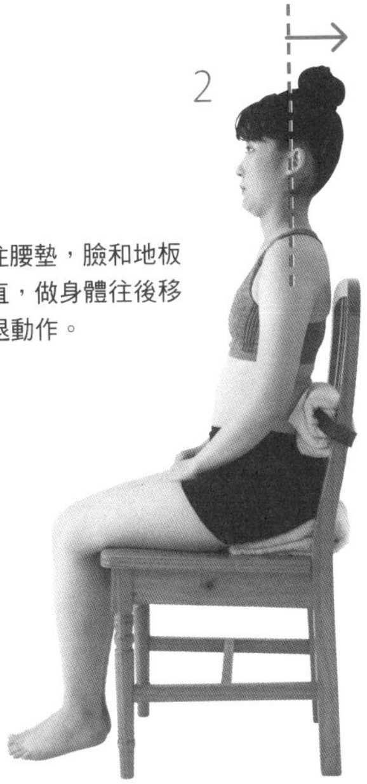

輕輕壓住腰墊，臉和地板保持垂直，做身體往後移動的後退動作。

3

有些人必須做比後退更有刺激性的運動才能改善症狀，此時，做完後退後，整個背部靠在椅背上，邊把嘴巴打開邊讓下顎朝天花板，伸展頸椎，沒張開嘴巴的話，就沒辦法讓伸展的可動範圍變大。

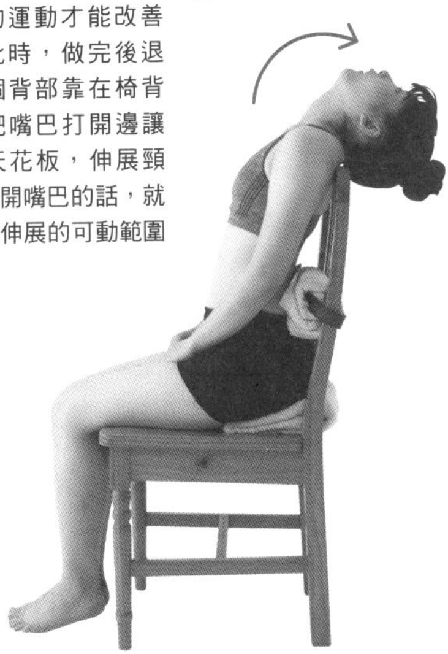

頸椎的後退與伸展（腹臥位）

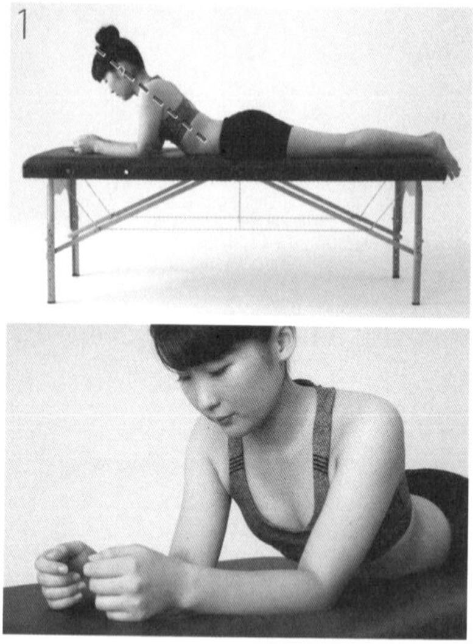

趴在床上，手肘放在肩膀正下方，撐起上半身，耳穴和肩膀中間點呈45度，雙腳打開與腰同寬，腳踝以下伸出床外。

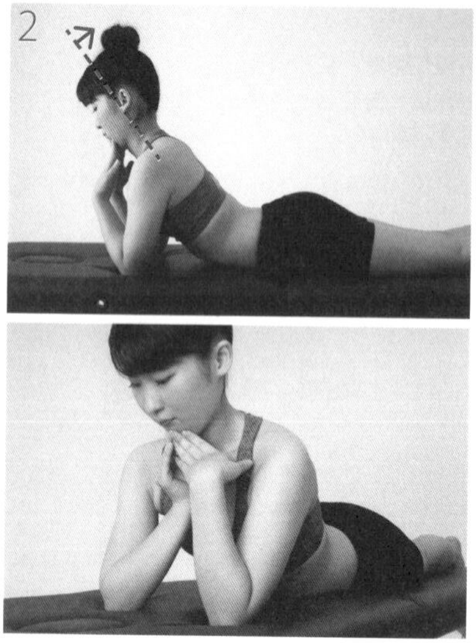

雙手的食指、中指、無名指抵住下顎，出力，臉保持和地板平行，往下沉。

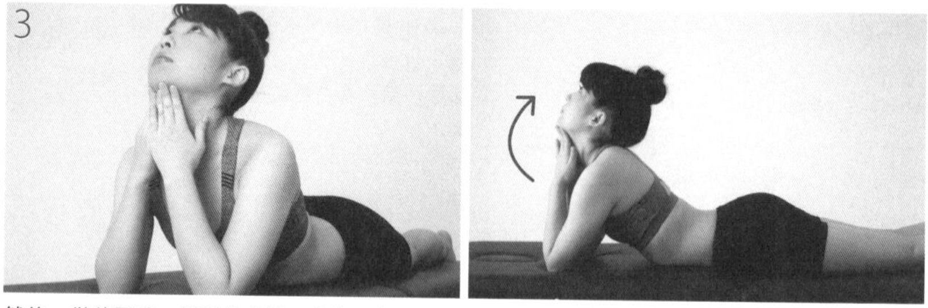

然後，做伸展時，雙手的食指、中指、無名指抵住下顎，出力往上方推，讓臉往後退，像是要往上看般，伸展頸椎。

頸椎的後退與伸展（背臥位）

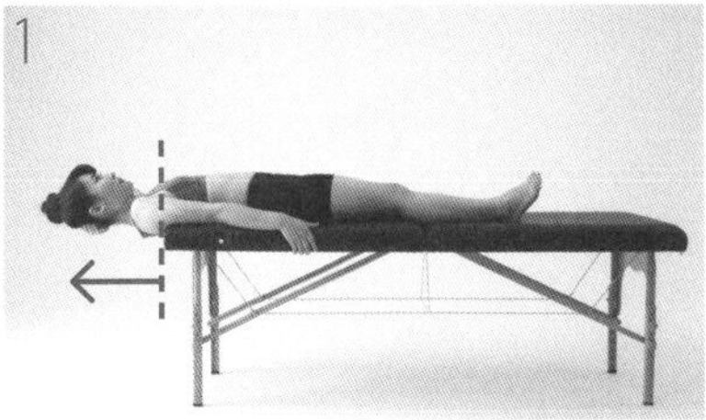

仰躺在床上，為了比較好動到頸椎下段，腋下以上的部位伸出床外，單手撐著後腦杓，支撐著脊椎的延長線。另一隻手抓住床緣，穩定住姿勢，雙腳伸直打開與腰同寬。

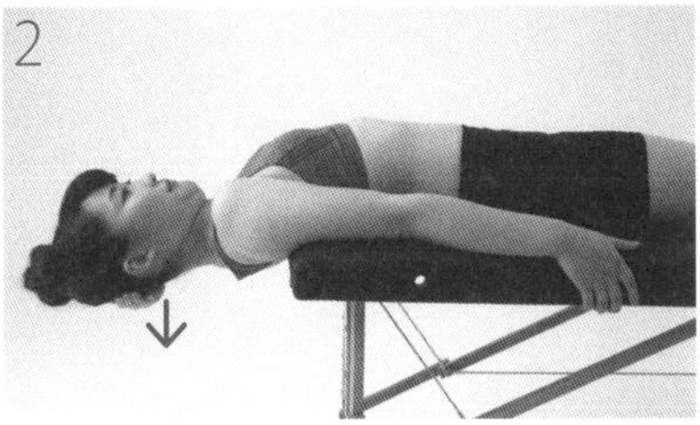

單手支撐住頭部的重量，做頸椎後退的動作，注意臉要保持和地板平行，往下沉。

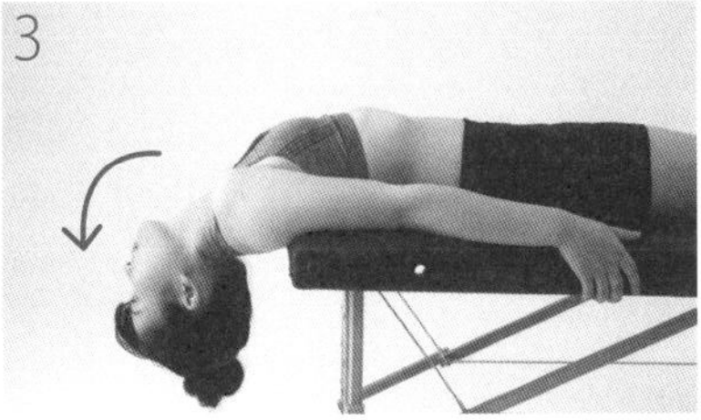

想再伸展多一點時，放開撐住頭部的手，利用頭的重量讓脖子延展，伸展頸椎。

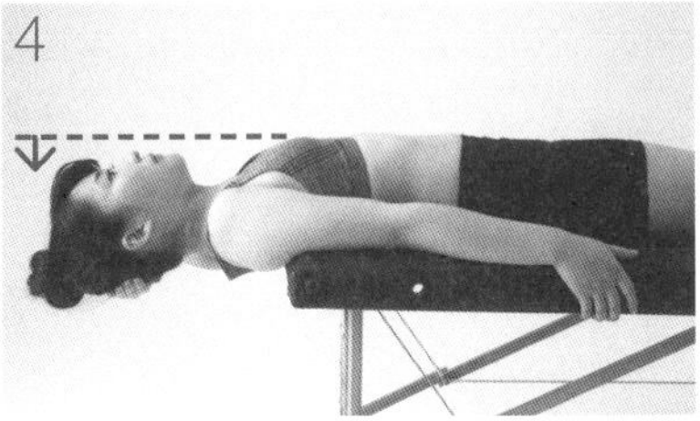

再度單手放在後腦杓，手臂用力讓頭部回到1的動作。如果不用手撐著，想靠脖子周邊的肌肉讓頭部回到平行狀的話，有可能會壓迫到頸椎，萬萬不可。

起身時的注意事項

突然起身的話，可能會因血壓下降而頭暈，在做完運動後，保持仰躺的姿勢，慢慢移動身體，讓後腦杓碰到床，稍微休息一下後，用手幫忙，慢慢轉向側邊再起身。

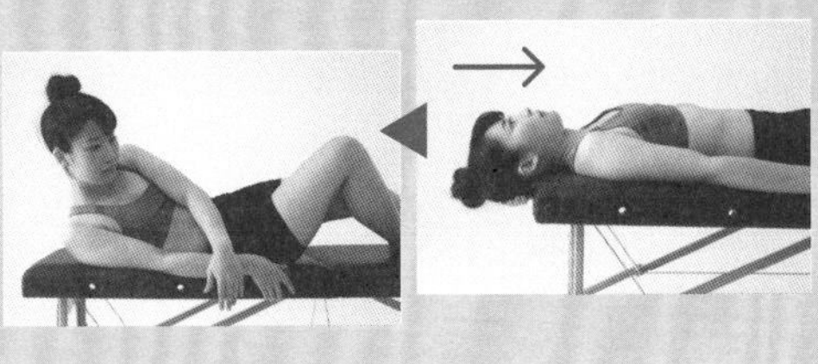

用手指輔助做頸椎的後退與伸展

做伸展時，讓臉呈現往後退的狀態，邊把嘴巴打開，看向正上方，伸展頸椎，沒張開嘴巴的話，就沒辦法讓伸展的可動範圍變大。

往頸椎斜上前方推壓時，做後退的動作把臉往後移。

3

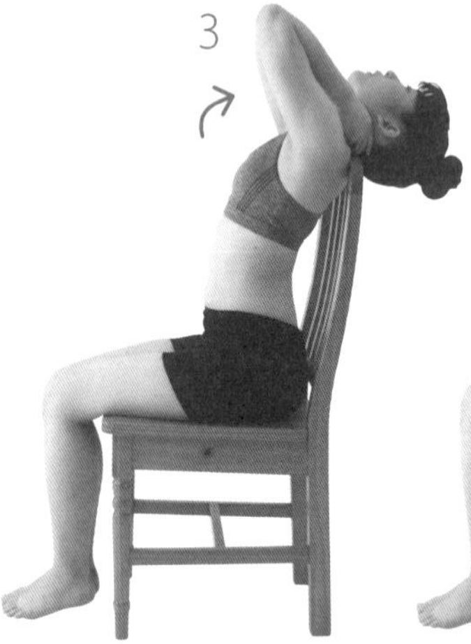

2

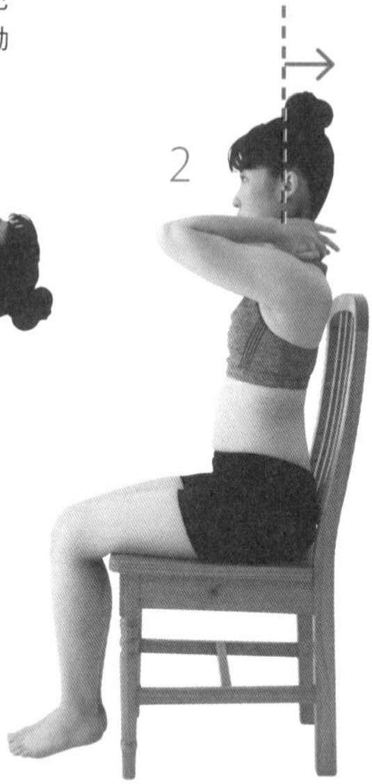

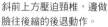

1

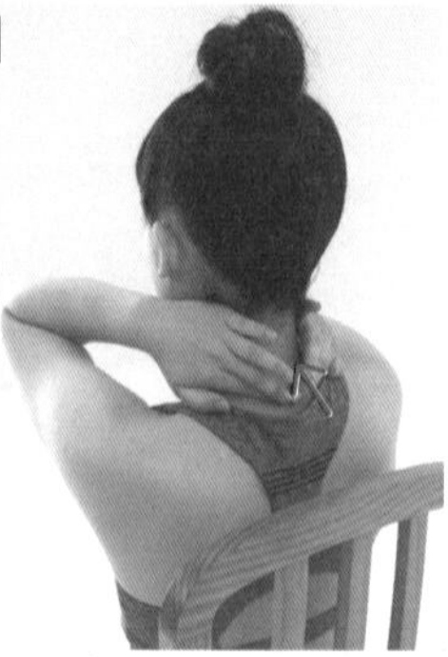

坐在有椅背的椅子上，坐深一點，調整姿勢，雙手的食指和中指交疊，放在第 1 胸椎*的棘突（位於脖子上最突出的第 7 頸椎下面）的左右，往斜前上方推壓。

＊第 1 胸椎在功能上和頸椎一樣。

用手指輔助做頸椎後退（配合頸椎的形狀出力的做法）

2

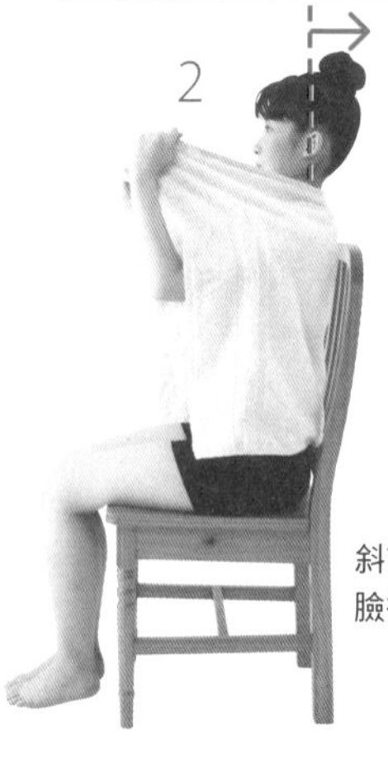

坐在有椅背的椅子上，坐深一點，調整姿勢，把浴巾披在脖子上，雙手抓浴巾的上端，讓浴巾蓋在第 1 胸椎的棘突上，往眼睛方向也就是往斜前上方推壓。

1

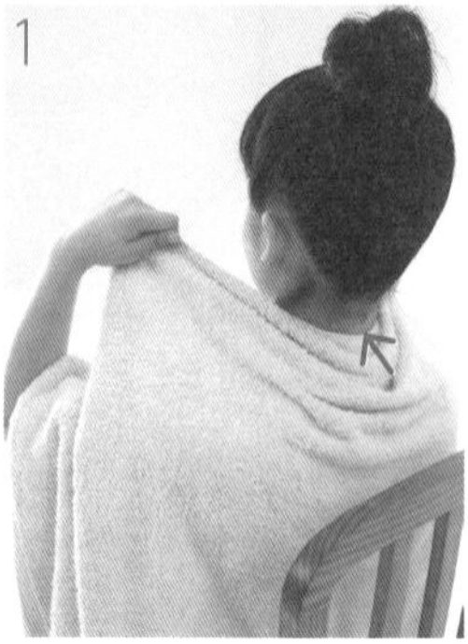

斜前上方壓迫頸椎，邊做臉往後縮的後退動作。

用腰帶輔助做頸椎的後退與伸展（沒配合頸椎的形狀出力的做法）

1

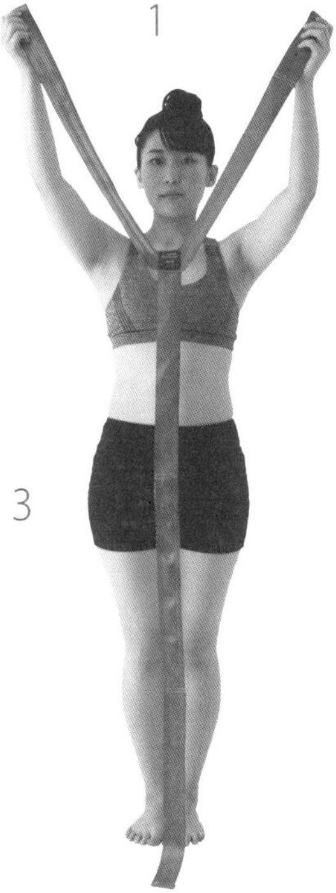

準備兩條長度50～60㎝的布製腰帶和一條長度120～140㎝的布製腰帶，縫成Y字形。

2

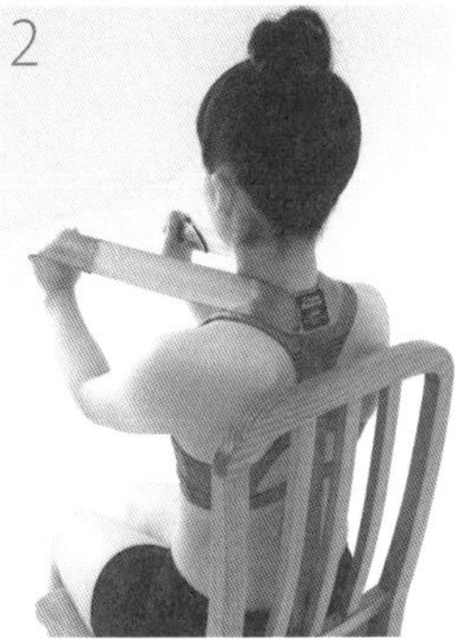

雙手握住短腰帶的兩端，讓Y字形腰帶在背後垂下，屁股坐住長腰帶使之固定，在有椅背的椅子上，坐深一點。雙手在肩膀高度抓住腰帶，把腰帶拉直，並讓Y字形腰帶的交叉點位於第1胸椎處，往正前方壓。

3

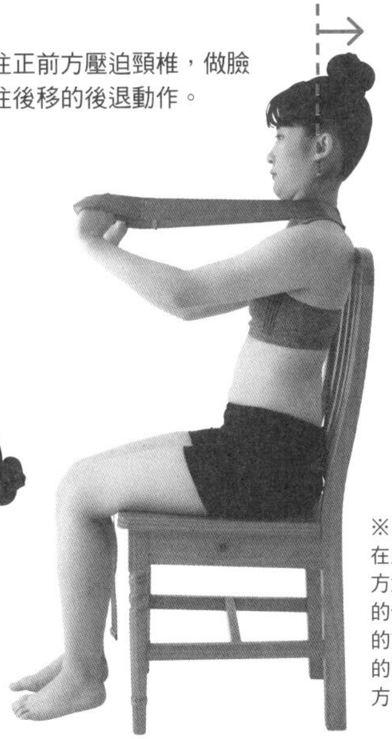

往正前方壓迫頸椎，做臉往後移的後退動作。

4

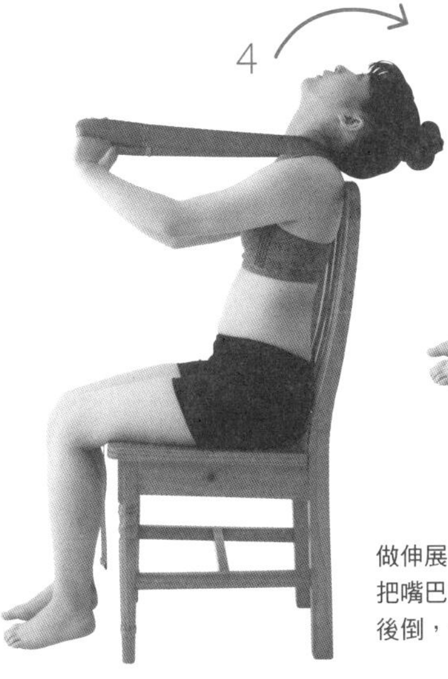

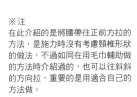

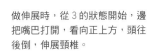

做伸展時，從3的狀態開始，邊把嘴巴打開，看向正上方，頭往後倒，伸展頸椎。

※注
在此介紹的是將腰帶往正前方拉的方法，是施力時沒有考慮頸椎形狀的做法，不過如同在用毛巾輔助做的方法時介紹過的，也可以往斜斜的方向拉，重要的是用適合自己的方法做。

頸椎

頭部往後折時會頭痛，而且脖子痛與僵硬會變嚴重，不過往前彎曲時變得較舒服的話，可做這些修正運動

做把頸椎往前彎曲的屈曲時，疼痛或僵硬減緩的話，就做頸椎的屈曲運動。也試試ＳＮＡＧ或牽引等稍微專業一點的技巧吧。

頸椎的屈曲

1

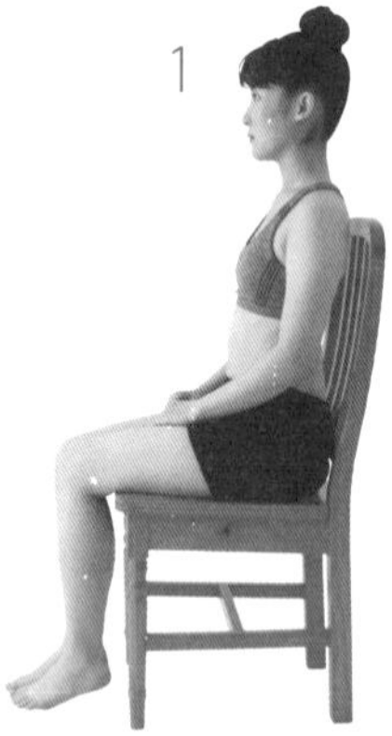

坐在有椅背的椅子上，坐深一點，雙腳併攏，調整好姿勢，雙手放在大腿上。

2

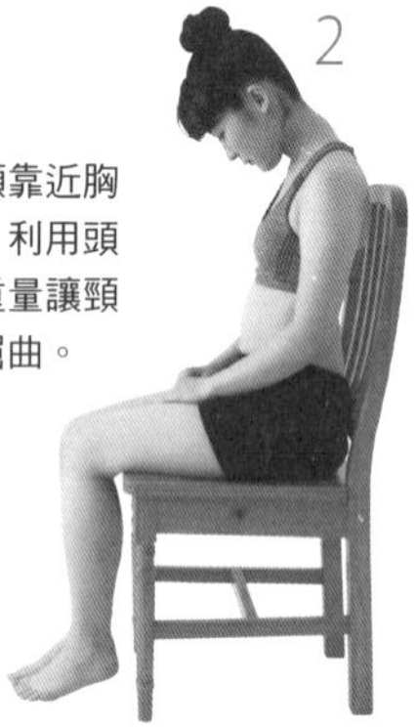

下顎靠近胸部，利用頭的重量讓頸椎屈曲。

用雙手輔助做頸椎的屈曲

1

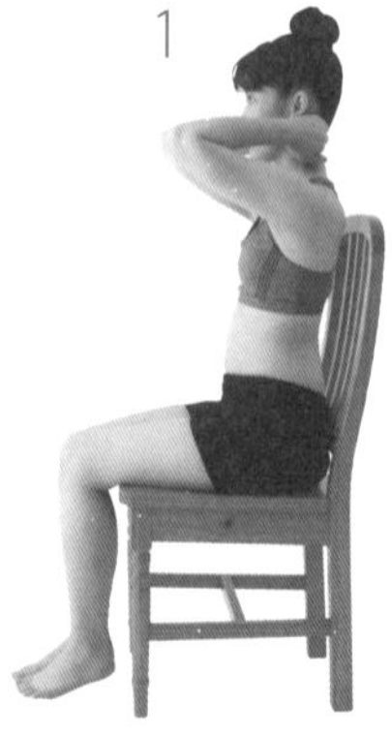

坐在有椅背的椅子上，坐深一點，雙腳併攏，調整好姿勢，雙手交握放在頭部和脖子的交界處。

2

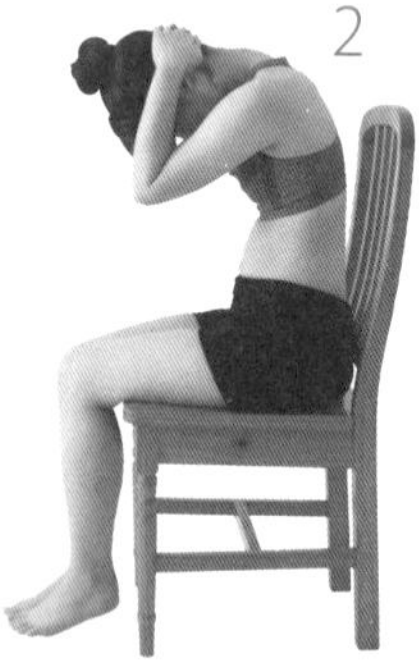

下顎靠近胸部，用雙手讓頭部往前倒，讓頸椎屈曲。

頸椎的屈曲＆ＳＮＡＧ*（動頸椎4/5的例子）

1

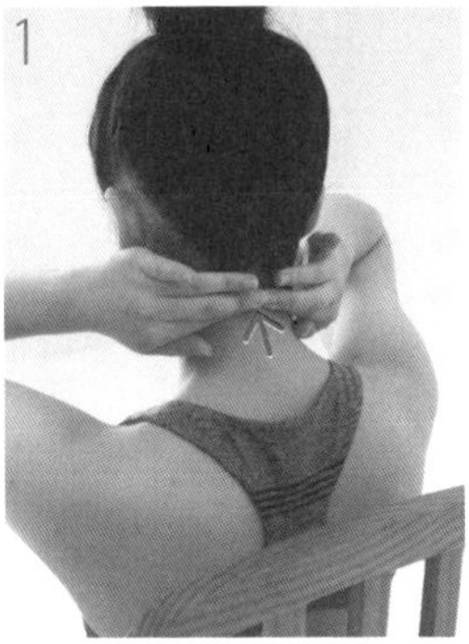

坐在有椅背的椅子上，坐深一點，雙腳併攏，調整好姿勢，雙手的食指和中指交疊，放在頸椎 4 號、5 號的棘突（髮際線處的頸椎突出處）的左右邊，往斜前上方（眼睛方向）壓迫。

2

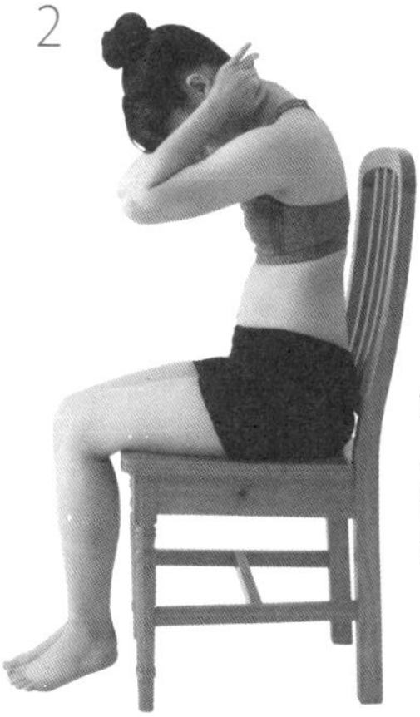

雙手手指邊從頸椎的棘突往斜前上方（眼睛方向）壓迫，邊將下顎靠近胸部般讓頭往前倒，使頸椎屈曲。

＊ＳＮＡＧ（Sustained Natural Apophyseal Glides）指的是對脊椎做輔助動作，給頸椎一個原來就應該有的滑動，翻譯成「持續自然式骨突滑動法」。

頸椎的拳頭牽引

1

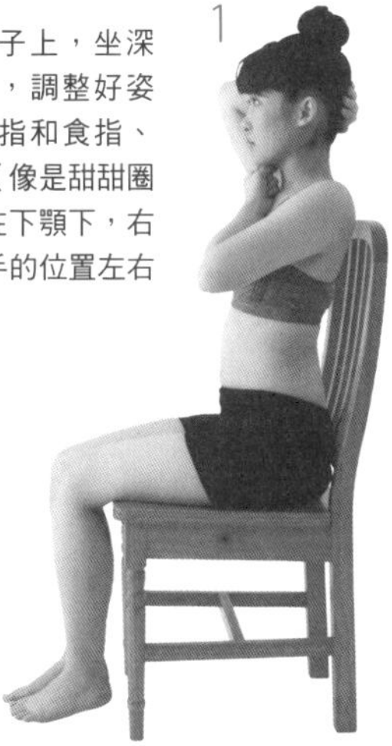

坐在有椅背的椅子上，坐深一點，雙腳併攏，調整好姿勢，用左手的拇指和食指、中指做出一個圈（像是甜甜圈狀）的拳頭，放在下顎下，右手放在頭後面（手的位置左右相反也沒關係）。

2

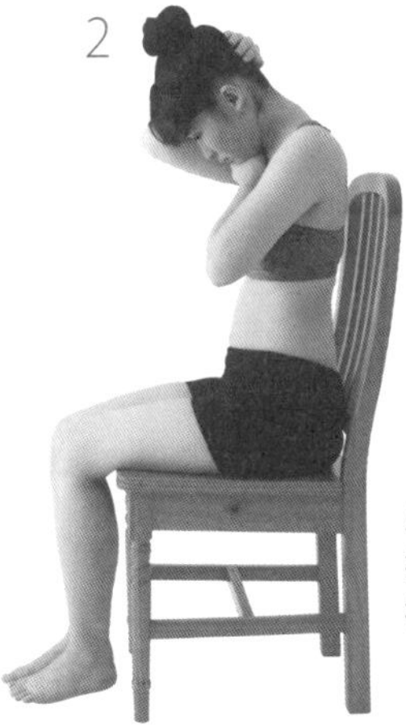

用右手讓頭往前倒，拳頭抵住下顎，讓拳頭當作槓桿的支點，牽引頸椎。

14

依照軀幹的各種問題症狀所做的修正法

頸椎

無論頭部往前伸或往後折都讓症狀惡化，或是沒什麼改變的話，可做這些修正運動

如果往前屈曲或往後伸展都沒什麼差異的話，就試著做讓頸椎左右傾倒的側屈，或是以脊椎為軸心的旋轉，應該可以改善症狀。

頸椎的側屈

1

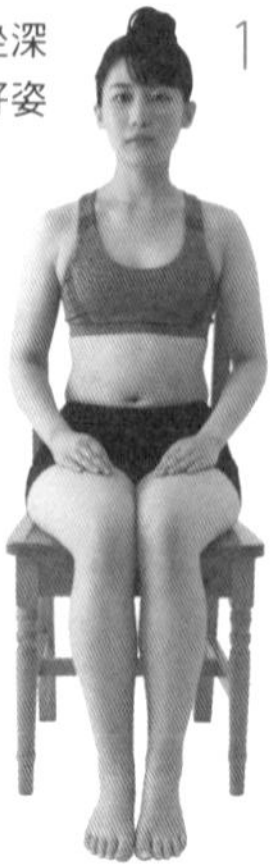

坐在有椅背的椅子上，坐深一點，雙腳併攏，調整好姿勢，雙手放在大腿上。

2

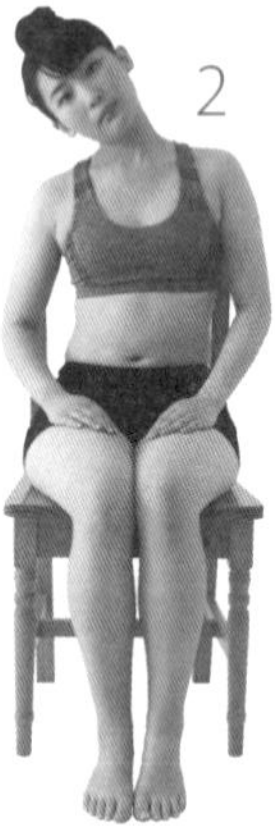

頭像是要靠近肩膀般往右側倒，回到 1 後，左邊也用同樣方式做，頭部側屈時，注意另一側的肩膀不要上提。

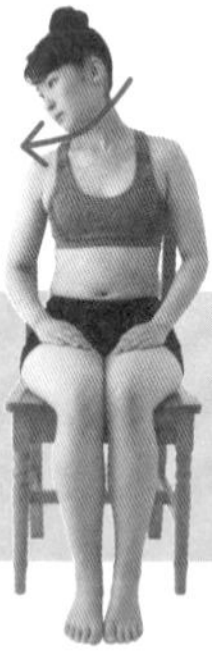

NG

頭部往側倒時，注意不要讓頸椎旋轉。

利用手做頸椎側屈

1

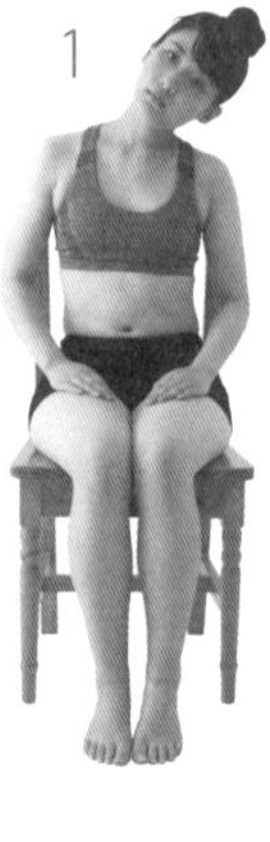

坐在有椅背的椅子上，坐深一點，雙腳併攏，調整好姿勢，雙手放在大腿上。耳朵像是要靠近肩膀般把頭往左側倒。

2

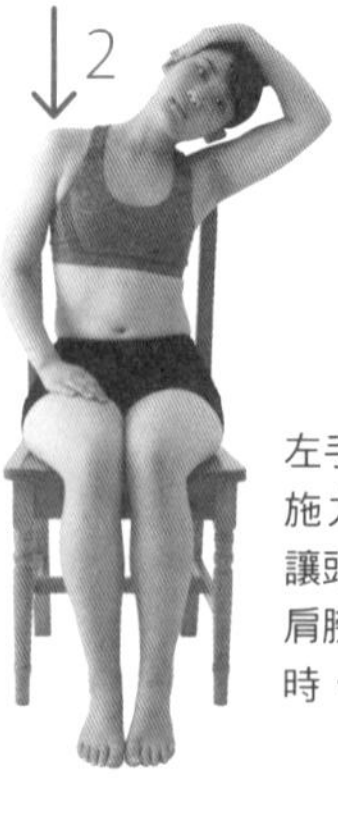

左手放在右側頭部上，左手施力讓頭部更往左側倒。讓頭部倒時，注意另一側的肩膀不要上提。症狀有改善時，就只做那個方向即可。

頸椎的旋轉

1

坐在有椅背的椅子上，坐深一點，雙腳併攏，調整好姿勢，雙手放在大腿上。

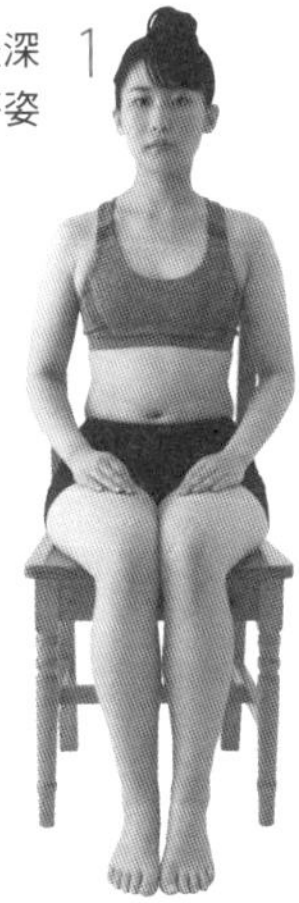

2

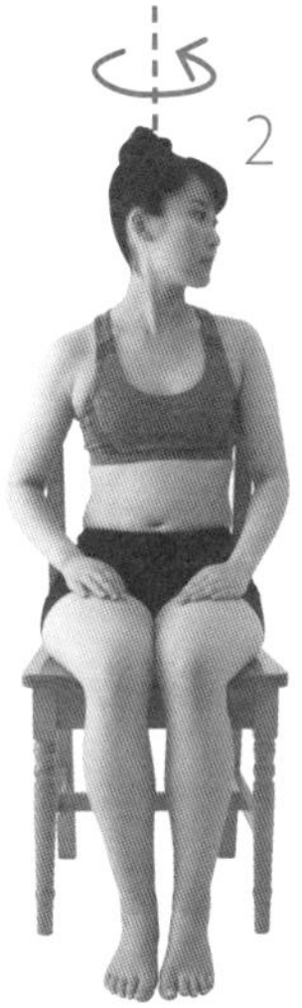

以脊椎為運動的軸心，像是看向正側方般把頭轉向左側，回到 1 後，右邊也用同樣的方式做。

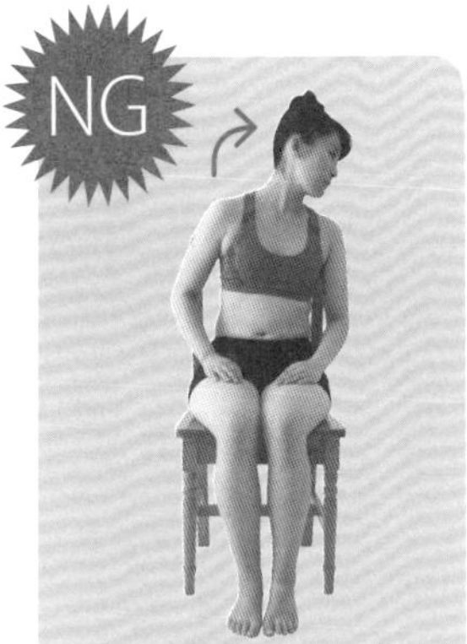

頭部要保持直立，在轉頭時注意不要讓頸椎側屈。

手扶著臉頰做頸椎旋轉

1

坐在有椅背的椅子上，坐深一點，雙腳併攏，調整好姿勢，以脊椎為運動的軸心，像是看向正側方般把頭轉向左側。

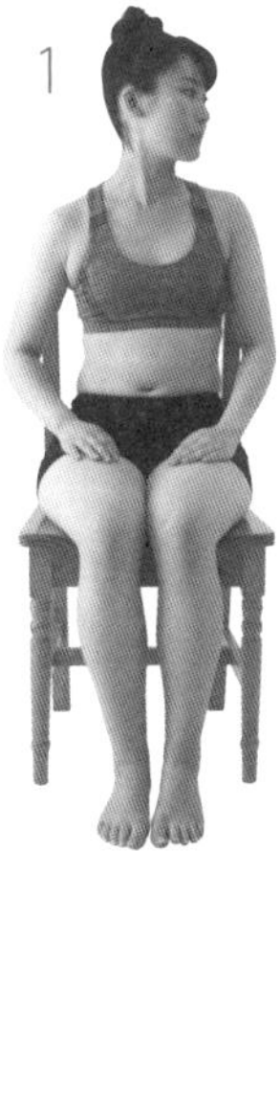

2

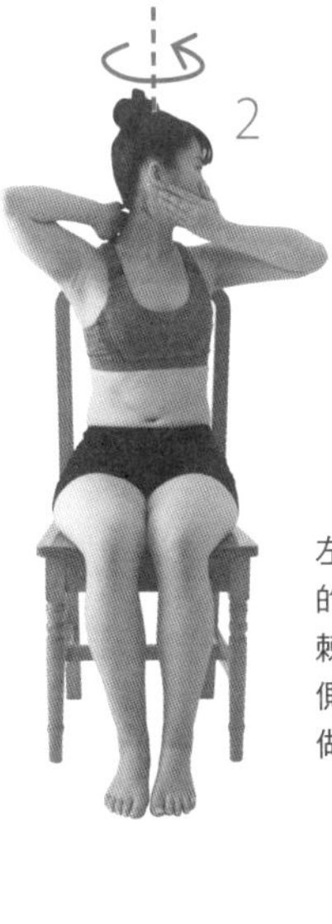

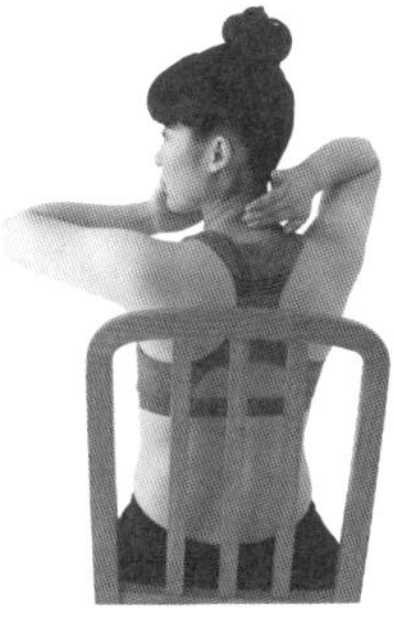

左手扶著右側臉頰，右手的食指和中指壓住頸椎的棘突，然後讓頭轉向左側，症狀有改善時，就只做那個方向即可。

頸椎

脖子到手指間會痛或麻痺時做的頸椎修正運動

有時頸椎周圍的不適是因手臂問題引起的，因此可試試這種修正運動，跪坐在地板上，下半身穩定後，移動頸椎和上臂。

頸椎的側屈＆上臂外翻

●右手臂有症狀時

地板鋪上地墊，跪坐。準備一個桌子或檯子，高度是可以在肩膀高度支撐手肘，把右手肘放在上面，調整姿勢。右手肘彎曲90度，彎曲手腕，做背屈，手心朝天花板。右手肘往右側延伸時，頭部也同時往右傾斜。

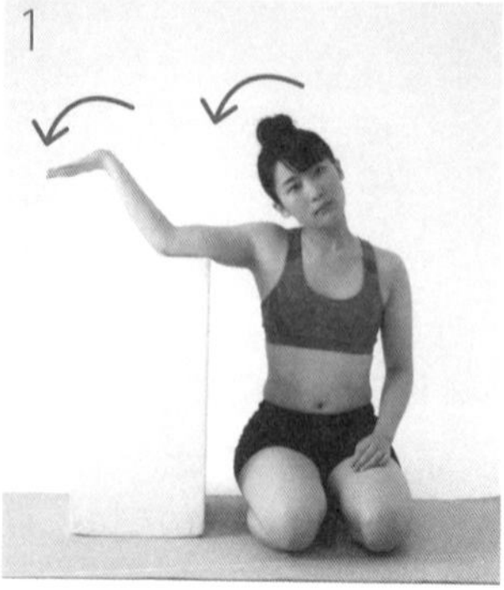

右手肘邊往左側彎曲，頭部也同時往左傾斜。

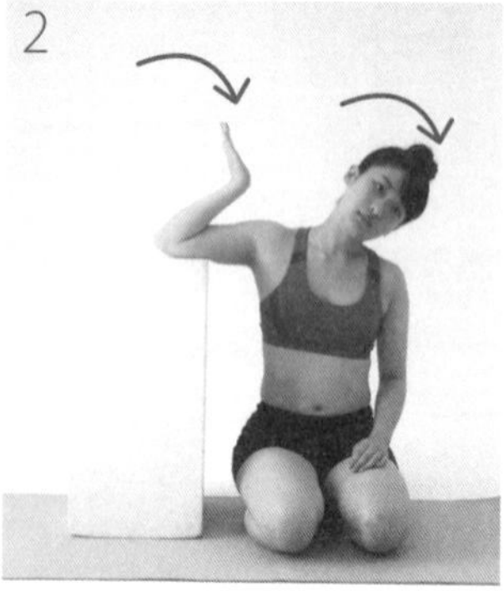

右手肘邊往右側延伸，頭部邊往左側傾斜，就能做頸椎伸展。

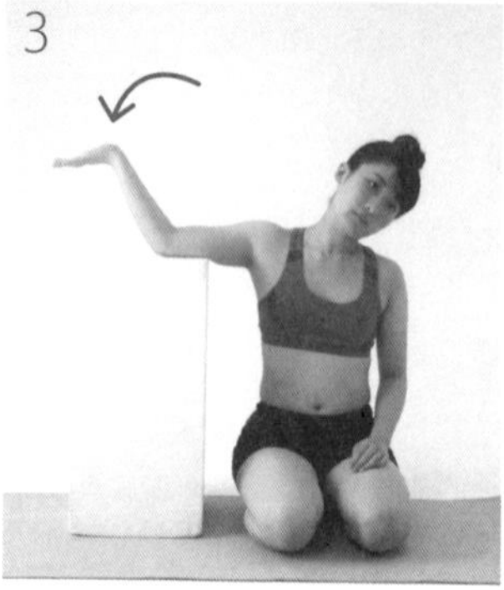

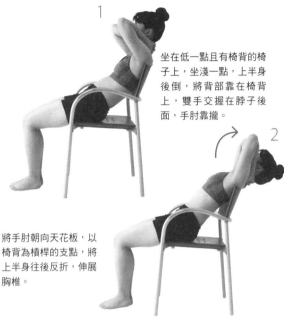

16 依照軀幹的各種問題症狀所做的修正法

胸椎

胸椎的彎曲異常或腹脅處會痛的話，可做這些修正運動

胸椎彎曲度異常造成腹脅處會痛時，試試做邊改變各種姿勢，邊活動胸椎，提高肩胛骨可動範圍的運動。

在椅子上做胸椎伸展

1

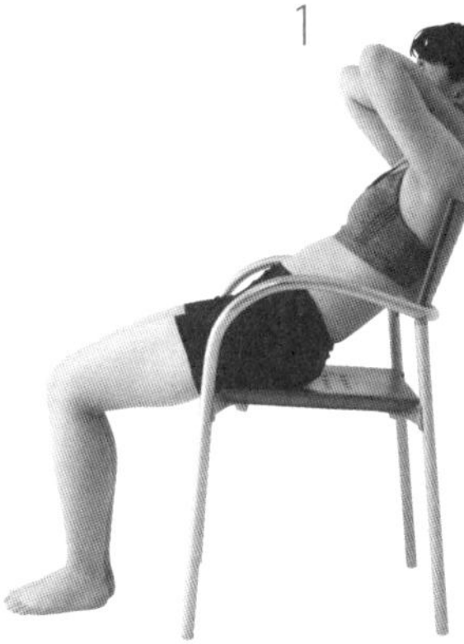

坐在低一點且有椅背的椅子上，坐淺一點，上半身後倒，將背部靠在椅背上，雙手交握在脖子後面，手肘靠攏。

2

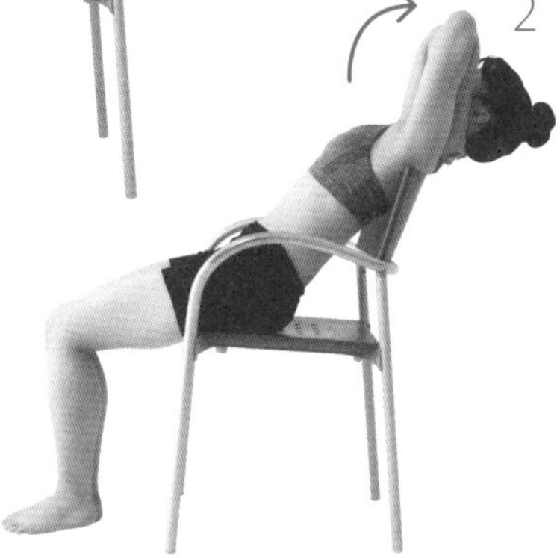

將手肘朝向天花板，以椅背為槓桿的支點，將上半身往後反折，伸展胸椎。

使用寶特瓶的變化版

把500mℓ的空寶特瓶直立放入肩胛骨間，用和上述同樣的方法伸展胸椎，寶特瓶變成槓桿的支點，多施點力就更有效果。

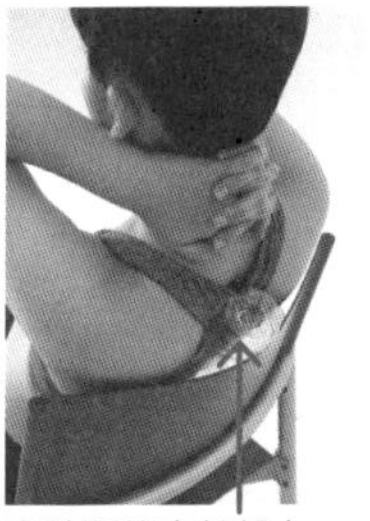

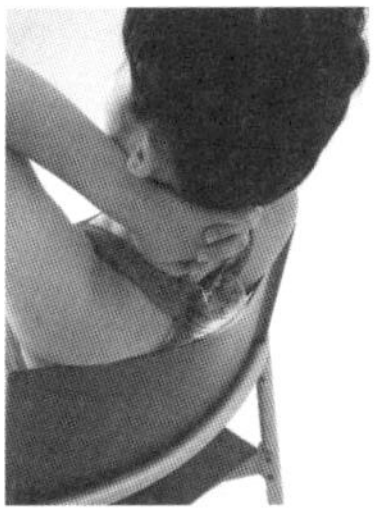

寶特瓶的底部朝上，直立放著。

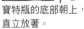

胸椎的伸展（腹臥位）

1

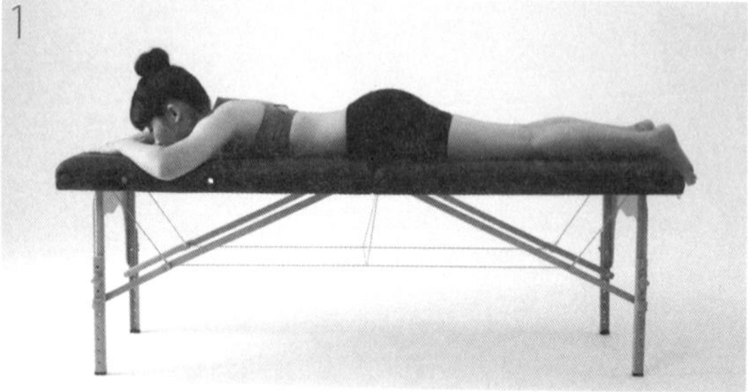

趴在床上（或是在地板上鋪地墊），雙手放在額頭上，雙腳伸直打開與腰同寬。

2

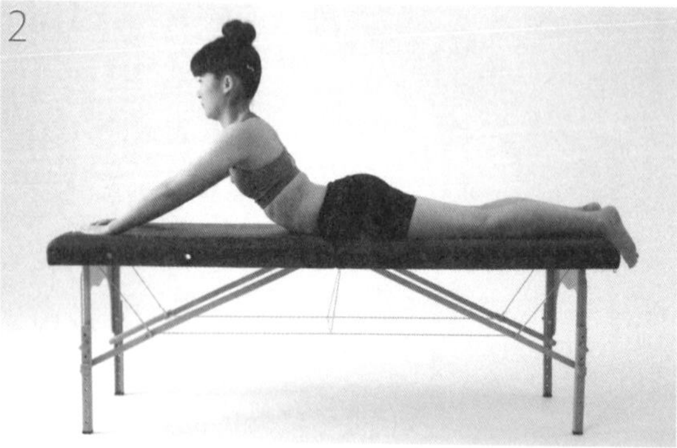

雙手壓住地板，挺起胸部反折。

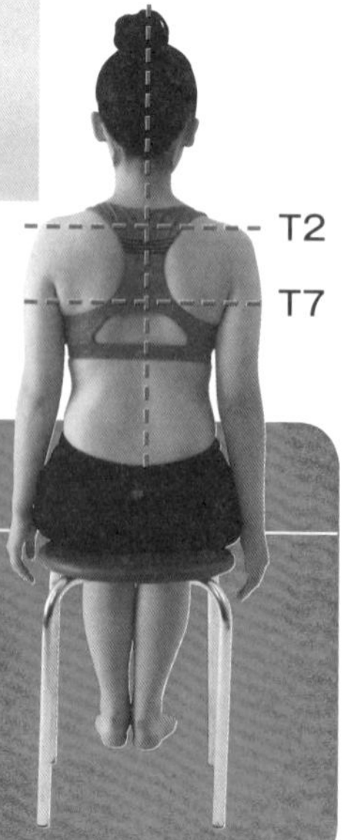

確認肩胛骨的位置

肩胛骨位於第２胸椎（Ｔ２）和第７胸椎（Ｔ７）之間，脊椎起四指寬（拇指以外的四指橫向排列出來的寬度）的地方，肩胛骨位於正確位置時，內側和脊椎平行。長時間坐在辦公桌前工作的人大部分都會脫離這個位置，變成肩胛骨往外偏移且外翻，接下來要介紹修正運動。

擴張胸廓，肩胛骨上舉

1

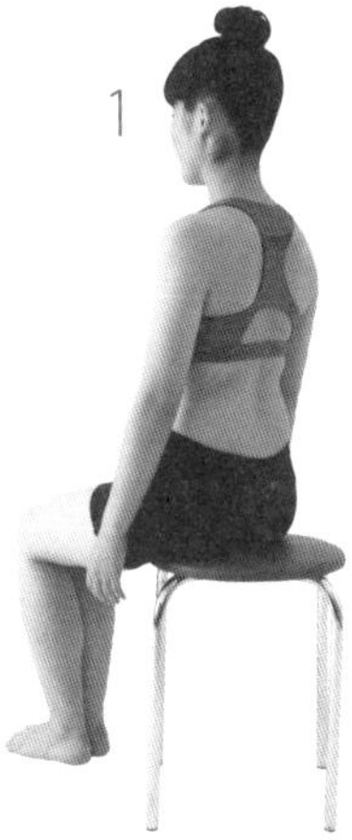

坐在沒有椅背的圓椅上，雙臂在身體兩旁下垂，調整姿勢。

2

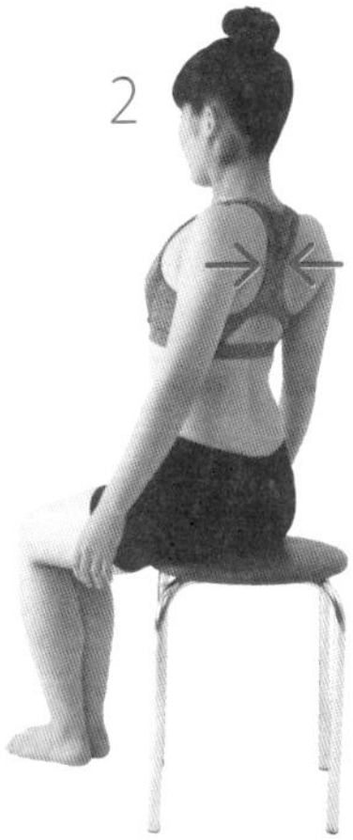

擴胸，像是要把空氣吸入般把胸廓打開，讓肩胛骨靠近內翻。

3

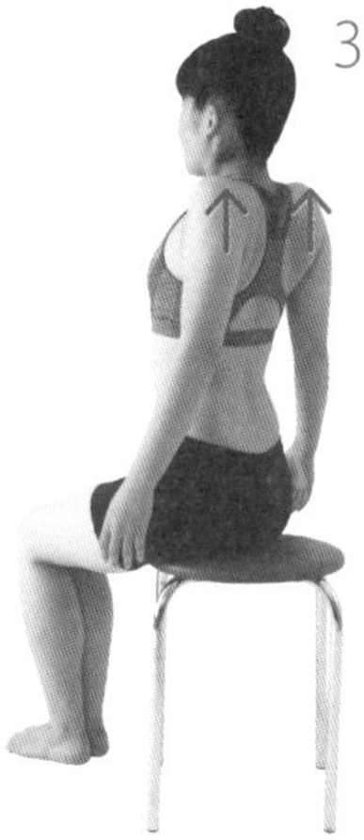

維持胸廓打開的姿勢，像是縮肩般，把肩胛骨上提後，再回復原狀。

NG

胸廓沒打開的話，肩胛骨就處於分開外翻的狀態，沒辦法順利上提。

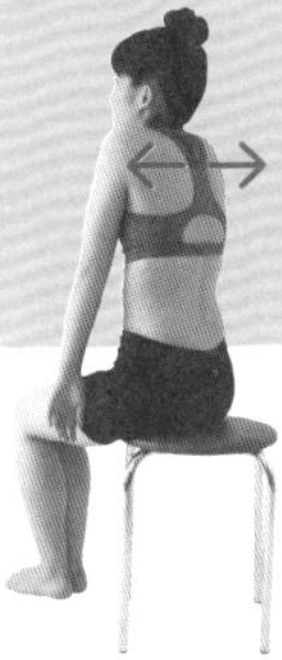

擴張胸廓，肩胛骨下壓

1

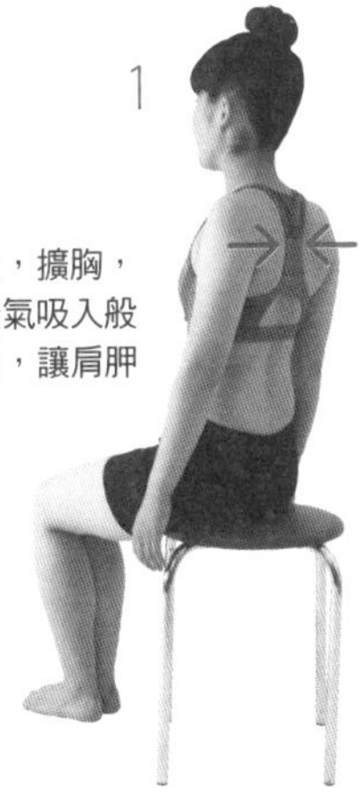

坐在椅子上，擴胸，像是要把空氣吸入般把胸廓打開，讓肩胛骨內翻。

2

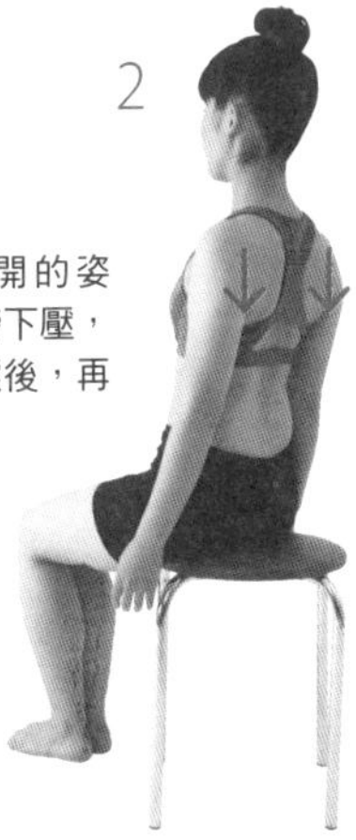

維持胸廓打開的姿勢，藉由肩膀下壓，把肩胛骨下壓後，再回復原狀。

打開胸廓做肩胛骨內翻

1

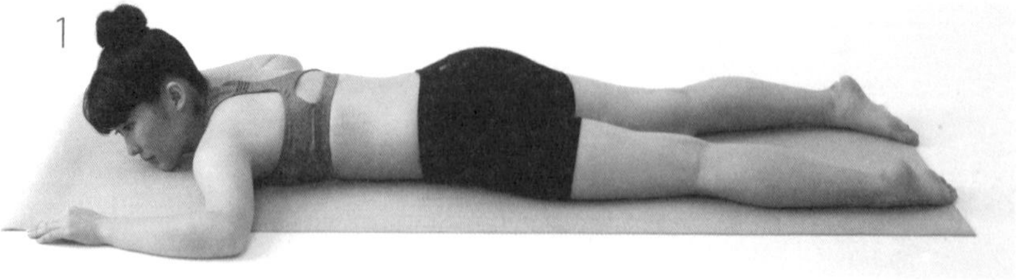

地板鋪上地墊，趴著，雙腳打開與肩同寬，雙肘彎成90度，手放在臉旁邊，手掌貼地，臉轉向舒服的角度。

2

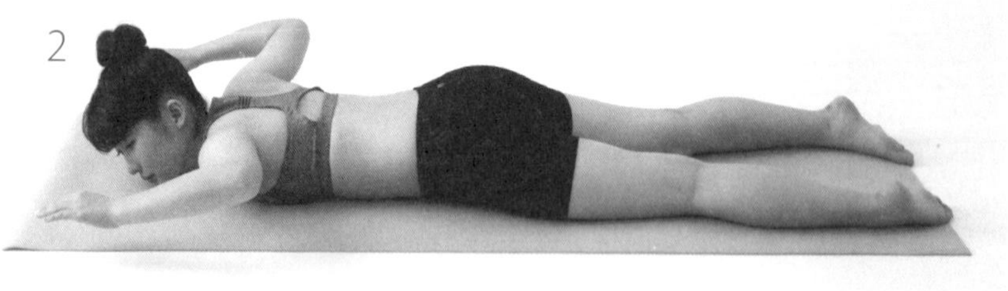

雙肘保持彎曲，離開地板，讓肩胛骨靠近、內翻，之後再回到原來的姿勢。

利用床角做胸椎旋轉

2

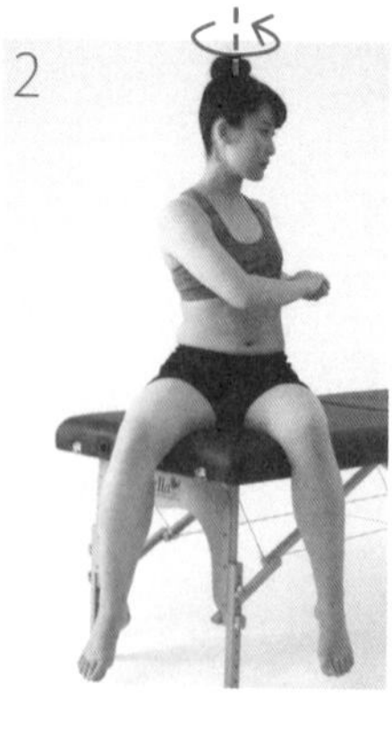

坐在床角，雙腳跨在這個角的兩邊，骨盆穩定住。保持軀幹和地板垂直，右手在上左手在下交握，手肘彎成90度，維持在胸部高度。

1

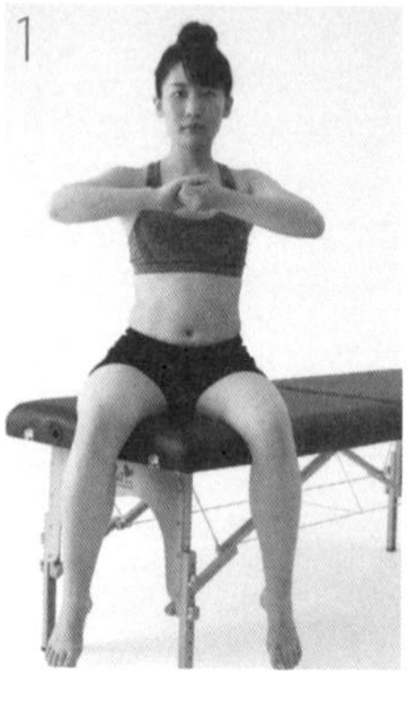

以脊椎為旋轉軸心，左手邊拉右手，邊把上半身往左轉，讓胸椎迴旋。如果是右腹脅處痛，做了右迴旋症狀好轉的話，或許做左迴旋也會好轉，試試做哪邊比較好。

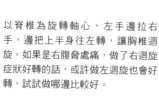

17

依照軀幹的各種問題症狀所做的修正法

腰椎

腰往前彎曲時症狀變嚴重，背脊伸直或反折時變得較舒服的話，可做這些修正運動

往前彎腰時感到不舒服的話，有時將腰反折會好轉。先站著做，若想做強度更強的運動，就用腹臥位（趴著）做，也可使用毛巾輔助。

壓住臀部做的腰椎伸展（立位）

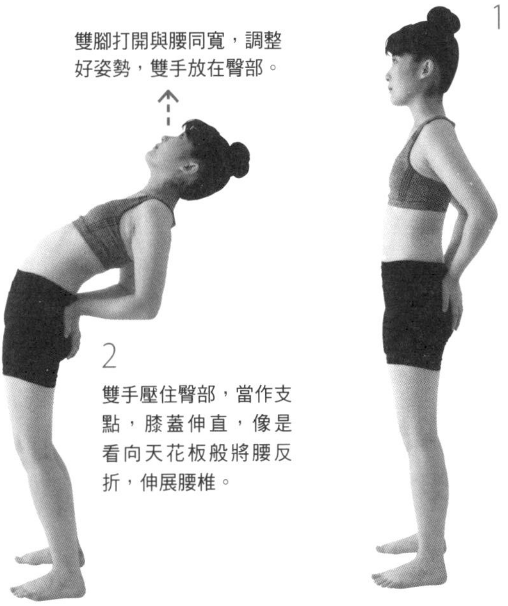

1 雙腳打開與腰同寬，調整好姿勢，雙手放在臀部。

2 雙手壓住臀部，當作支點，膝蓋伸直，像是看向天花板般將腰反折，伸展腰椎。

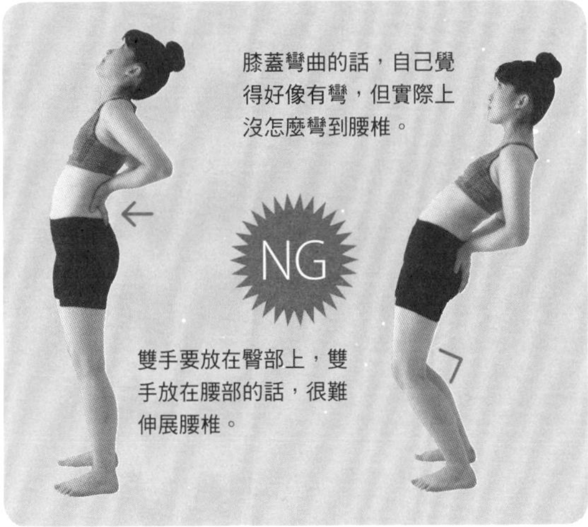

膝蓋彎曲的話，自己覺得好像有彎，但實際上沒怎麼彎到腰椎。

雙手要放在臀部上，雙手放在腰部的話，很難伸展腰椎。

立位的SNAG

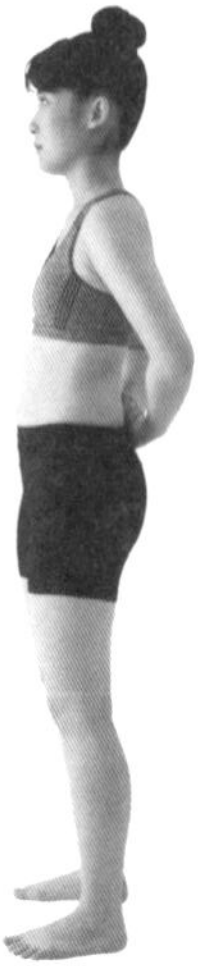

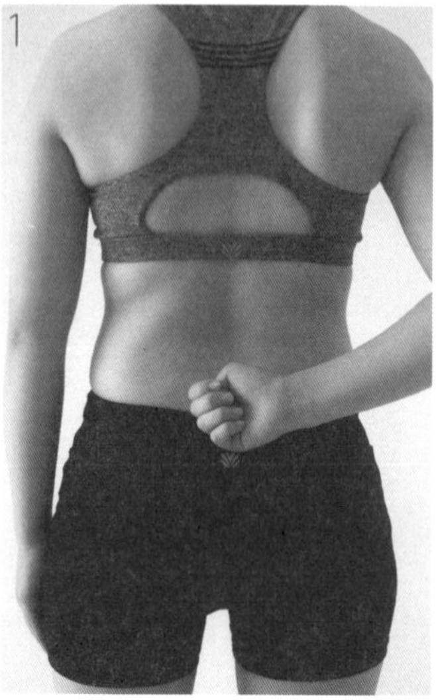

雙腳打開與腰同寬，調整好姿勢，容易出力的慣用手握拳，拇指（或是食指的指根）放在腰椎的棘突下（參考101頁）。

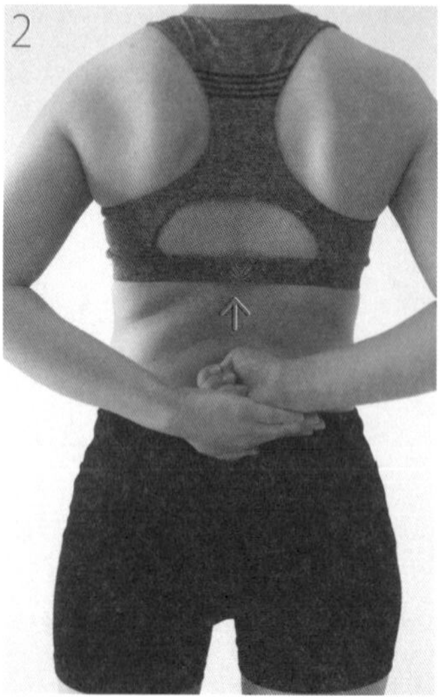

另一隻手的手掌放在拳頭上，將棘突往上推（頭的方向），施壓。

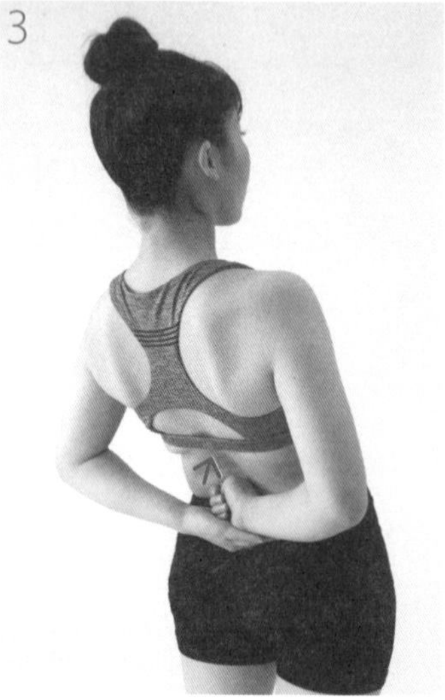

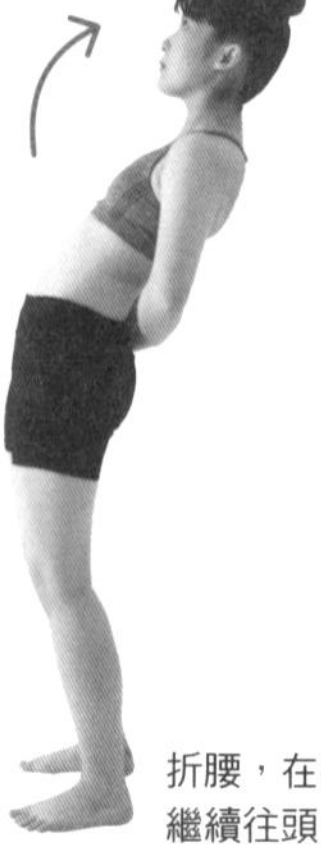

折腰，在折腰時，拳頭繼續往頭的方向施壓。

腹臥位的腰椎伸展（肘屈曲）

1

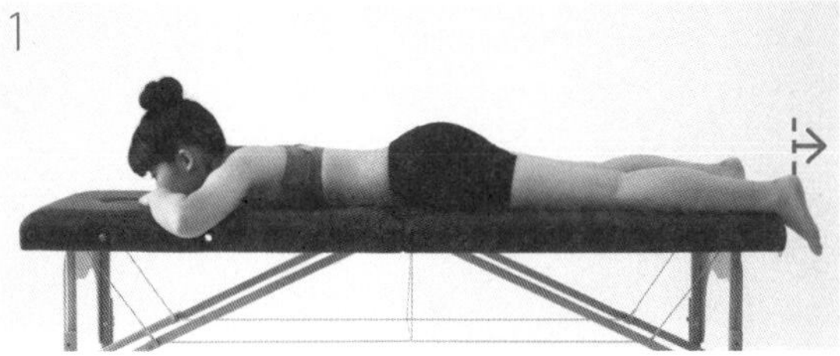

趴在床上，雙腳打開與腰同寬，腳踝靠著床緣，腳伸出床外，雙手放在額頭下。

2

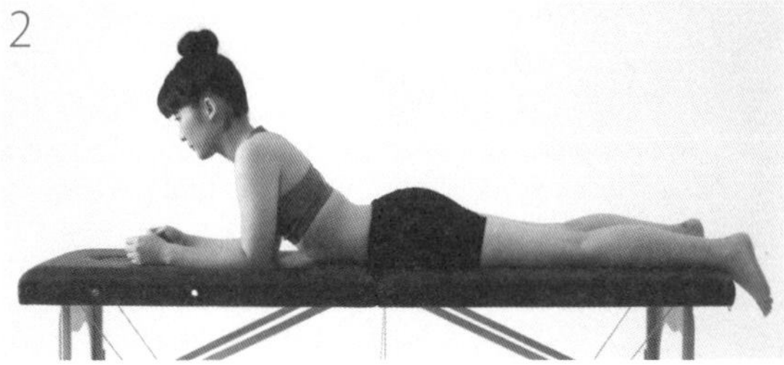

雙肘撐在肩膀正下方，將上半身撐起，輕輕伸展腰椎。

雙腳打開與肩同寬，雙腳伸出床外，腳尖朝向內側內旋的話，臀部放鬆，腰椎較好伸展。

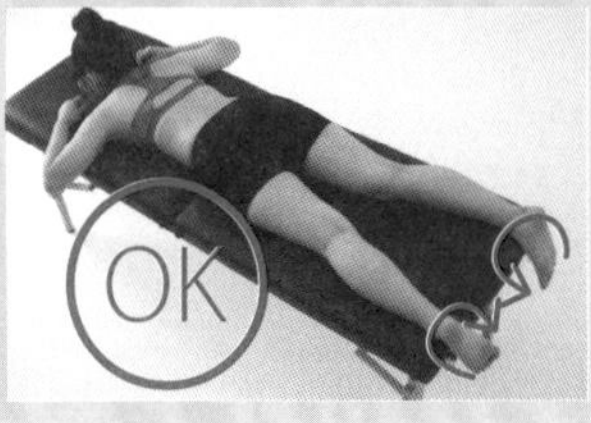

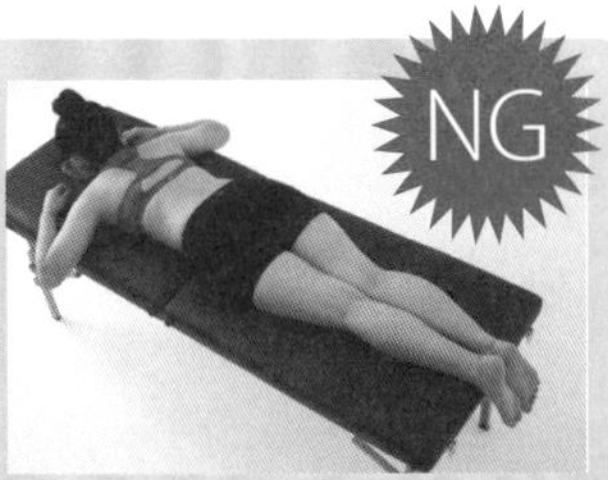

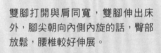

雙腳一併攏，臀部肌肉就會緊繃，腰椎很難伸展。

肌力弱的人、年長者

如果連將身體撐起的力量都沒有的話，就在胸部下面墊個枕頭或墊子。

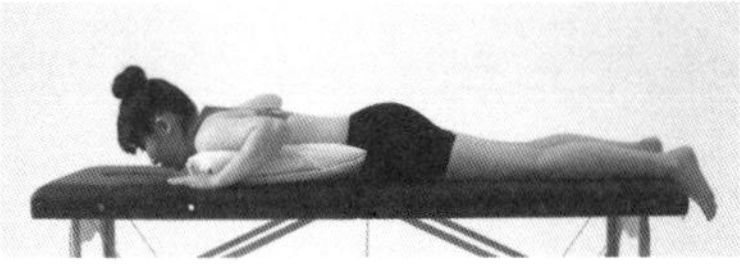

在胸部下面墊枕頭

腹臥位的腰椎伸展（肘伸展）

1

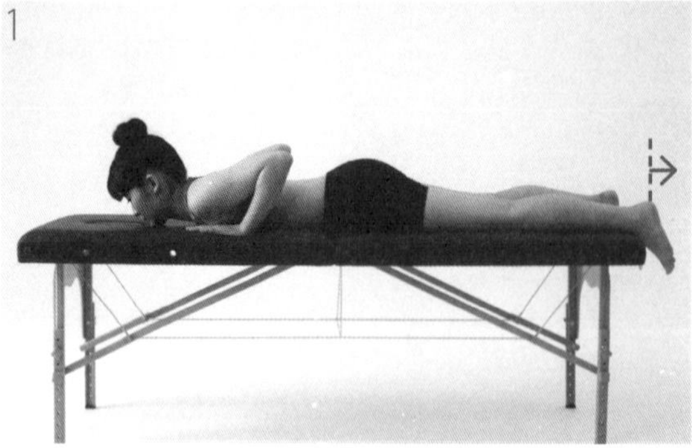

趴在床上，雙腳打開與肩同寬，腳踝靠著床緣，腳伸出床外，雙手的手掌放在肩膀旁邊。

2

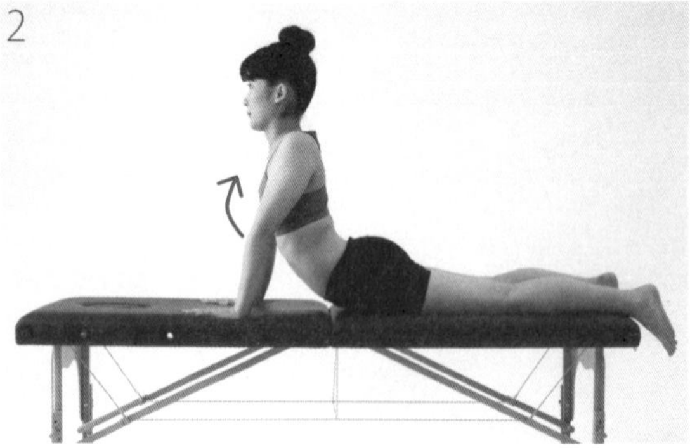

雙肘伸直，撐起上半身直到身體和地板垂直，大範圍伸展腰椎。

3

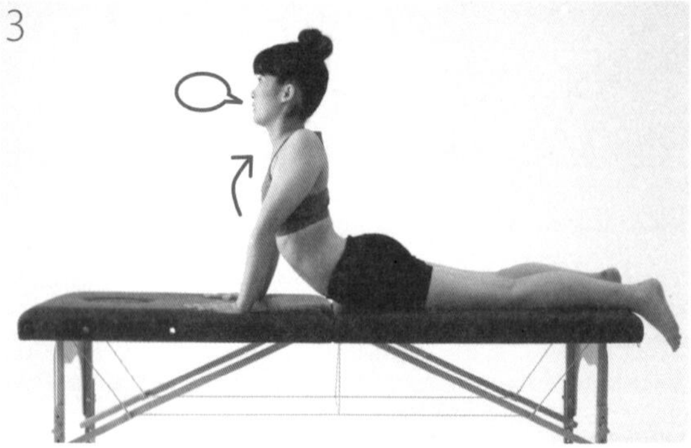

手肘固定住不動，嘴巴吐氣，邊放鬆邊讓腰椎伸展。

用毛巾輔助做伸展腰椎（腹臥位）

1

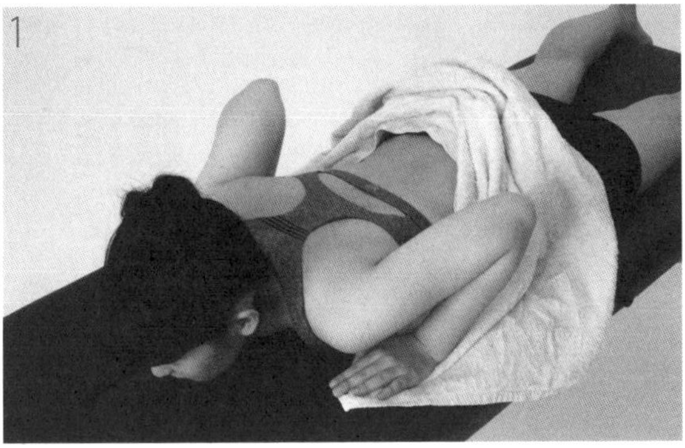

趴在床上，雙腳打開與肩同寬，腳踝靠著床緣，腳伸出床外。浴巾圍在腰上，雙手壓住浴巾兩端，手的位置落在肩膀兩側。讓浴巾緣落在腰部最舒適的地方。

2

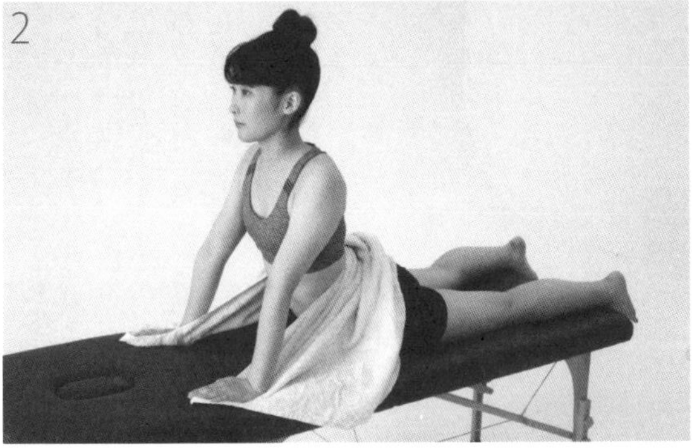

雙肘伸直撐起上半身，利用浴巾對腰椎施加強一點伸展力道。

NG

浴巾整個蓋住臀部的話，力量無法有效率地傳達到腰椎。

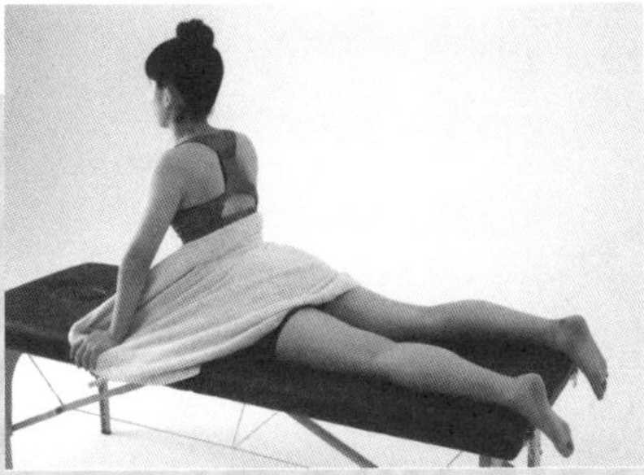

18
依照軀幹的各種問題症狀所做的修正法

腰椎

背脊伸直或腰反折時，症狀加劇，腰往前彎曲時較舒服的話，可做這些修正運動

有時是挺直背脊或腰椎反折時，腰部附近的症狀更嚴重。此時就採取立位、坐位、背臥位（仰躺）、四肢著地這些姿勢彎腰看看。

腰椎屈曲（立位）

1
雙腳打開與腰同寬，雙臂自然放在身體兩側，調整好姿勢。

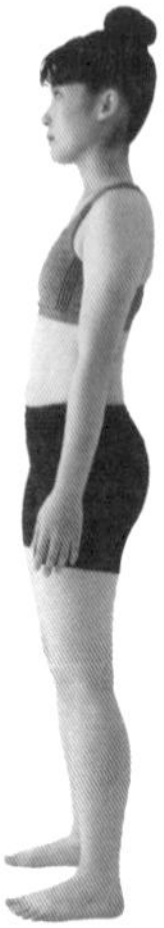

2
雙膝保持伸直，前彎，雙手盡可能往地板靠近，做腰椎屈曲，彎到膝蓋快要彎曲的程度。

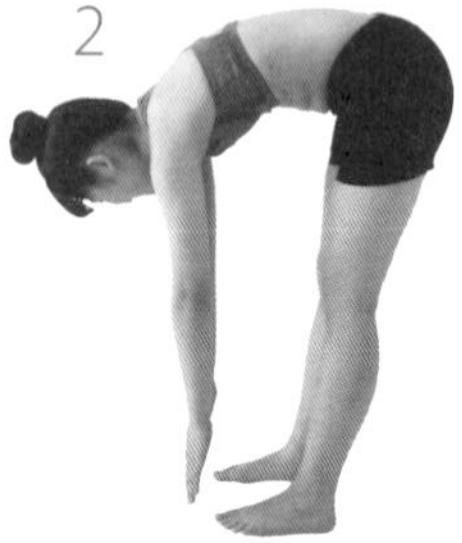

腰椎屈曲（坐位）

1
坐在圓椅上，雙腳打開至腰幅的兩倍寬，雙手放在大腿上，調整好姿勢。

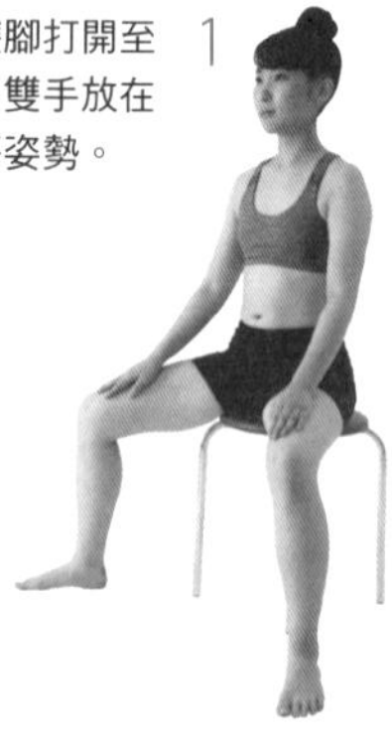

2
身體往前彎曲，手抓住腳踝，讓腰椎屈曲。

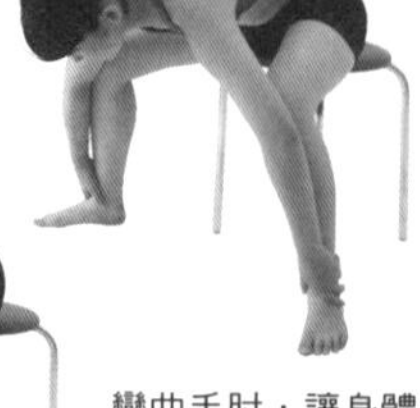

3
彎曲手肘，讓身體往腳踝靠近，像是從胯下看向後方般，讓腰椎彎得更深。

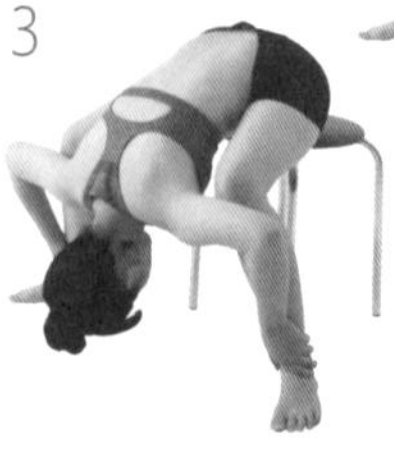

腰椎屈曲（背臥位）

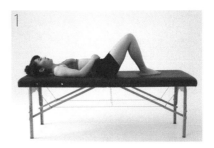

仰躺在床上（或是在地板鋪上地墊），雙膝彎曲併攏立起，雙手放在腹部上。

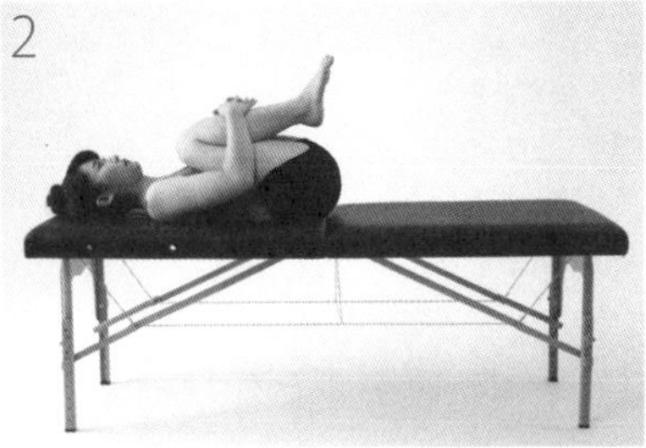

雙膝靠近上半身，雙手繞過小腿交握，把膝蓋往胸部拉，彎曲腰椎。

因太胖導致手碰不到的情況

太胖的話，可能無法用雙手抱住膝蓋，此時，用浴巾繞過膝蓋後面，抓住浴巾兩端，將膝蓋拉往胸前。

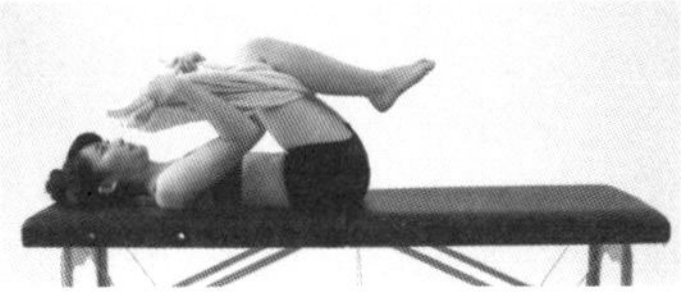

腰椎屈曲（四肢著地）

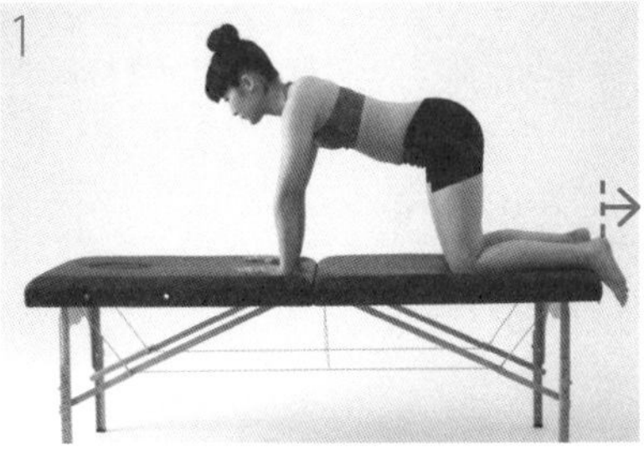

將四肢放床上，雙肘打開與肩同寬，使雙肘落在肩膀正下方，雙膝打開與腰同寬，膝蓋落在股關節正下方，腳踝靠著床緣，腳伸出床外。

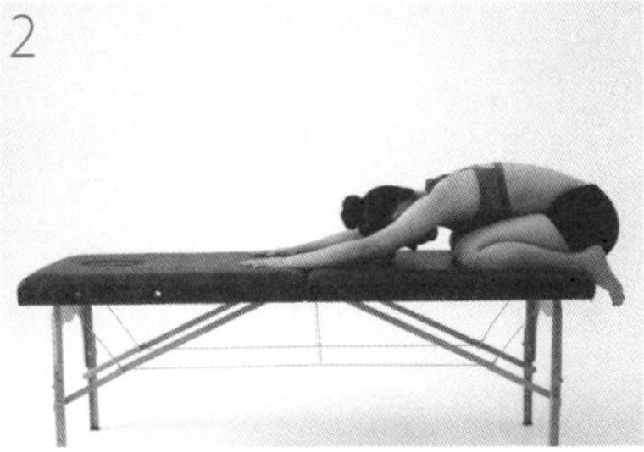

邊將臀部往後縮，頭放入雙臂間，讓臀部超出床緣，屈曲腰椎。手抓住床讓手不移動，可同時做腰部牽引。

腰椎

胸廓和骨盆偏移，身體歪斜的話，可做這些修正運動

你有過看著映在店家窗戶上的自己，突然發現自己的姿勢是歪的，而嚇一跳的經驗嗎？在鏡子前確認位置有沒有跑掉，先調整好胸廓和骨盆的位置吧。

典型的歪斜例子

從正面看過去的立位，正確的排列組合應該是骨盆與胸廓和地板平行，脊椎垂直，胸廓位於骨盆正上方。骨盆或胸廓任何一個歪斜的話，是造成各種不適的原因之一。這裡以腰椎往左彎曲、胸廓往左歪斜為例，介紹修正運動。

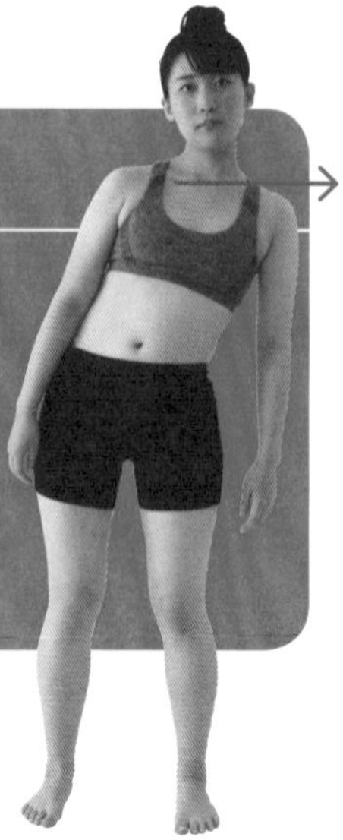

修正歪斜

1

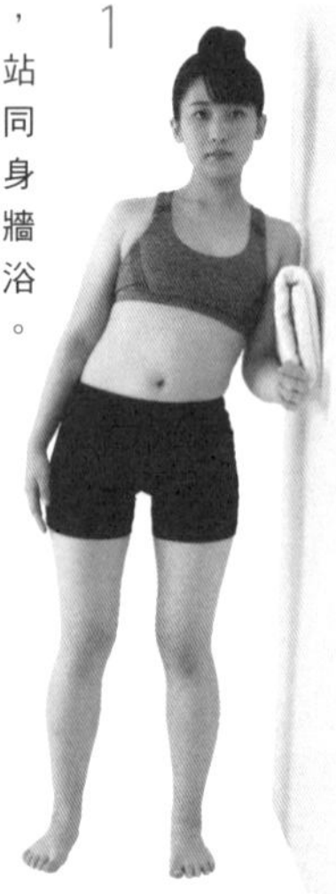

身體左側朝向牆壁，離一小段距離橫向站著。雙腳打開與腰同寬，左肘彎曲靠著身體，壓牆壁，手臂和牆壁間隔著折疊起來的浴巾，右手臂垂在身側。

2

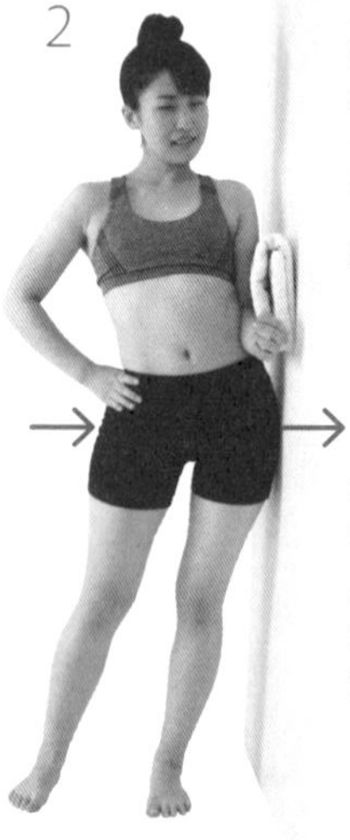

右手壓住腰，將骨盆往牆壁推，維持一會兒，重複做幾次，歪斜修正後，症狀也會減輕。

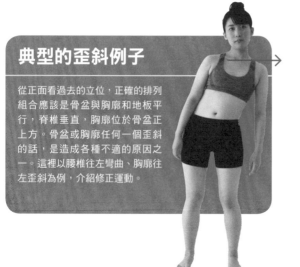

20
依照軀幹的各種問題症狀所做的修正法

腰椎

無論腰往前彎或往後反折，症狀都會惡化，扭轉就變好的話，可做這些腰椎修正運動

腰不只做前屈和伸展，也會做左右扭轉的迴旋動作，有時扭腰症狀就會好轉，所以試試橫躺或仰躺做扭轉動看看。

腰椎的牽引和迴旋（側臥位）

1

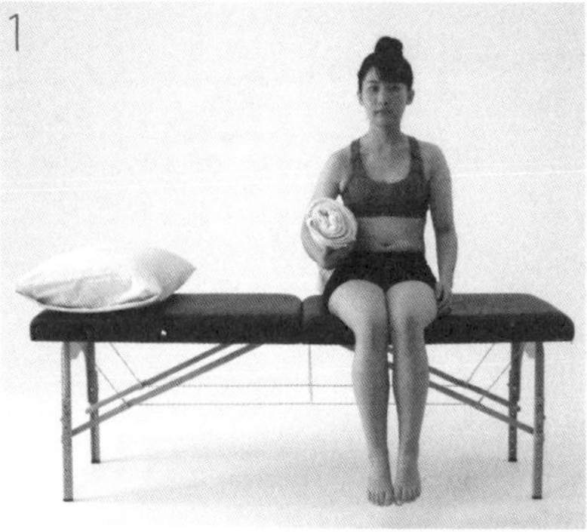

●左側有症狀時
兩三條浴巾疊起來捲成筒狀，將捲起來的浴巾夾在右腹脅處，坐在床上。

2

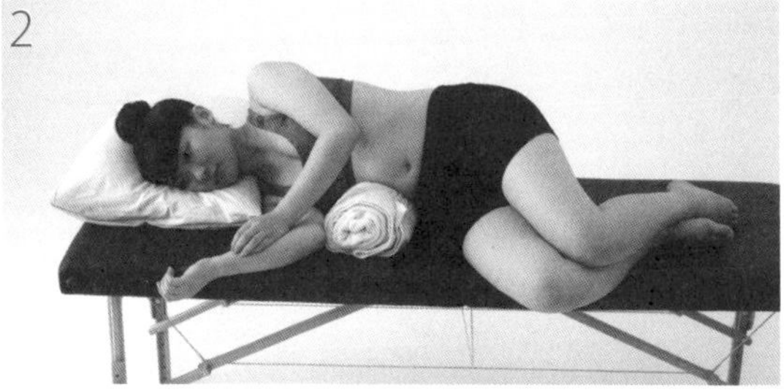

右腹脅夾著筒狀的浴巾，身體朝右側躺下，頭放在枕頭上，脊椎和地板平行，雙膝併攏彎曲，雙臂輕鬆放著，暫時維持這個橫躺的姿勢，牽引腰椎左側。

3

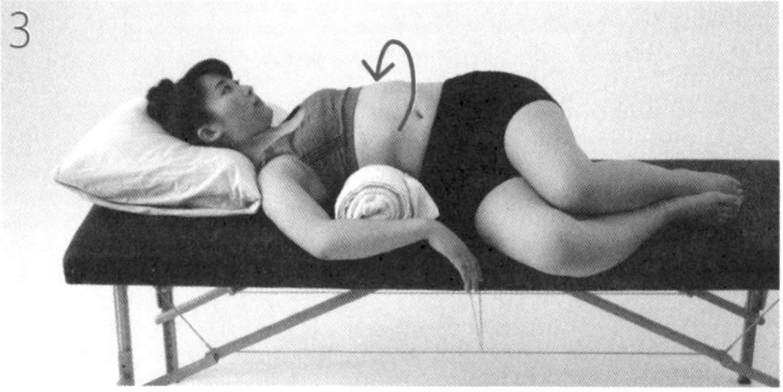

牽引腰椎左側，雙腳固定住，軀幹往左扭轉，讓胸廓朝向正上方，扭腰使腰椎迴旋。

腰椎迴旋（背臥位）

地板上鋪上地墊，仰躺，雙膝併
攏彎曲立起，雙手放在下腹上。

1

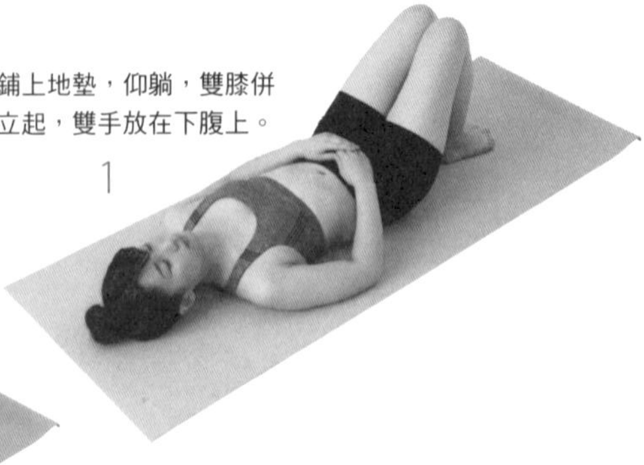

臀部往感到疼痛的
那側移動。

2

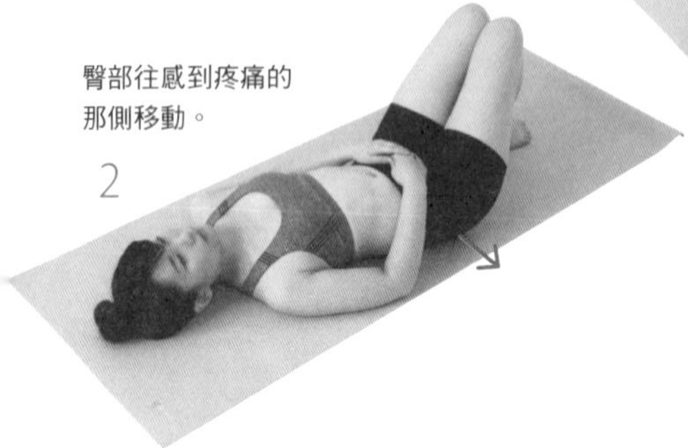

3

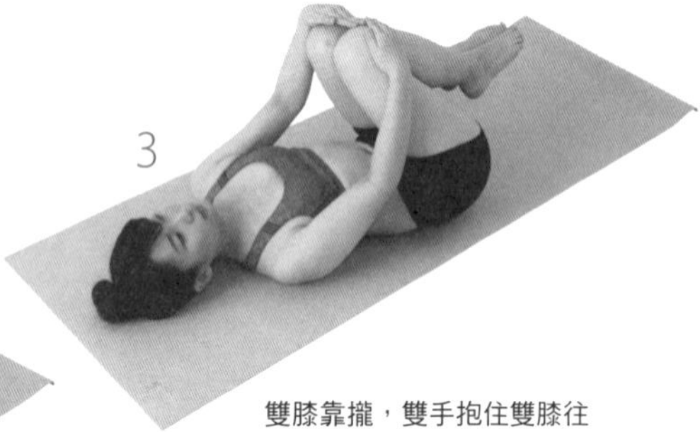

雙膝靠攏，雙手抱住雙膝往
胸部拉近，讓腰椎屈曲。

4

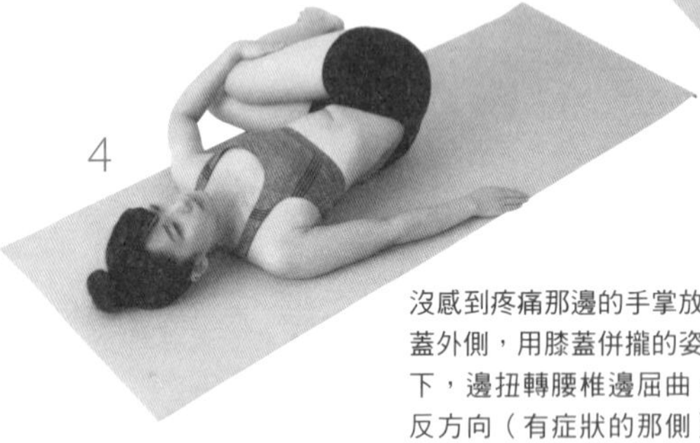

沒感到疼痛那邊的手掌放在感到疼痛那側的膝蓋外側，用膝蓋併攏的姿勢往相反側的地板倒下，邊扭轉腰椎邊屈曲。有些人做往照片相反方向（有症狀的那側）扭轉時，症狀會好轉，請試試看。

手掌碰不到另一側時

因肥胖等原因導致手無法碰到另一側時，用毛巾繞過膝蓋後方，抓住毛巾，讓併攏的雙膝倒向側邊。

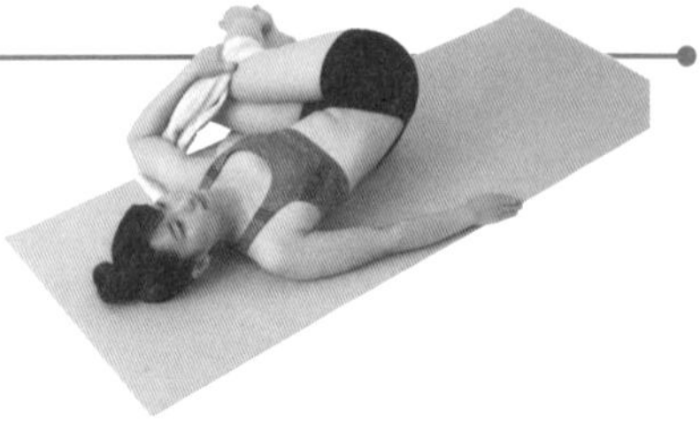

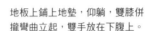

21

依照軀幹的各種問題症狀所做的修正法

腰椎

維持同一個姿勢很久就痛的修正運動

持續同一個姿勢腰會痛的話，有可能是因為維持腹壓的腹橫肌變弱，無法和周邊肌肉取得平衡，使得排列組合紊亂。此時鍛鍊腹橫肌吧。

腰椎的屈曲（背臥位）

1

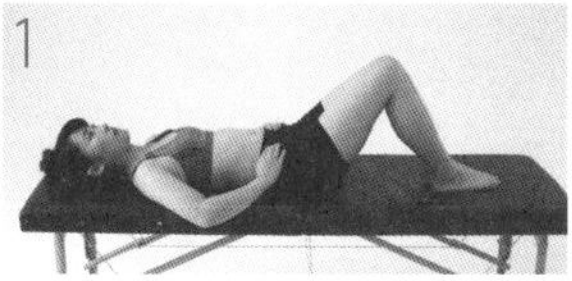

地板鋪上地墊，仰躺，雙膝併攏彎曲立起，為了感受到腹橫肌的收縮，雙手放在骨盆的髂骨前上棘（腰骨突出處）的斜下方。

2

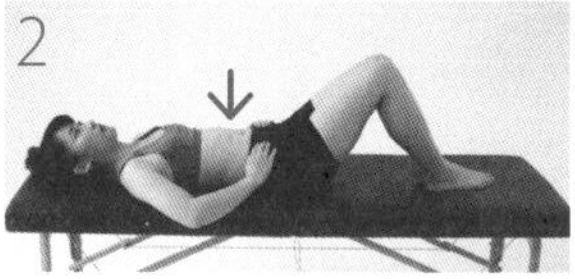

邊嘴巴吐氣邊像收緊肛門（或是憋尿）般收縮腹橫肌。腹橫肌一收縮，雙手下方處隆起變硬的同時，腹部稍微凹陷。

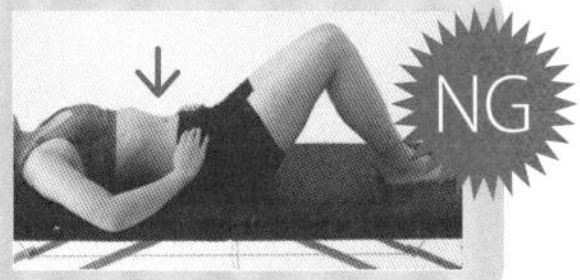

縮小腹使腹部凹陷的時候，腹橫肌幾乎沒有收縮，其證據就是應該感覺不到雙手下的腹橫肌在動。

四肢著地取得平衡

1

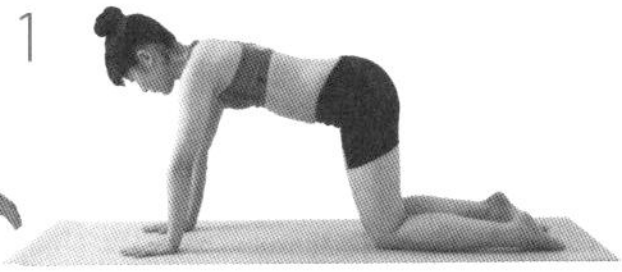

地板鋪上床墊，四肢著地，雙手落在肩膀下，膝蓋落在股關節正下方，脊椎保持和立位一樣，使頭部位於脊椎的延長線上。

2

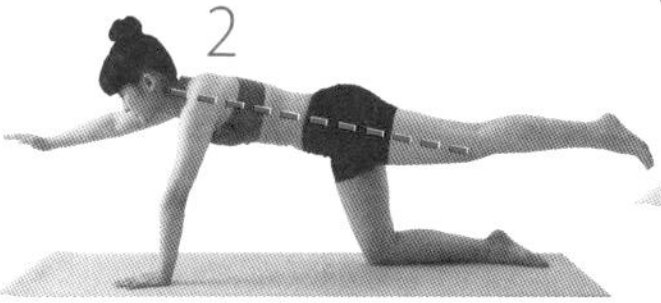

腹橫肌用力，脊椎保持和立位一樣，對角線的手臂和腳同時離開地板，保持平衡。

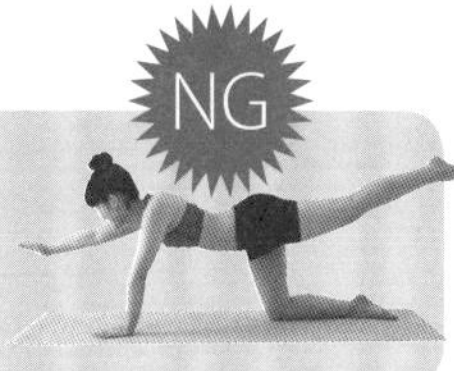

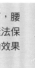

在腹橫肌無法順利出力之下，腰部彎曲或折腰的話，脊椎無法保持和立位一樣的姿勢，運動效果會下降。

22 依照軀幹的各種問題症狀所做的修正法

腰椎

按摩背肌群，一節一節伸展脊椎

因前屈的姿勢或駝背等而容易僵硬的背肌群，可以用網球讓肌肉放鬆。脊椎的骨頭像積木般堆疊起來，藉著讓脊椎骨一個一個活動來調整。

利用網球的按摩

1 在地板鋪上地墊，把兩個網球裝成一袋，放著。

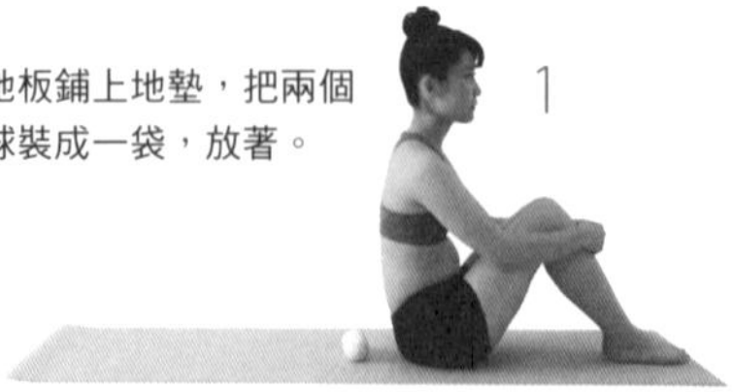

2 仰躺，讓網球位於腰椎位置，雙膝併攏彎曲立起。雙手放在腹部，膝蓋屈曲，靠網球滾動接觸不同部位來按摩。

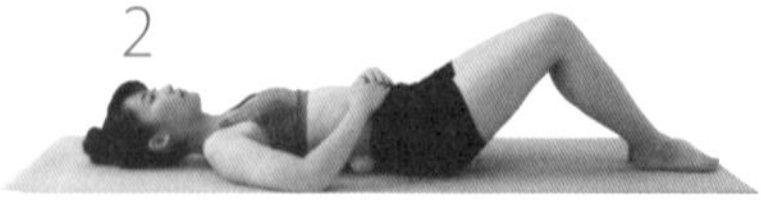

按摩用的網球

把兩個網球放在襪子或絲襪或排水口專用網袋裡，可用於按摩脊椎兩旁的肌肉。

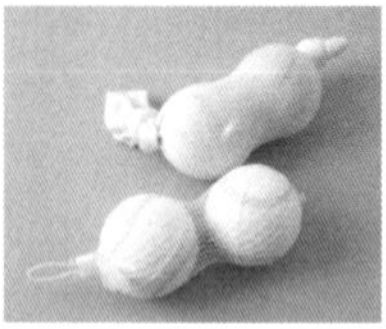

使用拳頭的脊椎伸展

背對牆壁站著，握拳放在腰間，腰部往牆壁推，拳頭推向腰椎壓迫，邊彎曲膝蓋邊伸展脊椎。

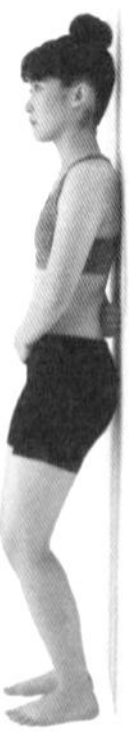

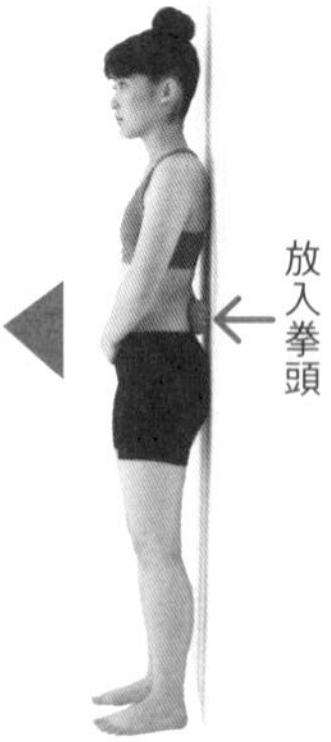

使用寶特瓶的脊椎伸展

背對牆壁站著，單手握住500㎖的空寶特瓶直立放在腰間，腰部往牆壁推，把寶特瓶推向腰椎壓迫，邊彎曲膝蓋邊伸展脊椎。

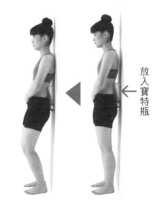

第4章

調整下肢

1

整個下肢的構造與功能

股關節兼具穩定性與可動性，年紀增長容易對膝關節造成影響

下肢也就是腿的部分，擔負很大的責任，要支撐體重，並做站立、走路、跑步等動作。

下肢是全身的底盤，因此若出現任何排列組合紊亂的話，會對全身的排列組合造成不良影響，讓姿勢走樣。

下肢有骨盆、股關節、膝關節、踝關節及足部。**這些關節互相幫忙，維持住姿勢，做出各種運動。**例如骨盆前傾的話，股關節會內旋，膝關節會伸展、外旋、外翻。骨盆後傾的話，股關節會外旋，膝關節會屈曲、內旋、內翻。

骨盆是連結軀幹和下半身的骨頭，有人把骨盆分類到軀幹，本書將其分類到下半身。

股關節是雙腳和骨盆的連結處，是由股骨圓圓的凸狀先端的股骨頭嵌入骨盆的髖骨上凹陷處的髖臼裡形成的關節，可兼顧支撐體重的穩定性（安定性），以及讓步行等動作順利進行的可動性（活動性）。

膝關節是兩個關節形成的複合體，這稱作膝關節複合體。膝關節是個不穩定的構造，容易隨著年紀增長發生異常。

膝關節以下的小腿、踝關節、足部也擔任直立雙腳步行的重大功能。足部、踝關節、膝關節、股關節、骨盆、脊椎共同合作，也會發揮其影響力控制姿勢。

下肢的骨骼後面

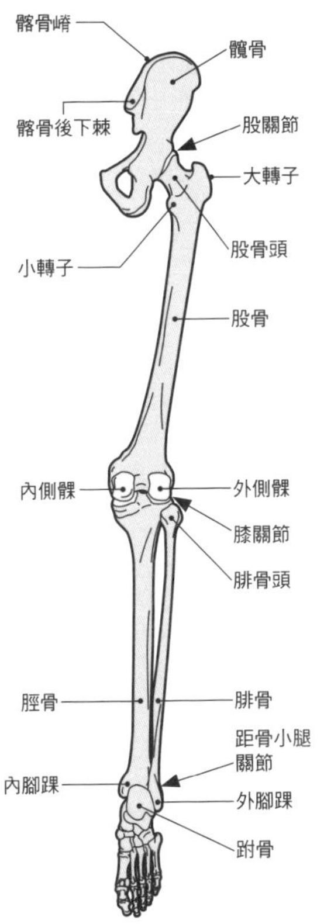

下肢的骨骼前面

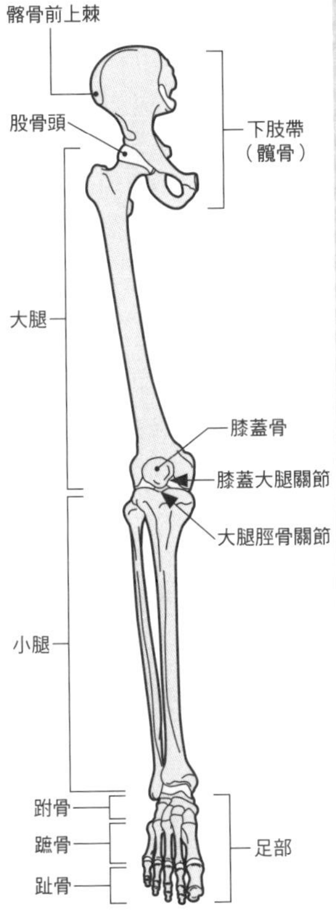

大腿有股骨和膝蓋骨，小腿有脛骨和腓骨，足部有跗骨（距骨、跗骨、舟狀骨、骰骨、楔狀骨）、蹠骨、趾骨。髖骨由髂骨、坐骨、恥骨構成。膝關節由膝蓋大腿關節和大腿脛骨關節構成。踝關節由距骨小腿關節、踝骨下關節構成。

脊椎唯一的設計錯誤就是骨盆和腰椎的連接處嚴重往前傾斜

連結下肢和軀幹並支撐軀幹的是骨盆。

骨盆的形狀男女各異，特徵是男性的又細又深，而為了生產的女性又寬又淺。

骨盆由左右一對的髖骨和薦骨、尾骨構成，髖骨和薦骨形成骨盆環，髖骨在前方形成恥骨聯合，在後方和薦骨形成骼關節。

恥骨聯合靠韌帶和纖維軟骨的恥骨間盤連結起來。

骼關節靠鞏固其關節囊的韌帶補強，填滿薦骨和骼骨間的骨間薦骼韌帶，還有在其後面的骶骼背側韌帶等擔任支撐的角色。

薦骨由五個薦椎（S1～5）融合而成，將加在脊椎上的荷重傳到骨盆及雙腿。

身體站直時，和第5腰椎（L5）連結的薦骨底約往前方傾斜40度，因為如此，第5腰椎旁的椎間關節產生往前的強力剪力。這被說是脊椎唯一的設計錯誤，會導致脊椎滑脫症和脊椎分離症。

髖骨由骼骨、恥骨、坐骨構成，青春期前三個是分開的，之後才結合成一塊骨頭。

骼骨佔據髖骨的上半部，朝上的寬廣部分稱作骼骨翼，骼骨翼內部的凹陷處稱作骼骨窩。坐骨位於髖骨的後下方，支撐著坐著的姿勢。恥骨位於髖骨的前下方。

了解骨盆的基本構造

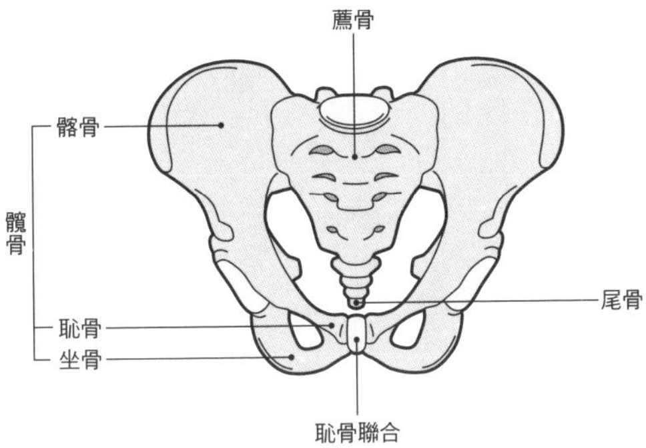

構成骨盆的是髖骨、薦骨、尾骨，髖骨是髂骨、坐骨、恥骨一體成形的骨頭。髖骨在前方形成恥骨聯合，在後方和薦骨形成髂關節。

骨盆環和髂關節

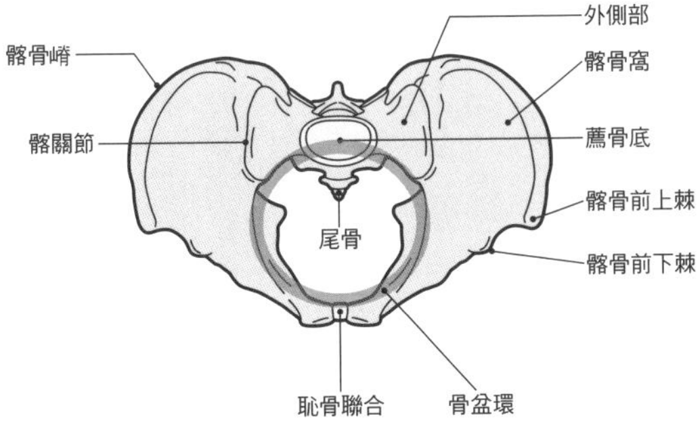

從正上方看骨盆，很明顯可看出髖骨和薦骨靠髂關節與恥骨聯合構成骨盆環，髂關節是靠多條韌帶支撐著的半關節。

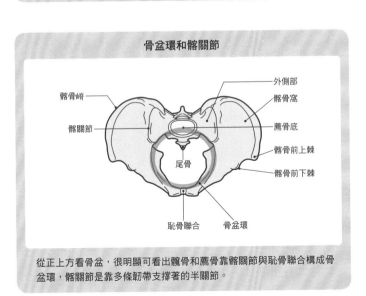

往前彎曲時，因腰椎骨盆律動，會按照腰椎、骨盆、股關節的順序連動

腰椎、骨盆、股關節的矢狀面有一個腰椎骨盆律動的連動。

立位和坐位做前屈時，除了腰椎屈曲，還會連帶骨盆前傾、股關節屈曲，從前屈位回到伸展位時，除了股關節伸展與其帶動的骨盆後傾，還會連帶腰椎伸展，這就是同方向腰椎骨盆律動。

軀幹挺直的話，股關節屈曲時，會伴隨骨盆前傾與腰椎伸展，相反的，股關節伸展時，會伴隨骨盆後傾與腰椎屈曲，這就是反方向腰椎骨盆律動。

此外，立位時，骨盆位於股骨上，股關節外展會使骨盆往同方向傾斜，使腰椎往反方向側屈。相反的，股關節內收會使骨盆往相反側傾斜，腰椎往同方向側屈。股關節內旋會使骨盆的相反側往前旋轉，股關節外翻會使骨盆往後方旋轉。

不能忽略的是髂關節的動作。

髂關節是能提高穩定性的關節，就可動性而言，旋轉運動約2度，平移運動約1㎜左右，不過軀幹和下肢動的話，可做點頭運動和起身運動。

點頭運動是相對於髂骨，薦骨前傾，或是相對於薦骨，髂骨後傾的運動，此時，兩側的髂

骨後上棘會靠近，坐骨聯合會分開。起身運動是相對於髂骨，薦骨後傾，或是相對於薦骨，髂骨前傾的動作，此時，兩側的髂骨後上棘會分開，坐骨聯合會靠近。

因腰椎骨盆律動所產生，伴隨骨盆運動的腰椎和股關節的動作

骨盆的動作	腰椎的動作	右股關節的動作	左股關節的動作
前傾	伸展	屈曲	屈曲
後傾	屈曲	伸展	伸展
左側方傾斜	右側屈	內收	外展
右側方傾斜	左側屈	外展	內收
右水平迴旋	左迴旋	內旋	外旋
左水平迴旋	右迴旋	外旋	內旋

腰椎骨盆律動

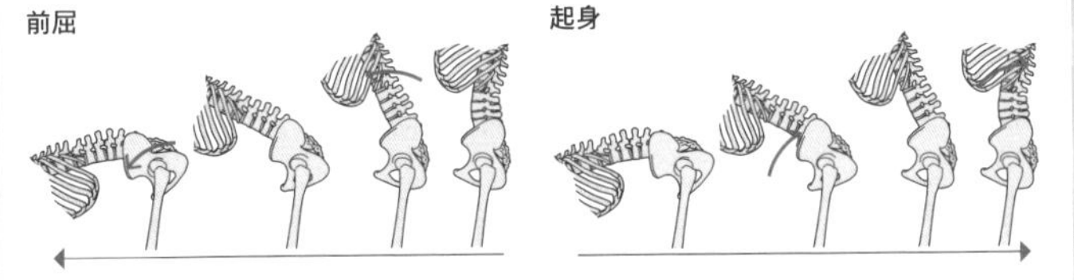

前屈動作上，連鎖性地發生以下動作：腰椎屈曲⇒骨盆前傾⇒股關節屈曲。回到伸展位時，就相反的有以下動作：股關節伸展⇒骨盆後傾⇒腰椎伸展。

髂關節的運動

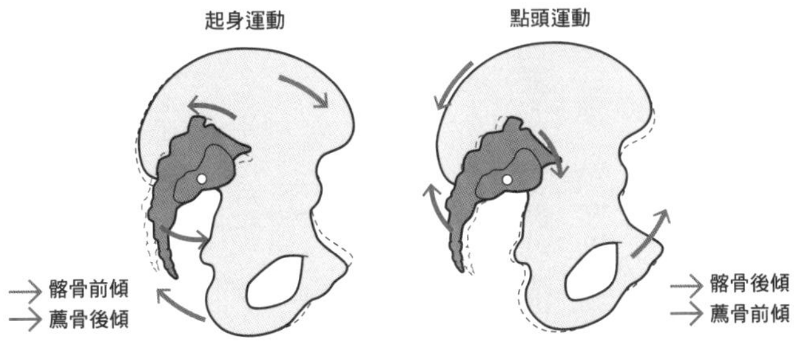

點頭運動是相對於髂骨，薦骨前傾，或是相對於薦骨，髂骨後傾的動作。起身運動是相對於髂骨，薦骨後傾的動作，或是相對於薦骨，髂骨前傾的動作。

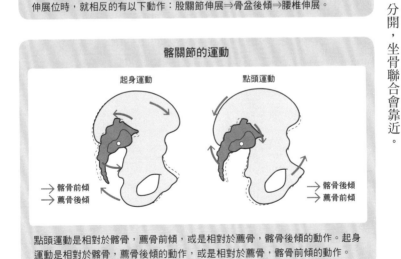

4

股關節的構造

股骨有三分之二嵌入骨盆，最強的韌帶能預防股關節脫臼

股關節在維持姿勢及各種運動上，佔有極重要的功能。

股關節的構造是凸狀的股骨頭嵌在骨盆的凹狀髖臼裡，被分類為杵臼關節。接著來確認股關節的構造吧。

股骨頭約三分之二嵌入髖臼，沿著髖臼邊緣的關節唇和髖臼橫韌帶補強其深度。

股骨在人體中是塊又長又堅固的骨頭，緊接著股骨頭，凹陷部分稱作股骨頸，形成長主幹的部分稱作股骨幹。

股骨頸和骨股幹軸線形成的頸幹角，於新生兒期時呈現140～160度左右，不過到了成人就變成120～135度。

股骨頸相對於股骨幹往前扭轉，骨頸軸線和股骨髁部橫軸的角度稱作前傾角，前傾角在幼兒時約為35度，成人約為10～30度。

股關節的關節囊的中間部分是凹進去的圓筒狀，靠髂骨大腿韌帶、恥骨大腿韌帶、坐骨大腿韌帶、股骨頭韌帶等補強，防止脫臼。

整理一下韌帶的功能。

髂骨大腿韌帶是人體中最強韌的韌帶，補強關節囊前面，防止股關節的過度伸展、外展、內收、外旋。

恥骨大腿韌帶補強關節囊前下面，防止過度

的伸展、外展、外旋。

坐骨大腿韌帶補強關節囊的後面，防止過度的伸展、外展、內旋。

股骨頭韌帶防止過度內收，確保血液能流到股骨頭。

股關節的構造

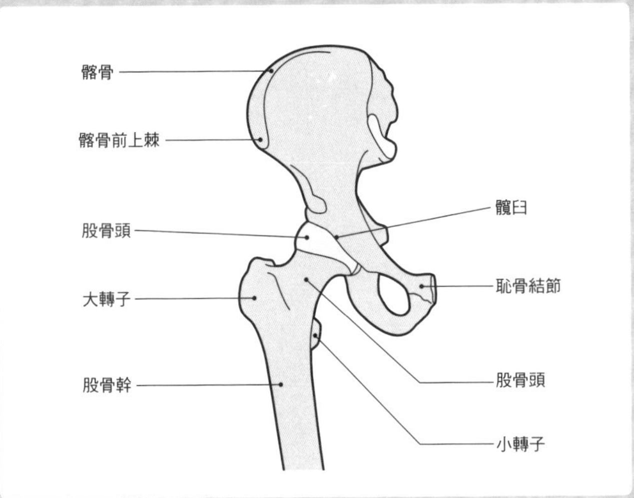

這是從右側的股關節的正面看的圖，股骨頭和骨盆的髖臼的連結部分是股關節，股骨頭幾乎包覆在髖臼裡。

成人的頸幹角和前傾角

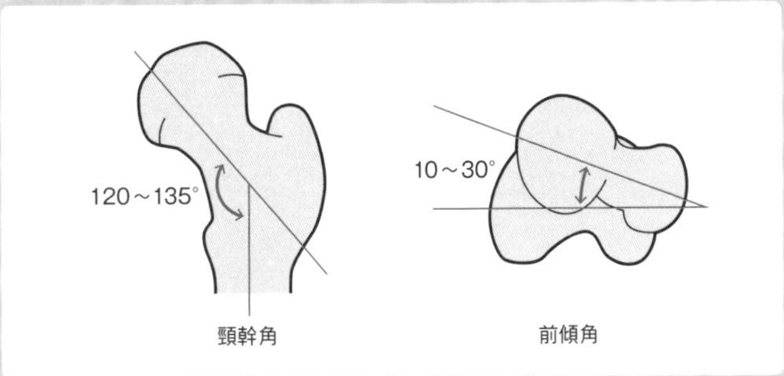

成人的股骨頸和骨股幹軸線形成的頸幹角是120～135度。成人的骨頸軸線和股骨髁部橫軸形成的前傾角約為10～30度。

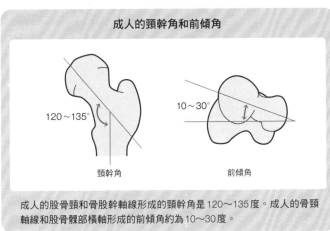

5

股關節的運動

能做六種模式的運動，其運動軸和垂直軸不一致

股關節的運動是三次元的。

股骨頭和膝關節的中心形成一直線的運動軸，屈曲、伸展、外展、內收、外旋、內旋這六個模式的運動，是沿著這條運動軸進行的。

股關節的運動軸在矢狀面上，和股骨的長軸方向的解剖軸呈5～7度的角度，此外，額狀面上，股骨的解剖軸相對於垂直軸約為9度，相對於運動軸約為6度，無論哪個現象都是因為股骨頭上有上述的頸幹角和前傾角。

膝關節彎曲和伸展時，其屈曲和伸展的可動範圍不同。

屈曲的可動範圍在膝關節處於屈曲位時，是125度，不過在膝關節處於伸展位時，只停留在90度，因為大腿膕後肌的拉力限制了其行動。

同樣是伸展的可動範圍，膝關節在伸展位時是15度，不過在膝關節屈曲時，只有10度以下，這是因為股四頭肌（股直肌）的拉力限制了其行動。

外展的可動範圍為45度，內收為20度，股關節往外展30度以上的話，沒有固定好的骨盆會傾斜，讓相反側的股關節也開始外展。

外旋和內旋的可動範圍各是45度，而想測試股關節迴旋時的關節可動範圍時，規定要將膝蓋彎成90度進行。

額狀面上的股關節的運動軸

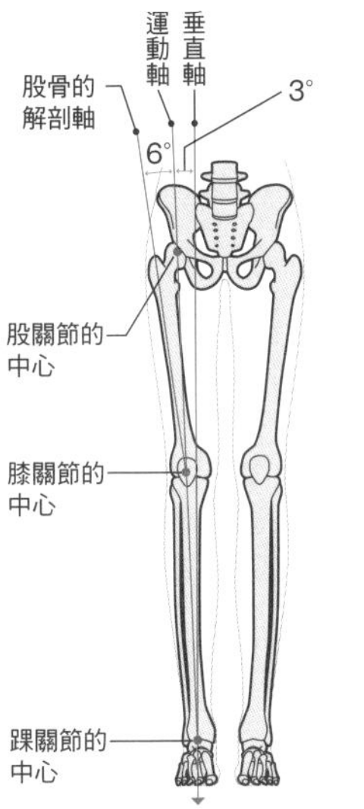

股骨頭和膝關節的中心連起來的運動軸約傾斜6度，運動軸和垂直軸約傾斜3度，因此股骨幹的解剖軸相對於垂直軸約傾斜9度。

股關節的運動和可動範圍

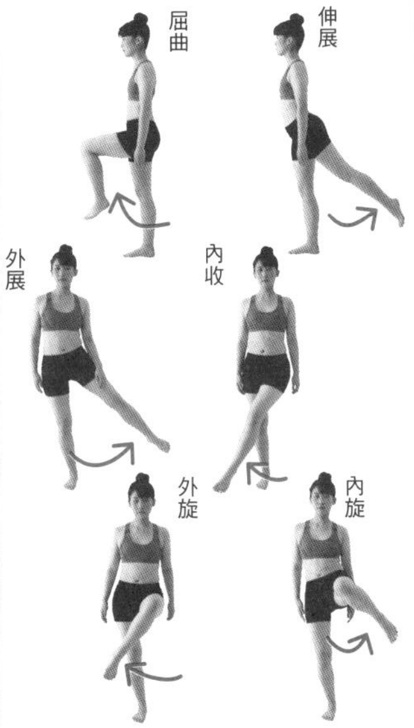

股關節能進行屈曲（125度）、伸展（15度）、外展（45度）、內收（20度）、外旋（45度）、內旋（45度）。膝關節伸展位時，會限制過度伸展和屈曲。

股關節的結構運動

骨頭運動	結構運動
屈曲	使骨頭－髖臼內往前上方滾動，往後下方滑行
伸展	使骨頭－髖臼內往後下方滾動，往前上方滑行
外展	使骨頭－髖臼內往上方滾動，往下方滑行
內收	使骨頭－髖臼內往下方滾動，往上方滑行
外旋	使骨頭－髖臼內往後方滾動，往前方滑行
內旋	使骨頭－髖臼內往前方滾動，往後方滑行

讓股關節屈曲、伸展的肌肉也參與膝關節的屈曲、伸展

這節來檢視有參與股關節和骨盆運動的肌肉，其他，和腰椎的動作有關的腹部肌肉（參考104頁）也會讓骨盆活動。

股關節屈曲的主動肌是髂腰肌、股直肌、闊筋膜張肌、縫匠肌、恥骨肌，其中最受注目的就是髂腰肌。

髂腰肌由髂骨肌、腰大肌、腰小肌構成，連結腰椎、骨盆、股骨，在維持姿勢上擔負重責大任。股直肌是股四頭肌的其中一塊，發揮股關節的屈曲力矩（像是把大腿往上舉的抬起膝蓋的力量）約三分之一的力量，也負責讓膝關節伸展。縫匠肌是人體裡最長的一塊肌肉。

伸展的主動肌是臀大肌和大腿腱後肌（股二頭肌長頭、半膜肌、半腱肌），臀大肌也會做外旋，大腿腱後肌也會讓膝關節屈曲。

外展的主動肌是臀中肌、臀小肌、闊筋膜張肌，這些肌肉會控制走路時股關節的活動，臀中肌衰弱，就會導致異常步行（臀中肌無力步態，參考40頁）。

內收的主動肌為內收大肌、內收長肌、內收短肌、恥骨肌、股薄肌，內收大肌是人體內最強有力的一塊肌肉。

外旋的主動肌有深層外旋六塊肌群、臀大肌，深層外旋六塊肌群是閉孔外肌、閉孔內

股關節和骨盆前面的肌肉

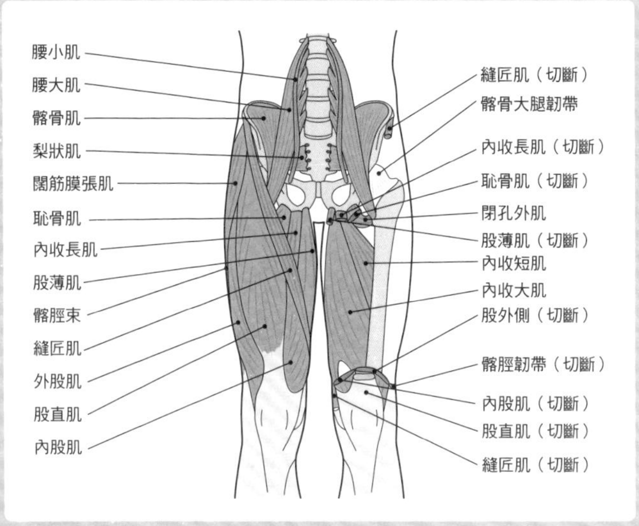

股關節和骨盆後面的肌肉

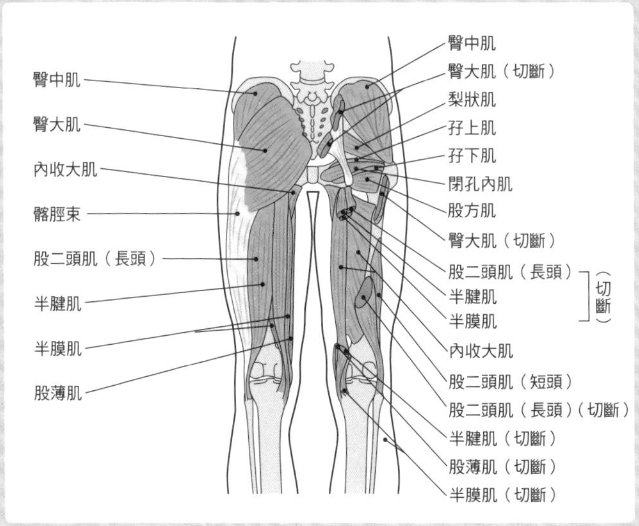

肌、孖上肌、孖下肌、股方肌、梨狀肌的總稱，擔任讓骨關節後側穩定的任務。

內旋的主動肌有臀小肌（前部纖維）、臀中肌（前部纖維）、闊筋膜張肌，膝蓋越彎曲，這些內旋肌力就會增加。

和股關節運動有關的肌肉功能

肌肉名稱	起端	止端	功能	支配神經（髓節）
腰大肌	第12胸椎（T12）、第1～5腰椎（L1～5）椎體和橫突	股骨的小轉子	股關節的屈曲／外旋、腰椎的屈曲／側屈	腰神經叢（L2～3）
髂骨肌	髂骨窩、薦骨翼	股骨的小轉子	股關節的屈曲	股神經（L2～4）
股直肌	髂骨前下棘、髖臼切跡	穿過膝蓋骨、膝蓋韌帶，到達脛骨粗隆	股關節的屈曲、膝關節的伸展	股神經（L2～4）
縫匠肌	髂骨前上棘	脛骨（鵝足）	股關節的外旋／外展／屈曲、膝關節的屈曲／內旋	股神經（L2～3）
臀大肌	髂骨、髂骨嵴，薦骨、尾骨、薦結節韌帶	股骨的臀肌粗隆、髂脛束	股關節的伸展／外旋／外展（上部）／內收（下部）	臀下神經（L5～S2）
股二頭肌長頭	坐骨結節的後部下方和內側	腓骨頭、脛骨的外側髁	股關節的伸展／外旋、膝關節的屈曲／外旋	坐骨神經（L5～S2）
半膜肌	坐骨結節的外上方	脛骨的內側髁後部、斜膝窩韌帶	股關節的伸展／內旋、膝關節的屈曲／內旋	坐骨神經（L5～S2）
半腱肌	坐骨結節的內下側	脛骨內側髁後部（鵝足）	股關節的伸展／內旋、膝關節的屈曲／內旋	坐骨神經（L5～S2）
臀中肌	髂骨嵴和髂骨外側上的前後臀肌線間	股骨的大轉子外側	股關節的外展／內旋和屈曲（前部）、外旋／伸展（後部）	臀上神經（L4～S1）
臀小肌	髂骨外側面的前臀肌線和臀下肌線之間及大坐骨切跡	股骨的大轉子前外側緣	股關節的外展／內旋	臀上神經（L4～S1）
闊筋膜張肌	骨盆的髂骨嵴外唇、髂骨前上棘外側面、大腿筋膜	經過髂脛束的脛骨外側髁	股關節的屈曲／外展／內旋	臀上神經（L4～S1）

肌肉名稱	起端	止端	功能	支配神經（髓節）
內收大肌下部	坐骨結節下部外側緣、坐骨下枝	股骨粗線、內收肌結節	股關節的內收／屈曲	坐骨神經（脛骨神經）（L4～5）
內收大肌上部	恥骨下枝	股骨粗線、內收肌結節	股關節的內收／伸展	閉鎖神經（L2～4）
內收長肌	髂骨嵴和恥骨結合之間的前部	股骨粗線的內側唇中間⅓	股關節的內收／屈曲／迴旋	閉鎖神經（L2～4）
內收短肌	恥骨下枝、恥骨體外側面	從股骨小轉子到股骨粗線近位⅓	股關節的內收／屈曲	閉鎖神經（L2～4）
恥骨肌	恥骨上枝	股骨的後內側面（恥骨肌線）	股關節的屈曲／內收／外旋	大腿神經（L2～3）
股薄肌	恥骨體、恥骨下枝、坐骨枝	脛骨（鵝足）	股關節的內收、膝關節的屈曲／內旋	閉鎖神經（L2～4）
梨狀肌	薦骨前面的外側部	股骨大轉子內側部上緣	股關節的外旋／外展	腰神經叢（S1～2）
閉孔內肌	閉孔膜和其周圍的骨盆	股骨大轉子內側部起至轉子窩	股關節的外旋／外展	腰神經叢（L5、S1）
股方肌	坐骨結節和其上外側緣	股骨轉子間嵴	股關節的外旋	腰神經叢（L5、S1）
孖上肌	坐骨棘	股骨大轉子內側面	股關節的外旋／外展／屈曲	腰神經叢（L5、S1）
孖下肌	坐骨結節上面	股骨大轉子內側面	股關節的外旋／外展	腰神經叢（L5、S1）
閉孔外肌	閉孔膜、周圍的恥骨枝、坐骨枝	股骨轉子窩	股關節的外旋／內收	閉鎖神經（L3～4）

構成膝關節的股骨和脛骨並不是呈一直線，而是稍微往外側打開

膝關節主要是由兩個關節形成的膝關節複合體，構成膝關節複合體的第一個關節是大腿的股骨和小腿的脛骨形成的股骨脛骨關節（FT關節），還有一個是由股骨和所謂的膝蓋頭的膝蓋骨形成的膝蓋股關節（PT關節）。而小腿的腓骨和膝關節沒有直接連接。

股骨的遠位端的內側和外側有半球狀的突起，稱作內側髁和外側髁，脛骨的近位端也有稱作內側髁和外側髁的突起，上面有淺淺凹陷的關節面。

FT關節有兩個關節面，一個是股骨內側髁和脛骨內側髁的關節面形成的內側隔間，一個是股骨外側髁和脛骨外側髁形成的外側隔間。

股骨的內側髁和外側髁相比較的話，外側髁比較大，不過就關節面而言，內側髁較長且寬。此外，股骨的關節面比脛骨的關節面還寬，以前後方向的距離來看約為兩倍長。

PT關節是由膝蓋股關節面和股骨膝蓋面形成的關節，膝蓋骨的後面的四分之三是關節面，從上而下有淺淺的凹陷，內側和外側有關節面。

股骨和脛骨的長軸角度（股骨脛骨角，FTA）並非呈直線狀，和外側髁比起來，內側髁的半球面曲度比較大，因此往外翻170～175度，

這稱作膝關節的生理性外翻，FTA未滿170度叫做外翻膝（X型腿），超過175度稱作內翻膝（O型腿）。

形成膝蓋骨複合體的骨頭

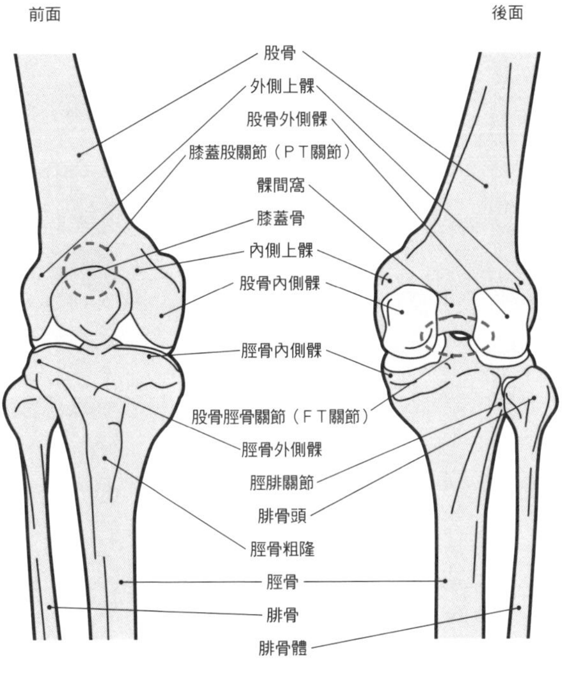

股骨脛骨關節和膝蓋股關節構成膝關節複合體，股骨脛骨關節由股骨和脛骨構成，膝蓋股關節由股骨和膝蓋骨形成。

8

膝關節的構造(韌帶、半月板)

靠內外側副韌帶預防左右偏移，靠前後十字韌帶預防前後偏移

關節窩呈現淺髁狀關節，因此膝關節在構造上是很不穩定的，而補強這種不穩定的結構就是韌帶。

膝關節的內側、外側、前側及後側都有韌帶。膝關節的內側有內側副韌帶（MCL），外側有外側副韌帶（LCL）。

MCL位於股骨內側上髁至脛骨內側髁，和內側半月結合，其功能是抑制膝蓋往內側偏移所造成的外翻。LCL位於股骨外側上髁至腓骨頭，和MCL不同，它沒有和關節半月結合，其功能是抑制膝蓋往外側偏移所造成的內翻。MCL和LCL發揮作用抑制脛骨往左右偏移，兩者限制過度的伸展和外旋。

膝關節裡有前十字韌帶（ACL）和後十字韌帶（PCL），顧名思義這兩條韌帶在股骨的髁間窩內十字交錯，讓股骨和脛骨在關節裡連結起來。ACL斜斜地從脛骨高原的前髁間區開始長到股骨外側髁內側面，抑制脛骨往前方滑行，ACL是運動上容易受傷的部位。PCL位於脛骨的後髁間區至股骨內側髁的外側，抑制脛骨往後方滑行。兩者限制過度的伸展和內旋。

股骨脛骨關節裡有關節半月（半月板、半月），埋在股骨髁和腓骨髁裡，關節半月裡有

C字形的內側半月板和O字形的外側半月板，
輔助膝關節運動，減緩衝擊。

膝關節的韌帶和關節半月

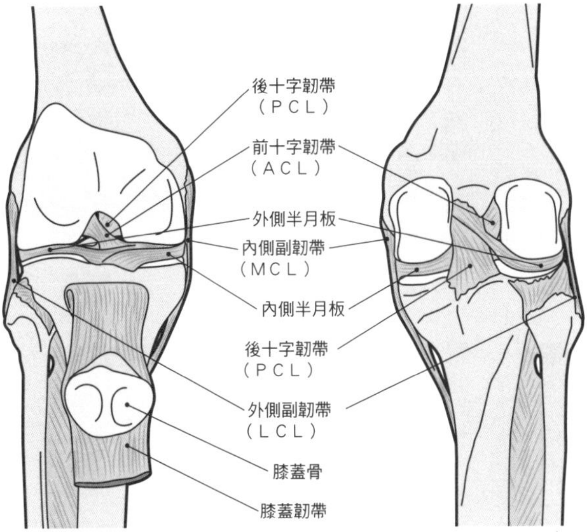

右邊的膝關節：前面　　右邊的膝關節：後面

內側副韌帶和內側半月板結合，和外側副韌帶一起抑制脛骨左右搖晃，前十字韌帶和後十字韌帶抑制脛骨前後搖晃。

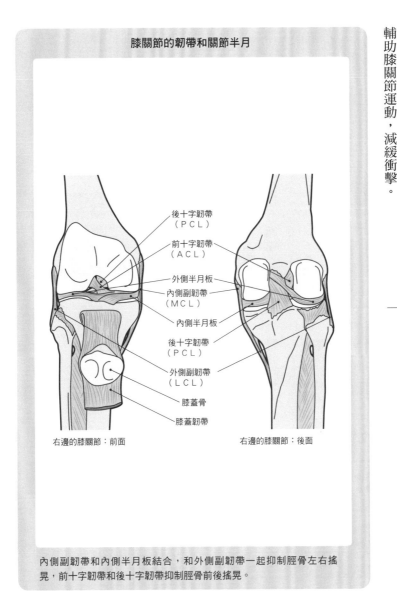

藉由關節內的滾動或滑動，讓膝關節的可動範圍變大

膝關節的主要動作是矢狀面上的屈曲和伸展，屈曲可到130～140度，再施加一點力道的話可到160度，這樣腳往後踢時，腳根可靠近臀部。伸展為5～10度。

膝關節彎曲時，也可在水平面上做內旋和外旋。內旋和外旋隨著膝關節的屈曲越深，角度越大，彎到90度時，約可做40～50度左右的迴旋。一般而言外旋的可動範圍比內旋大，比例約是二比一。

膝關節做屈伸動作時，由韌帶帶動關節囊內動作，伴隨股骨在脛骨上做滾動和滑行，讓膝關節的可動範圍變大。

從膝關節完全伸展的完全伸展位開始，屈曲的初期階段（10～20度）時，做的只是股骨關節面在脛骨關節面上邊滾邊位移的滾動。股骨髁部的滾動在屈曲時會讓股骨後退，伸展時會讓股骨前進。

屈曲的角度越大，關節面上的滑行要素變大，最終只做滑行就能做出屈曲。

膝關節完全伸展時，會伴隨脛骨的外旋。這是因為股骨內側髁的關節面比外側髁長這種構造上的特徵所造成的，也因為前十字韌帶的拉力所造成的，稱作終點強制迴旋運動（screw home movement）。另一方面，膝關節開始

屈曲時，產生內旋，這些外旋和內旋是在我們無意識時自動產生的。

膝關節的主要運動

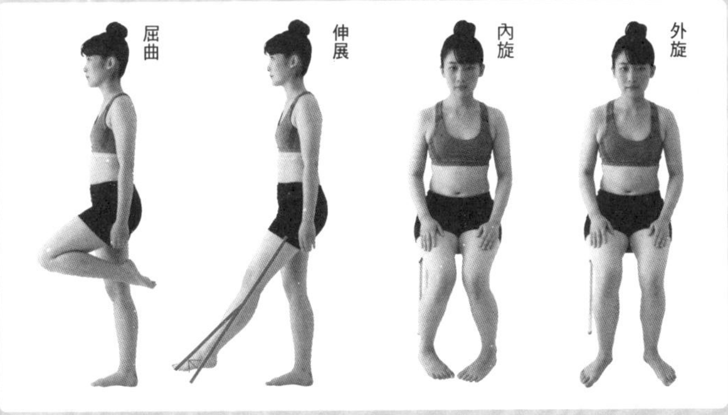

膝關節主要做屈曲（130～140度）和伸展（5～10度）的動作，膝關節屈曲位時也可作水平面的內旋（10度）和外旋（30～40度）。

膝關節的滾動和滑行

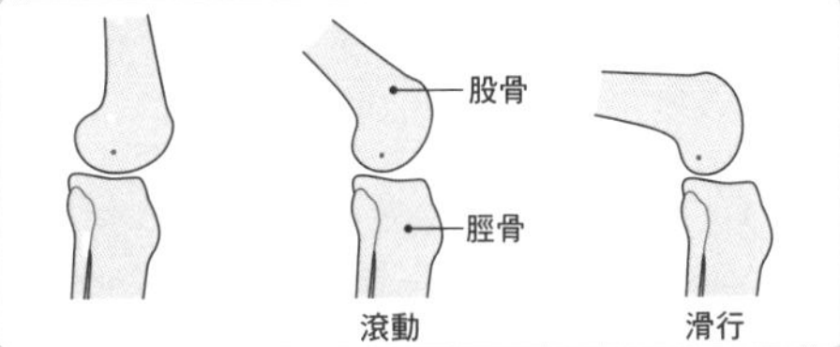

屈曲初期，只有股骨關節面在脛骨關節面上邊滾邊位移的滾動。屈曲的角度增大，滑行的要素也跟著增加。

股骨脛骨關節的結構運動

骨頭運動	關節運動
屈曲	使脛骨～股骨上方從最大伸展內旋到最初的15～20度屈曲時的狀態，往後方滾動，往後方滑行
伸展	使脛骨～股骨上方往前方滾動，往前方滑行，伸展到最後的可動範圍為15～20度外旋

膝蓋大腿關節的結構運動

骨頭運動	關節運動
屈曲	使膝蓋骨～股骨膝蓋面上往下方滑行
伸展	使膝蓋骨～股骨膝蓋面上往上方滑行

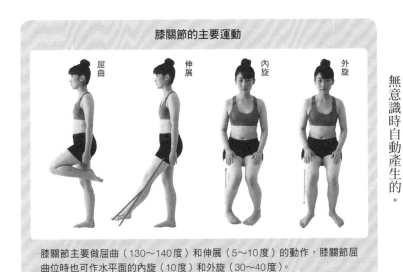

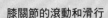

10

參與膝關節運動的肌肉

在屈曲和伸展上，膝關節扮演滑車的功能

膝關節的主要運動是屈曲和伸展，參與運動的肌肉也是分為屈曲和伸展兩類的話，會比較好瞭解。

屈曲時，大腿後側的大腿腱後肌（股二頭肌長頭、短頭、半膜肌、半腱肌）是主動肌，除了屈曲，股二頭肌也會同時做外旋，半膜肌和半腱肌會做內旋。

此外，縫匠肌、股薄肌、膕肌也是屈肌。

縫匠肌、股薄肌、半腱肌的肌鍵並列，形成共通的寬廣結締組織板，附著在脛骨上，這個並列的腱看起來就像是鵝的腳，所以稱作鵝足。形成鵝足的三塊肌肉除了屈曲外，也和內旋有關，讓膝關節內側穩定。

伸展時，大腿前側的股四頭肌（股直肌、股外側肌、股內側肌、股中間肌）是主動肌，股直肌負責約20％的伸展力，剩餘的伸展力則由股肌群負責。

股四頭肌做伸展時，膝蓋骨也有關聯。股四頭肌的四塊肌肉的肌腱結合，長在膝蓋骨上，一部分當作膝蓋韌帶附著於脛骨粗隆上。屈曲和伸展時，膝蓋骨在股骨膝蓋面的溝槽滑行，像滑車般活動。

參與膝關節活動的這些肌肉大部分都是2關節肌，除了膝關節的動作，也參與股關節的屈

曲與伸展。大腿腱後肌（不包含股二頭肌短頭）在股關節伸展時發揮作用，而股四頭肌

裡，股直肌在股關節屈曲時發揮作用。

和膝關節的動作有關的肌肉動作

	肌肉名稱	起端	止端	功能	支配神經（髓節）
股四頭肌	股直肌	髂骨前下棘	經過膝蓋骨，變成膝蓋韌帶，附著於脛骨粗隆	膝關節的伸展、股關節的屈曲	大腿神經（L2～4）
	股內側肌	股骨幹粗緣的內側唇	同上	膝關節的伸展	大腿神經（L2～4）
	股外側肌	股骨幹粗緣的外側唇	同上	膝關節的伸展	大腿神經（L2～4）
	股中間肌	股骨幹前面	同上	膝關節的伸展	大腿神經（L2～4）
大腿腱後肌	股二頭肌	長頭：骨盆的坐骨結節 短頭：股骨幹粗線的外側唇下半部	腓骨頭	膝關節的屈曲／外旋，股關節的伸展／外旋	長頭：脛骨神經（L5～S2）、短頭：腓骨神經（L5～S2）
	半膜肌	坐骨結節	脛骨內側髁	膝關節的屈曲／內旋，股關節的伸展／內旋	脛骨神經（L5～S2）
	半腱肌	坐骨結節	脛骨內側髁	膝關節的屈曲／內旋，股關節的伸展／內旋	股神經（L5～S2）
縫匠肌		髂骨前上棘	脛骨粗隆內側、鵝足	膝關節的屈曲／內收／內旋，股關節的屈曲／外展／外旋	大腿神経（L2～3）
股薄肌		恥骨聯合外側緣	脛骨粗隆內側、鵝足	膝關節的屈曲／內旋，股關節的內旋	閉鎖神經（L2～3）
膕肌		股骨外側髁	脛骨上部後面	膝關節的屈曲／內旋	脛骨神經（L4～S1）

出處：《運動學教科書》（南江堂）

11

小腿、踝關節、足部的構造❶

脛骨天生就有點扭曲。腳踝是滑車上接著小腿的骨頭

人類之所以能夠直立雙腳步行，且能控制姿勢，是因為有小腿、踝關節、足部形成的膝關節以下的部位。

小腿由脛骨和腓骨形成，脛骨的遠位端（下位的末端）是內腳踝。從脛骨的正上方往下看時，相對於近位端，內腳踝往外側扭轉約14度，這稱作脛骨旋轉角度。腓骨是平行於脛骨外側一根較細的骨頭，遠位端是外腳踝。

脛骨和腓骨間有脛腓關節，脛腓關節由遠位端的下脛腓關節與近位端的上脛腓關節形成。

下脛腓關節和距骨小腿關節連帶活動，下脛腓關節沒有關節軟骨，取而代之的是靠骨間韌帶連結，並靠前後的前脛腓韌帶、後脛腓韌帶這兩條韌帶補強其連結。

脛骨和腓骨靠小腿骨間膜結合，使踝關節和足部活動的肌肉就是附著在小腿骨間膜上。

狹義的踝關節指的是距骨小腿關節，廣義的還包含下脛腓關節與踝骨下關節（參考162頁）。

距骨小腿關節就是所謂的腳踝，是由小腿（脛骨、腓骨）和足部的距骨形成的連結處。

距骨小腿關節上，脛骨下端的下關節面和內腳踝關節面及腓骨的外腳踝關節面形成關節窩，距骨的距骨滑車形成關節頭。

這些關節囊很薄，靠內外側副韌帶補強，其

中，內側副韌帶是位於內腳踝的強韌韌帶，其向下開展成三角形，所以也稱作三角韌帶。

由脛骨和腓骨構成的脛腓關節的構造（右小腿）

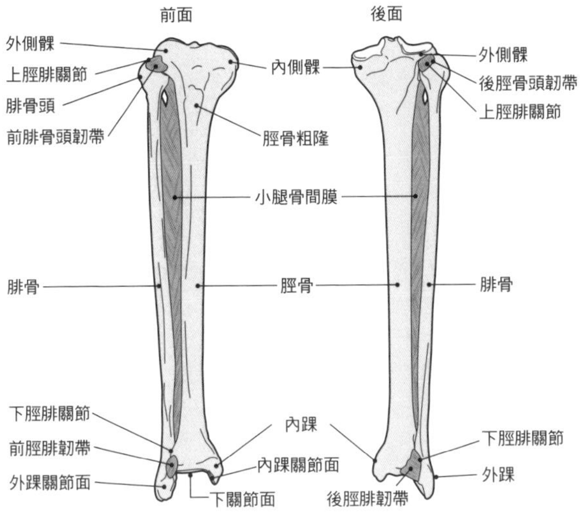

脛骨和腓骨在遠位端形成下脛腓關節，在近位端形成上脛腓關節，脛骨和腓骨靠小腿骨間膜結合，有很多肌肉附著於小腿骨間膜。

距骨小腿關節的構造

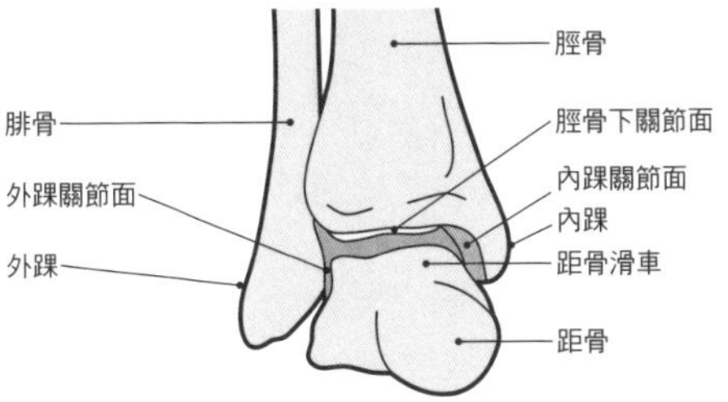

這是從左腳後面看，距骨小腿關節，是由小腿側的脛骨下關節面、內腳踝關節面、凹面的外腳踝關節面與凸面的距骨側形成的距骨滑車。

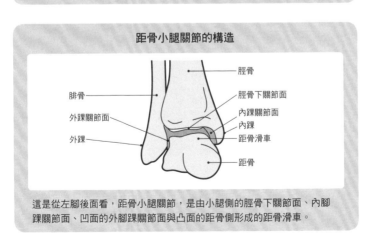

12

小腿、踝關節、足部的構造❷

腳由26塊骨頭構成，腳底有3種弓狀

足部由7塊跗骨、5塊蹠骨、14塊趾骨（腳趾骨），合計26塊骨頭形成，**這個部位甚至讓達文西讚嘆「這是人類工學上最大的傑作」**。

足部分成後足部、中足部、前足部三部分。

後足部由距骨和跗骨形成，是走路時最早著地的部分，包含踝骨下關節，踝骨下關節是距骨和跗骨形成的關節，由3個關節面和2個關節囊形成。

中足部由舟狀骨和骰骨、內側、中間、外側這3塊楔狀骨形成，包含跗橫關節和跗蹠關節，跗橫關節是由跗骨、距骨、骰骨、舟狀骨形成的關節。跗蹠關節是由3塊楔狀骨、骰骨、5塊蹠骨形成的關節，這2塊關節是外科手術時，會切的部位。

前足部由蹠骨和趾骨形成，包含蹠骨間關節、蹠趾關節（MP關節）。

足部構造有個特徵就是足弓構造，這個構造可以合理分散體重和衝擊，藉以支撐腳部。足弓有內側縱弓、外側縱弓、3個橫弓。

內側縱弓就是足弓，由跗骨、距骨、舟狀骨、3塊楔狀骨、內側3塊蹠骨形成。外側縱弓由跗骨、骰骨、外側2塊蹠骨形成。橫弓有楔狀骨和骰骨形成的足弓以及蹠骨形成的後蹠弓和前蹠弓。

構成足部的26塊骨頭

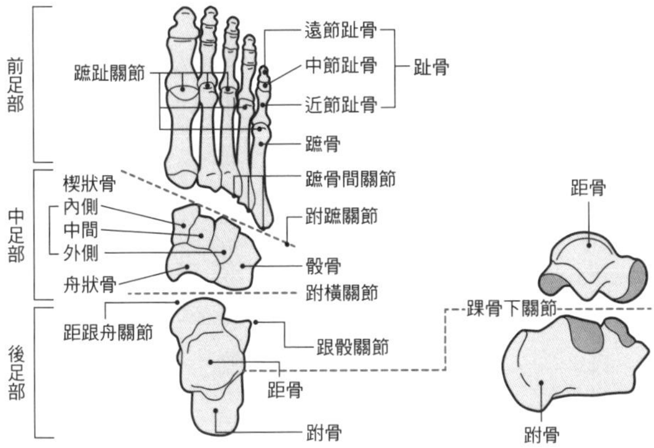

足部由 7 塊跗骨、5 塊蹠骨、14 塊趾骨形成，分成後足部、中足部、前足部三部分，後足部包含踝骨下關節。

足部有的3種足弓

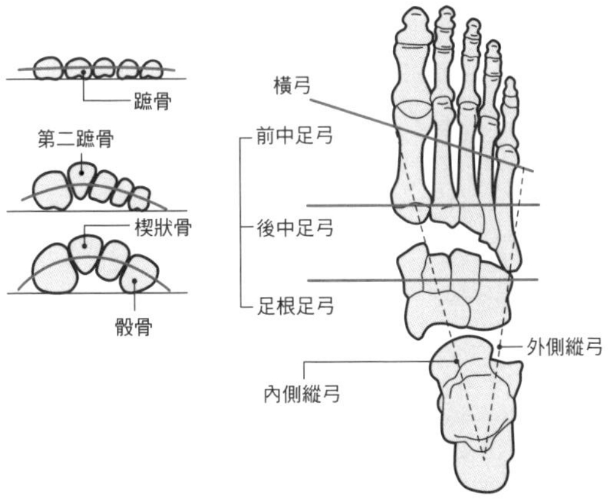

足部的弓狀構造支撐體重，分散著地時的衝擊，有內側縱弓、外側縱弓、3 個橫弓。

和人體的任何一個軸都不一致的運動軸可做出複合運動

踝關節會做背屈和蹠屈，背屈是足部往脛骨靠近的動作，蹠屈是足部離開脛骨的動作，就可動範圍而言，背屈是20度，蹠屈是45度。

背屈和蹠屈是距骨小腿關節進行的，從距骨小腿關節的構造和運動軸而言，也會做稍微的外展、內收、旋後、旋前。外展是足部離開身體軸心（腳的長軸）往外活動，內收是足部從身體軸心（腳的長軸）往內活動。旋後是腳底往內側活動，旋前是腳底往外側活動。距骨小腿關節的背屈和蹠屈也伴隨腓骨的動作，做背屈時，腓骨會離開，往後上方滑行，外腳踝往外偏離，做蹠屈時，腓骨會壓迫，往前下方滑行，外腳踝往內靠近。

足部和踝關節是用背屈、蹠屈、外展、內收、旋後、旋前進行複合運動。背屈、外展、旋前的組合做出外翻，蹠屈、內收、旋後的組合做出內翻。外翻和內翻可抑制姿勢走樣。

這個複合運動的主角是距骨小腿關節，相對於距骨，跗骨做旋後時，距骨做蹠屈和內收，跗骨做旋前時，距骨做背屈和外展。這是因為有個稱作henke軸的距骨小腿關節的運動軸偏移水平面42度，且偏移矢狀面16度，不管和人體哪個運動面都不一致才產生的動作。

腳趾也會做屈曲和伸展、外展和內收。

踝關節和足部的平面運動

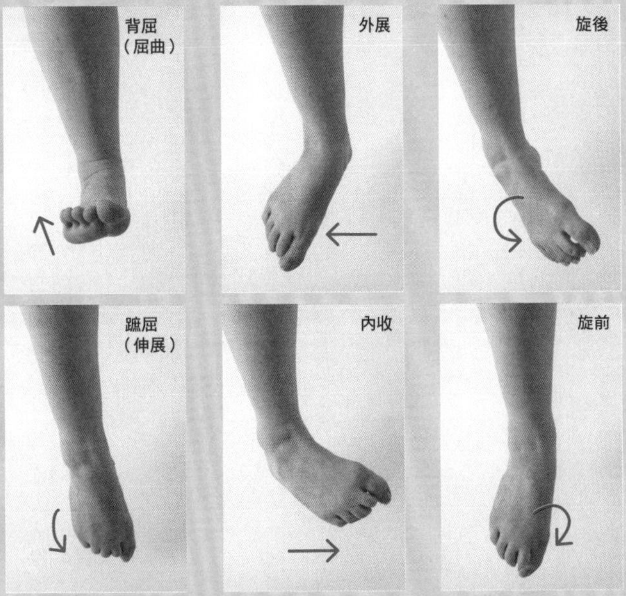

踝關節和足部會做背屈、蹠屈（矢狀面）、外展、內收（水平面）、旋後、旋前（額狀面）這些動作，背屈、蹠屈是由距骨小腿關節所做的。

踝關節和足部的三次元運動

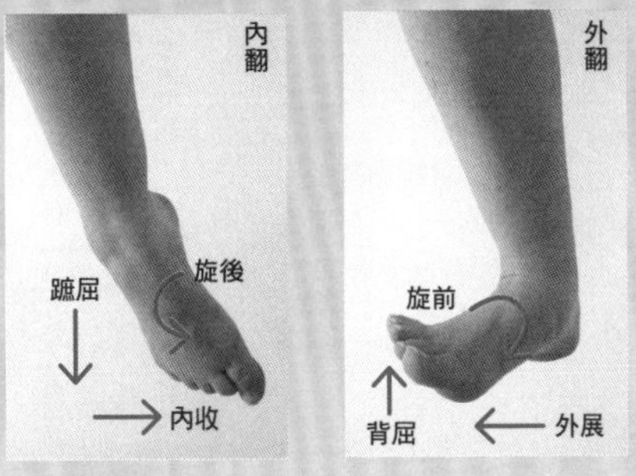

踝關節和足部的複合運動有內翻（蹠屈、內收、旋後）和外翻（背屈、外展、旋前）。外翻的可動範圍是30度，內翻是20度。

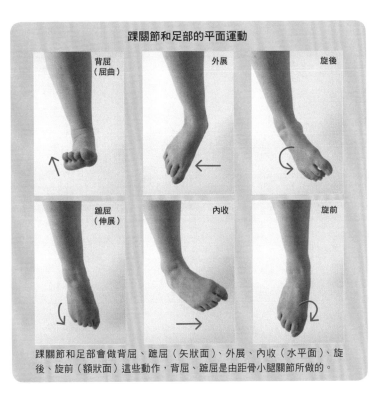

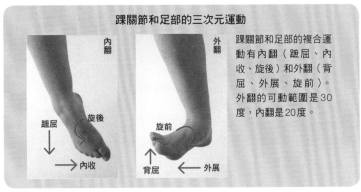

有起端位於小腿的外在肌，也有起端和止端都位於足部的內在肌

參與小腿、踝關節、足部的動作的肌肉可大致分為外在肌和內在肌，外在肌的起端在小腿，內在肌的起端和止端都在足部。

外在肌以肌間中膈這個筋膜為區隔，分成四個區塊。

前側區塊有脛骨前肌、伸拇長肌、伸趾長肌、腓骨第三肌，負責踝關節的背屈。

外側區塊有腓骨長肌、腓骨短肌，會做蹠屈和外翻。

淺後側區塊有比目魚肌、腓腸肌、蹠肌，負責踝關節的蹠屈與內翻。

深後側區塊有屈趾長肌、脛骨後肌、屈拇長肌，負責蹠屈與內翻。

內在肌大致分為腳背和腳底的肌肉。

腳背的肌肉有伸拇短肌和伸趾短肌，負責腳趾的伸展。

腳底的肌肉有魚際肌（外展拇肌、屈拇短肌、內收拇肌）、小魚際肌（外展小趾肌、屈小指短肌、小指對指肌）、足底中間肌群（屈趾短肌、足底方肌、4塊足蚓狀肌、4塊背側骨間肌、3塊足底骨間肌）這三大群肌肉。這當中魚際肌形成腳底的內側縱弓，小魚際肌形成外側縱弓，可以分散體重和衝擊。足底中間肌群則負責蹠趾關節的屈曲、外展、內收。

由四個區塊形成的外在肌

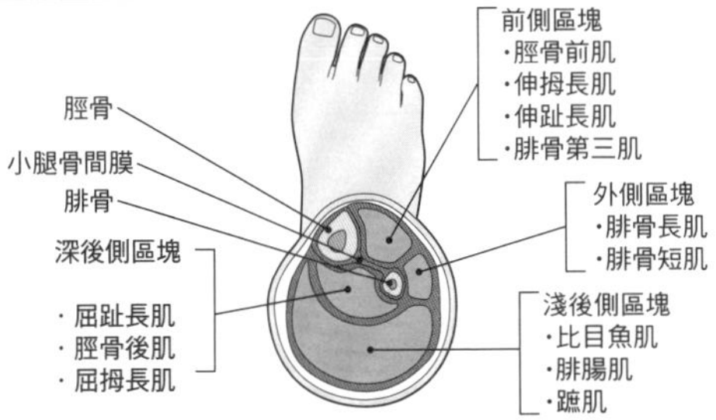

這是右腳小腿的剖面圖，起端是位於小腿的外在肌，由前側區塊、外側區塊、淺後側區塊、深後側區塊這四個區塊形成。

出處：《運動學教科書》（南江堂）

外在肌的走行方向

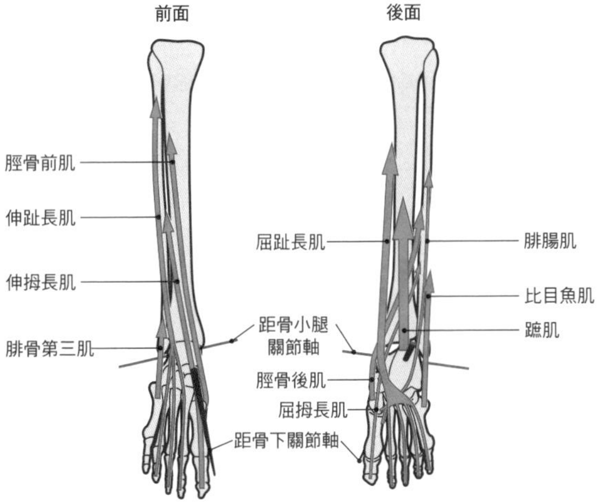

走行很複雜，因為每塊肌肉都對以跗骨下關節軸為起端的複數運動軸發揮功能，所以足部和踝關節才能做出複合性運動。

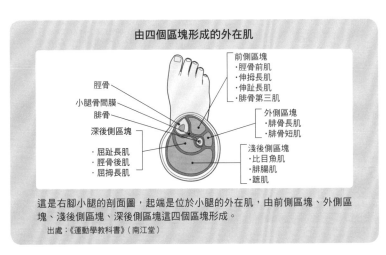

近位脛腓關節的結構運動

伴隨膝關節屈曲、伸展的結構運動	屈曲：往腓骨～下方滑行 伸展：往腓骨～上方滑行
伴隨踝關節背屈、蹠屈的結構運動	背屈：往腓骨～內上方滑行 蹠屈：往腓骨～內下方滑行
伴隨足部運動的結構運動	內翻：往外下背側滑行 外翻：往內上腹側滑行

距骨小腿關節的結構運動

骨頭運動	結構運動
背屈	往前方滾動，往後方滑行，足部外展
蹠屈	往後方滾動，往前方滑行，足部內收

遠位脛腓關節的結構運動

骨頭運動	結構運動
足根背屈	離開，往上背側滑行
足根蹠屈	接近，往下腹側滑行

距骨下關節的結構運動

骨頭運動	結構運動
外翻	跗骨～後關節面往外側滾動、往內側滑行 前、中關節面往外側滾動、往外側滑行
內翻	跗骨～後關節面往內側滾動、往外側滑行 前、中關節面往內側滾動、往內側滑行

前側區塊的肌肉

肌肉名稱	起端	止端	功能	支配神經（髓節）
脛骨前肌	脛骨外側面、小腿骨間膜	足部的內楔狀骨、第 1 蹠骨底面	距骨小腿關節的背屈、距骨下關節的旋後、跗蹠關節的旋後（內翻）	深腓骨神經（L4～5）
伸拇長肌	小腿骨間膜、腓骨幹前面中央	足部的拇趾遠節趾骨底	輔助拇趾的伸展、距骨小腿關節的背屈、腳部的內翻	深腓骨神經（L5～S1）
伸趾長肌	脛骨的外側髁、腓骨頭／腓骨幹前面、小腿骨間膜	足部的第 2～5 趾中節趾骨（分成四個肌腱）、遠節趾骨	第 2～5 趾的伸展、距骨小腿關節的背屈、距骨下關節的旋前（外翻）	深腓骨神經（L5～S1）
第三腓骨肌	腓骨下部前面	足部的第 5 蹠骨底	距骨小腿關節的背屈、距骨下關節的旋前（外翻）	深腓骨神經（L5～S1）

外側區塊的肌肉

肌肉名稱	起端	止端	功能	支配神經（髓節）
腓骨長肌	腓骨頭、腓骨外側上⅔、小腿肌間中膈	足部的內楔狀骨足底面、第 1 蹠骨底	距骨小腿關節的蹠屈、距骨下關節和跗骨舟關節的旋前（外翻）	淺腓骨神經（L5～S1）
腓骨短肌	腓骨外側下⅓、小腿肌間中膈	足部的第 5 蹠骨粗隆	距骨小腿關節的蹠屈、距骨下關節和跗骨舟關節的旋前（外翻）	淺腓骨神經（L5～S1）

淺後側區塊的肌肉

肌肉名稱	起端	止端	功能	支配神經（髓節）
腓腸肌	外側頭：股骨外側上髁、內側頭：股骨內側上髁	成為阿基里斯腱，止於跗骨隆起後面	膝關節的屈曲、距骨小腿關節的蹠屈、距骨下關節和距骨小腿舟關節的旋後（內翻）	脛骨神經（S1～2）
比目魚肌	腓骨頭和腓骨後面、比目魚肌線和內側緣	成為阿基里斯腱，止於跗骨隆起後面	距骨小腿關節的蹠屈、距骨下關節和距骨小腿舟關節的旋後（內翻）	脛骨神經（S1 ～ 2）
蹠肌	股骨外側上髁、膝關節囊	足部的跗骨隆起	輔助腓腸肌	脛骨神經（S1～2）

深後側區塊的肌肉

肌肉名稱	起端	止端	功能	支配神經（髓節）
脛骨後肌	小腿骨間膜、脛骨和腓骨的鄰接面	足部的舟狀骨粗隆、內楔狀骨、中楔狀骨、外楔狀骨、骰骨、第 2～3 蹠骨底	距骨小腿關節的蹠屈、距骨下關節和距骨小腿舟關節的旋後（內翻）	脛骨神經（L5 ～ S2）
屈趾長肌	脛骨後面	足部的第 2～5 遠節趾骨底	足趾的屈曲、距骨小腿關節的蹠屈、距骨下關節和距骨小腿舟關節的旋後（內翻）	脛骨神經（L5～S2）
屈拇長肌	腓骨幹後面、小腿骨間膜的腓骨側	足部的拇趾遠節趾骨底	腳拇趾的屈曲、距骨小腿關節的蹠屈、距骨下關節的旋後（內翻）	脛骨神經（L5～S2）

腳背的肌肉				
肌肉名稱	起端	止端	功能	支配神經（髓節）
伸拇短肌	跗骨的前部背面	拇趾的近節趾骨底	拇趾的伸展	深腓骨神經（L4～S1）
伸趾短肌	跗骨的前部背面到外側面	第 2 ～ 4 趾的中節趾骨	第 2 ～ 4 趾的伸展	深腓骨神經（L4～S1）

足底的魚際肌				
肌肉名稱	起端	止端	功能	支配神經（髓節）
外展拇肌	跗骨隆起內側、舟狀骨粗隆、屈肌支帶、足底筋膜	拇指近節趾骨底	拇趾的外展、拇趾蹠趾關節的屈曲、保持內側縱弓	內側足底神經（L5～S1）
屈拇短肌	內側（中間）楔狀骨、足底長韌帶	內側頭：通過內側種子骨，止於拇趾近節趾骨底，外側頭：通過外側種子骨，止於拇趾近節趾骨底	拇趾蹠趾關節的屈曲	內側頭：內側足底神經（L 5 ～ S 2），外側頭：外側足底神經（S 1 ～ 2）
內收拇肌	斜頭：第 2 ～ 4 蹠骨底、骰骨、外楔狀骨，橫頭：第 3 ～ 5 蹠趾關節囊	通過外側種子骨，止於拇趾近節趾骨底	斜頭：拇趾蹠趾關節的屈曲／內收，橫頭：保持前蹠弓	外側足底神經（S 1 ～ 2）

足底的小魚際肌				
肌肉名稱	起端	止端	功能	支配神經（髓節）
外展小趾肌	跗骨隆起、第5蹠骨底	小指近節趾骨	小指的外展、小指的蹠趾關節的屈曲	外側足底神經（S1～3）
屈小指短肌	第5蹠骨底、足底長韌帶	小指近節趾骨	小指的蹠趾關節的屈曲	外側足底神經（S1～2）
小指對指肌	足底長韌帶、腓骨長肌的腱鞘	第5蹠骨的外側緣	第5蹠骨的屈曲／內收	外側足底神經（S1～2）

足底的足底中間肌群				
肌肉名稱	起端	止端	功能	支配神經（髓節）
屈趾短肌	跗骨隆起、足底腱膜	第2～5趾的蹠骨底	第2～5蹠趾關節的屈曲、遠位趾節關節的屈曲	內側足底神經（L5,S1）
足底方肌	內側頭：跗骨隆起的內側緣，外側頭：跗骨隆起的外側	屈趾長肌的外側緣	輔助屈趾長肌	外側足底神經（S1～2）
足蚓狀肌（4塊）	第1足蚓狀肌：第2趾腱的拇趾側，第2～4足蚓狀肌：鄰接的腱的相對面	第2～5趾的近位節骨的背側	第2～5蹠趾關節的屈曲、遠位與近位趾節關節的屈曲	第1足蚓狀肌：內側足底神經（L5、S1），其他是外側足底神經（S1～2）
背側肌骨間（4塊）	第1～5蹠骨的相對面	第1骨間背側肌：第2趾的近位節骨的內側，其他是第2～4趾的近位節骨的外側	第2～4蹠趾關節的屈曲、外展	外側足底神經（S1～2）
足底肌骨間（4塊）	第3～5蹠骨的內側面	第3～5趾的近位節骨的內側	第3～5蹠趾關節的屈曲、內收	外側足底神經（S1～2）

P.168～171／出處：《運動學教科書》（南江堂）

15 依照下肢的各種不適症狀所做的修正法

股關節

股關節會痛或覺得不舒服時，可做這些修正運動

首先，做些牽引股關節且能適度活動關節副動作的運動，再依照症狀做屈曲、伸展、外旋、內旋的運動，修正股關節的位置異常。

股關節的牽引（例子是立位、右股關節）

牽引有症狀的那側，若是右側有症狀，先在右腳踝綁上毛巾保護後，再綁上重物，把椅子橫向放在牆壁邊，左手扶著牆壁，左腳單腳站在椅子邊緣，骨盆保持和地板平行，右腳隨意晃動，牽引右股關節。

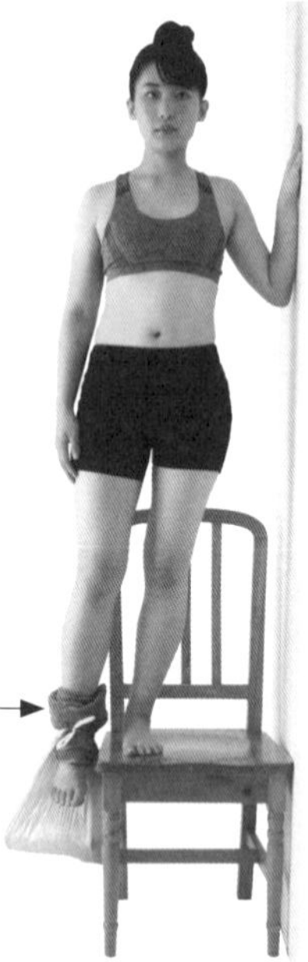

在毛巾上綁上寶特瓶做的重物。

為了做牽引時方便的重物做法

在塑膠袋裡放入兩、三瓶裝滿水的500 ㎖寶特瓶。

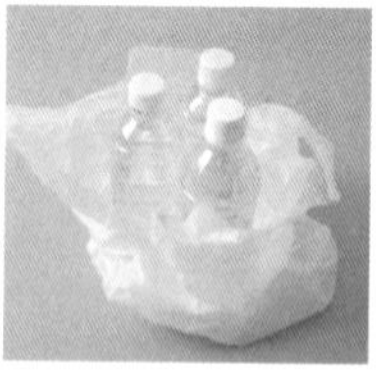

股關節的牽引（例子是側臥位、右股關節）

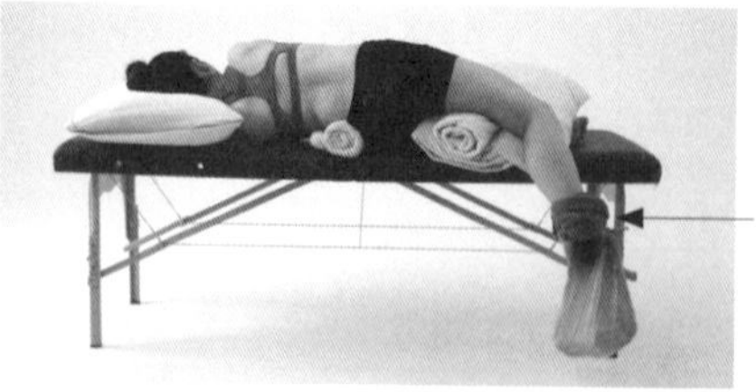

在毛巾上綁上寶特瓶做的重物。

準備兩個枕頭、兩條捲成筒狀的浴巾，先在右腳踝綁上毛巾保護後，再綁上重物，躺在床上，轉向左側，頭放在枕頭上，腹脅處放入一條筒狀浴巾，雙膝間夾著一個枕頭和一條筒狀浴巾，右腳伸出床外隨意晃動，牽引右股關節。

修正運動的重點

❶ 不用定次數，一直做到動起來比較順或較輕鬆時。

❷ 疼痛或不舒服的範圍逐漸變窄，或是症狀減輕的話，就持續做。大部分的人若做右邊有效，就是一直做右邊會有效果，做左邊症狀反而加重。不用全部的運動都做，也不用左右兩邊都做，只要一直重複做能讓症狀好轉的運動就好。

❸ 疼痛或不舒服的範圍擴大時，或是疼痛範圍沒縮小，反而疼痛加劇時，就停止運動，到骨科就診。

外側滑行的MWM[*1]（例子是四肢著地位、左股關節）

●準備

把腰帶[*2]綁在門上固定（如果有夥伴，可以請他幫忙拉著），綁的高度維持在四肢撐在床上時，能和左邊股關節平行的高度。四肢撐在床邊，腰帶綁在左邊大腿根部上，調整位置到皮帶能從正左邊往左側拉，腳尖伸出床緣。

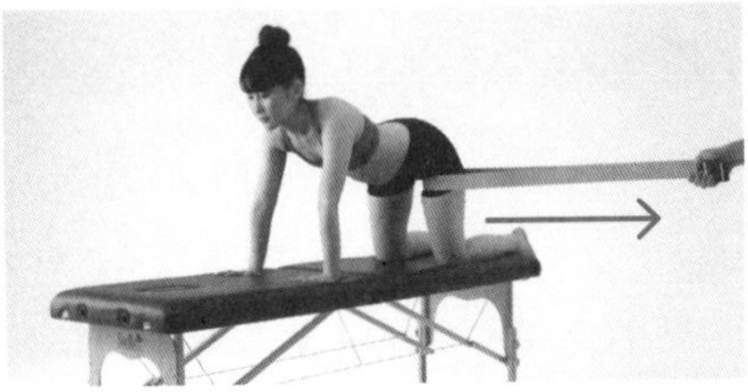

●左股關節彎曲就會痛的話

用腰帶邊拉左大腿，邊伸展雙臂，臀部往後收，股關節彎曲到臀部落入雙腳腳跟間，適應做這個動作後，反覆做幾次下來，平常做股關節屈曲時出現的疼痛應該會慢慢減輕才是。

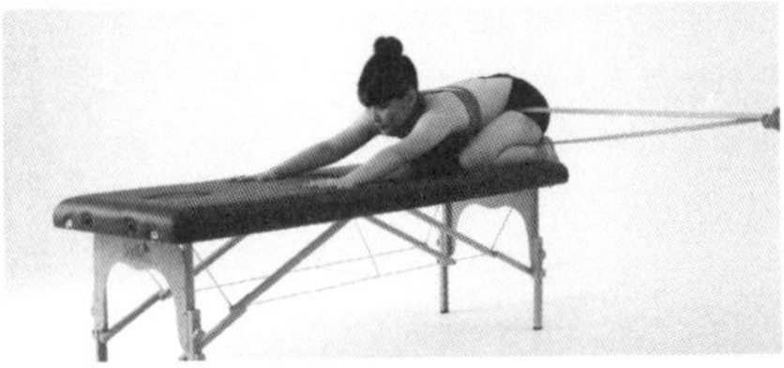

●左股關節伸展就會痛的話

用腰帶邊拉左大腿，像是肚子滑過床般，撐起上半身，伸展股關節。習慣做這個動作後，在反覆做這個動作時，平常做股關節伸展時出現的疼痛應該會慢慢減輕才是。

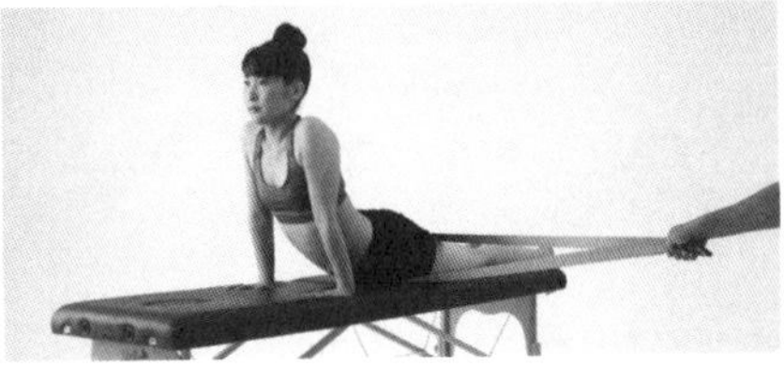

＊1 MWM（Mobilization with Movements），是個配合整脊，使關節自己鬆動做的複合性運動，譯作「關節動態鬆動術」。

＊2 腰帶選用沒有伸縮性的布製品，也可用行李箱的綁帶。

股關節的伸展（例子是腹臥位、左股關節）

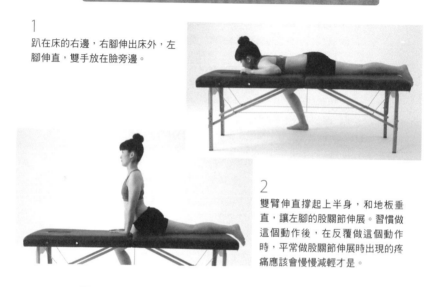

1

趴在床的右邊，右腳伸出床外，左腳伸直，雙手放在臉旁邊。

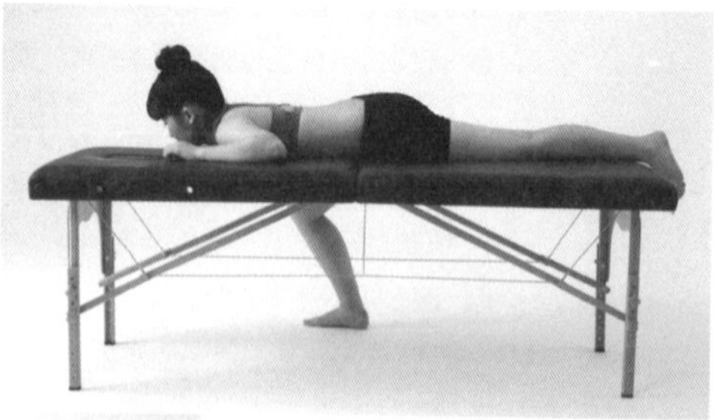

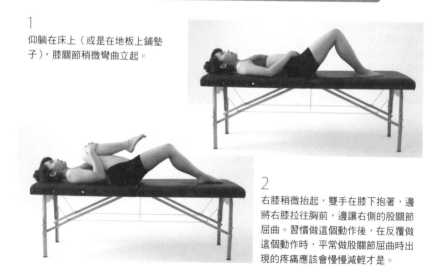

2

雙臂伸直撐起上半身，和地板垂直，讓左腳的股關節伸展。習慣做這個動作後，在反覆做這個動作時，平常做股關節伸展時出現的疼痛應該會慢慢減輕才是。

股關節的伸展（例子是背臥位、右股關節）

1

仰躺在床上（或是在地板上鋪墊子），膝關節稍微彎曲立起。

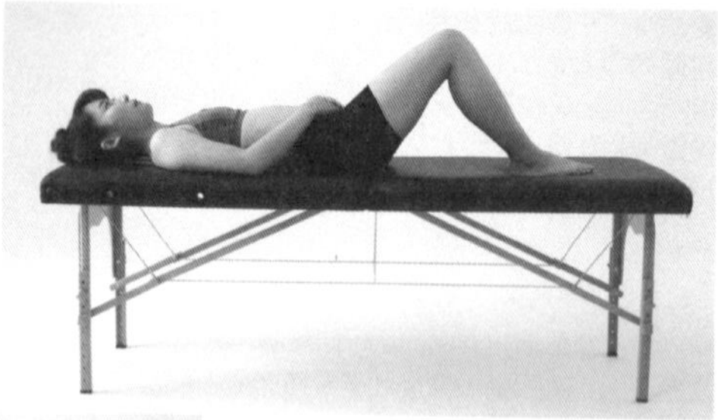

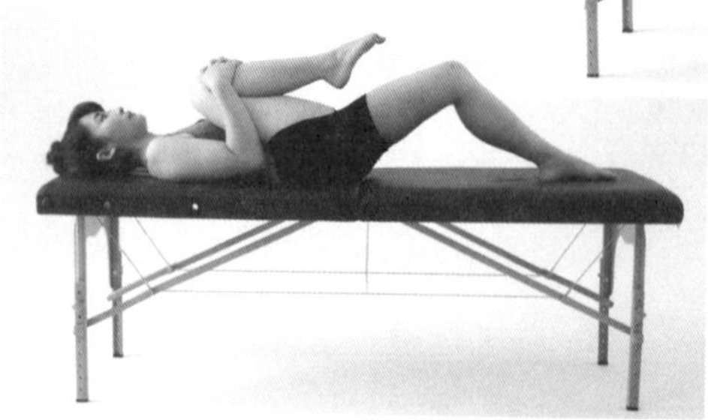

2

右膝稍微抬起，雙手在膝下抱著，邊將右膝拉往胸前，邊讓右側的股關節屈曲。習慣做這個動作後，在反覆做這個動作時，平常做股關節屈曲時出現的疼痛應該會慢慢減輕才是。

膝屈曲荷重位做外旋、內旋（例子是右股關節）

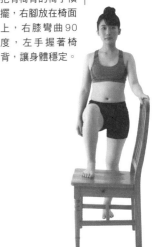

1
把有椅背的椅子橫擺，右腳放在椅面上，右膝彎曲90度，左手握著椅背，讓身體穩定。

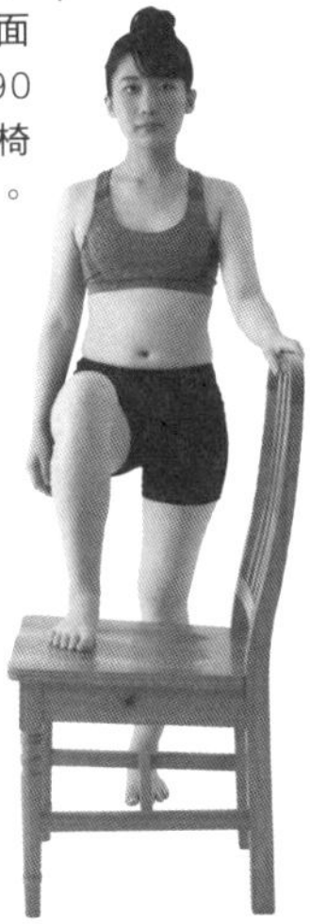

2
右手放在右膝內側，軀幹朝向正面，盡可能不要動到右腳，讓右膝往外側打開做外旋。習慣做這個動作後，在反覆做這個動作時，平常做股關節外旋時出現的疼痛應該會慢慢減輕才是。

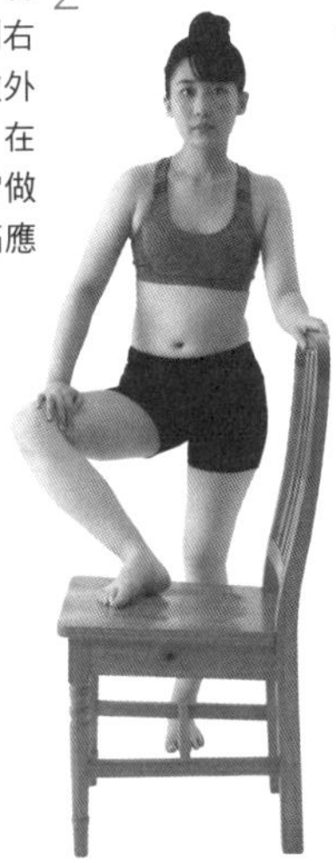

3
右膝回到正面，右手放在右膝外側，軀幹朝向正面，盡可能不要動到右腳，讓右膝往內側倒做內旋。習慣做這個動作後，在反覆做這個動作時，平常做股關節內旋時出現的疼痛應該會慢慢減輕才是。

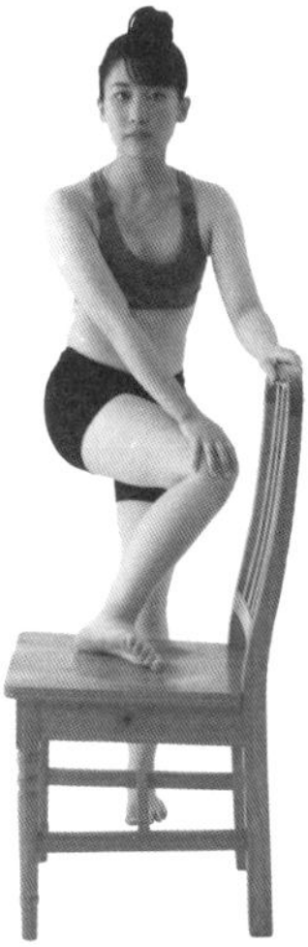

股關節的外旋（例子是背臥位、右股關節）

1
仰躺在床上（或是在地板上鋪墊子），左腳伸直，右膝彎曲，右腳的外腳踝放在左膝的外側，右手放在右大腿內側，左手放在腰骨上。

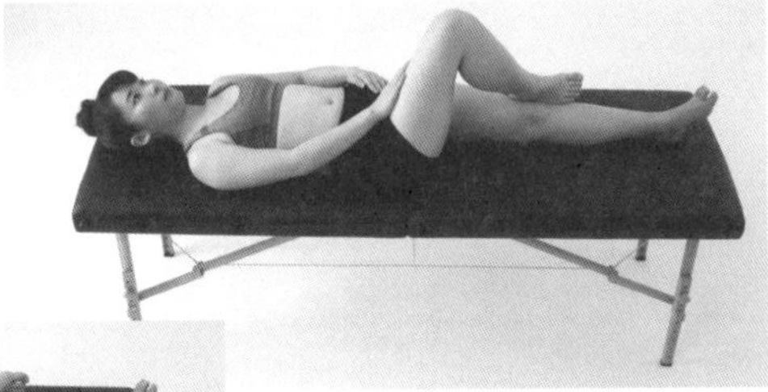

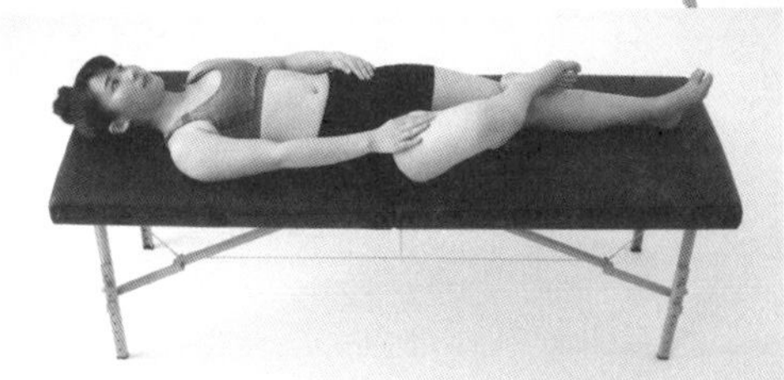

2
右腳固定，右膝的角度也固定，右手將右膝往正旁邊扳倒，讓股關節外旋。習慣做這個動作後，在反覆做這個動作時，平常做股關節外旋時出現的疼痛應該會慢慢減輕才是。

股關節的內旋（例子是單膝著地位、右股關節）

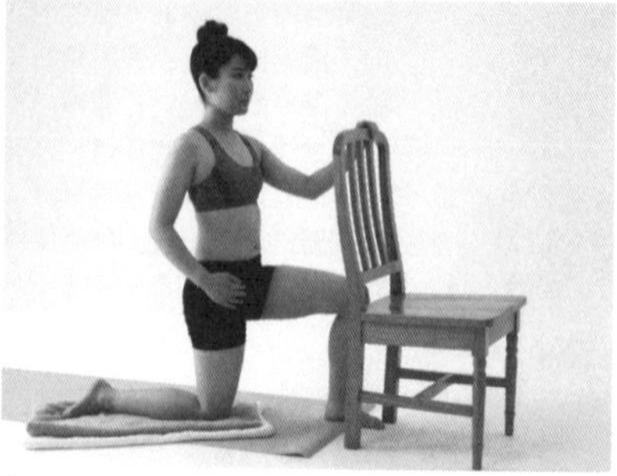

1

軀幹往右側扭轉，右股關節往內側做內旋，不要讓股關節屈曲、伸展。習慣做這個動作後，在反覆做這個動作時，平常做股關節外旋時出現的疼痛應該會慢慢減輕才是。

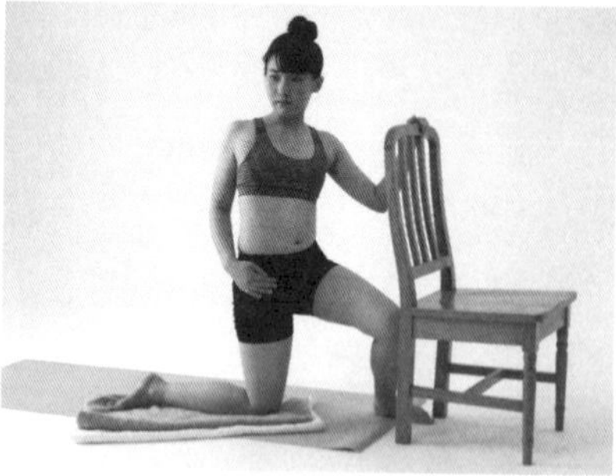

2

在有椅背的椅子正後方，右膝著地，跪著，為了保護右膝，在地板上鋪條毛巾或地墊。左右膝蓋彎成90度，右小腿朝向內側，左手放在椅背上，右手放在右腰（髂骨前上棘）上。

股關節的外旋（例子是單膝著地位、右股關節）

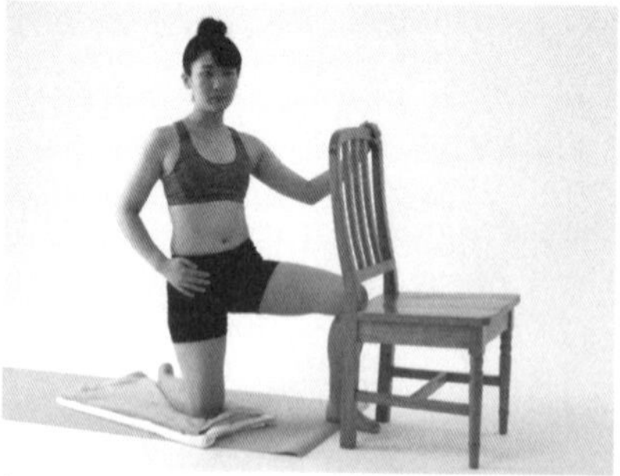

1

邊用右手按住右腰和臀部，邊讓軀幹往左側扭轉，右股關節往外側做外旋，不要讓股關節屈曲、伸展。習慣做這個動作後，在反覆做這個動作時，平常做股關節外旋時出現的疼痛應該會慢慢減輕才是。

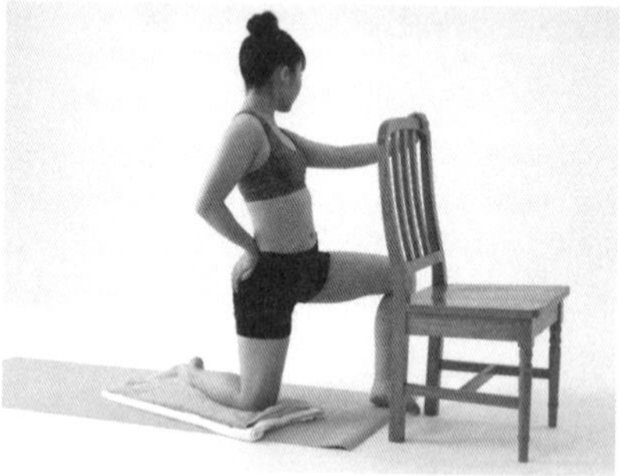

2

在有椅背的椅子正後方，右膝著地，跪著，為了保護右膝，要在地板上鋪條毛巾或地墊。左右膝蓋彎成90度，右小腿朝向外側，左手放在椅背上，右手放在右腰上。

16 依照下肢的各種不適症狀所做的修正法

膝關節

膝關節會痛或覺得不舒服時，可做這些修正運動

首先，做個牽引膝關節、適度活動關節副動作的運動後，再依照症狀做屈曲、伸展、外旋、內旋的運動，修正膝關節的位置異常。

膝關節的牽引（例子是左膝）

準備一條浴巾捲成筒狀，左膝有症狀的話，就用毛巾包住左腳踝，綁上重物（參考172頁）。坐在高一點的椅子或是桌子上，左膝後面夾著捲成筒狀的浴巾*，左腳隨意晃動，利用重物的重量牽引左膝關節。

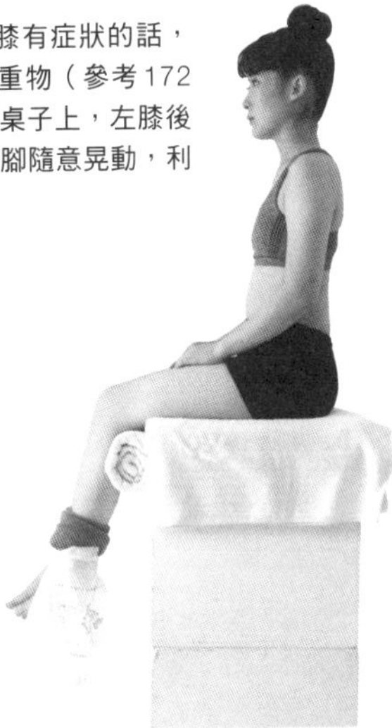

*夾住浴巾，膝關節輕輕彎成60～70度，能夠有效牽引。

膝關節的伸展（例子是非荷重位、左膝）

1 坐在椅子上，坐深一點，調整姿勢，雙膝彎成90度。

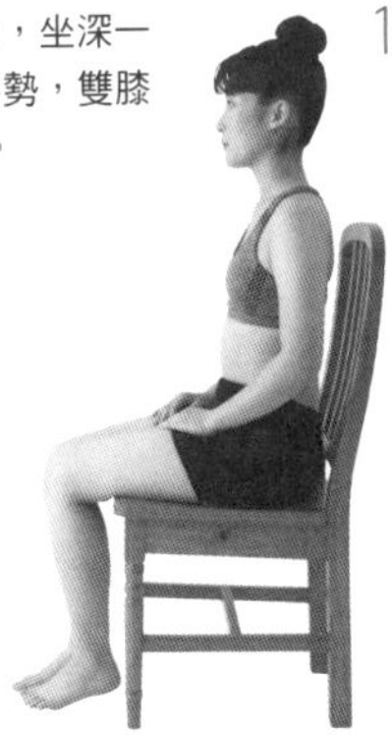

2 腳踝保持彎曲，左膝確實伸直。習慣做這個動作後，在反覆做這個動作時，平常做膝關節伸展時出現的疼痛應該會慢慢減輕才是。

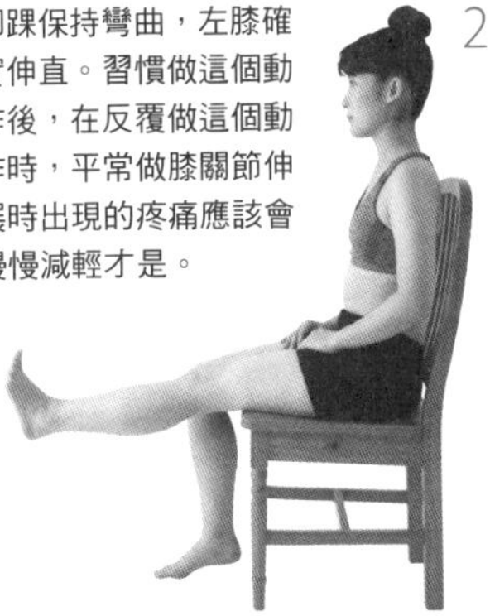

膝關節的伸展（例子是半荷重位、左膝）

淺坐在椅子上，左腳直直伸出，伸展左膝關節，左腳踝彎曲，雙手在左膝蓋骨的稍微上方交疊放著，上半身前傾，把體重加上去，讓左膝關節更加伸展。習慣做這個動作後，在反覆做這個動作時，平常做膝關節伸展時出現的疼痛應該會慢慢減輕才是。

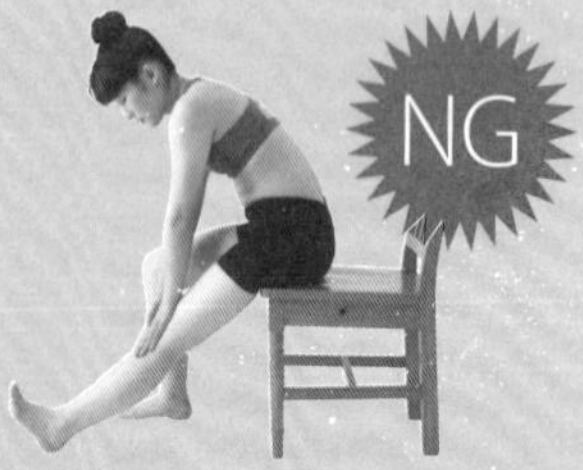

從膝蓋骨正上方壓下去的話，會讓疼痛加劇，要特別注意。

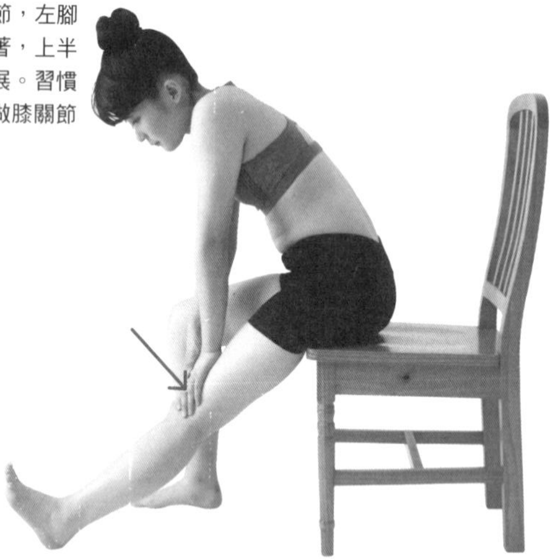

膝關節的伸展（例子是荷重位、左膝）

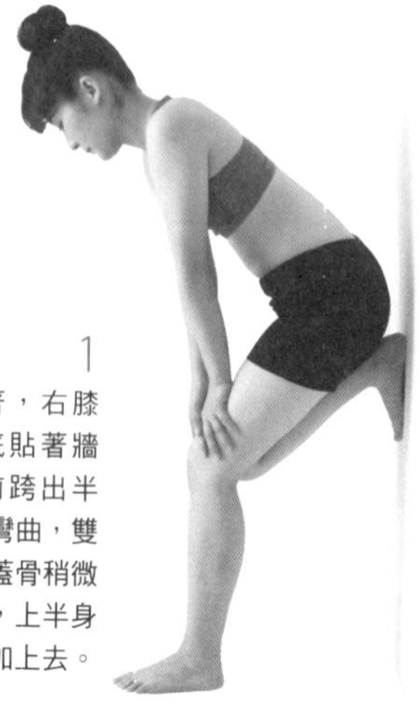

1

背對牆壁站著，右膝彎曲，右腳底貼著牆壁，左腳往前跨出半步，膝蓋稍微彎曲，雙手在左膝的膝蓋骨稍微上面交疊放著，上半身前傾，把體重加上去。

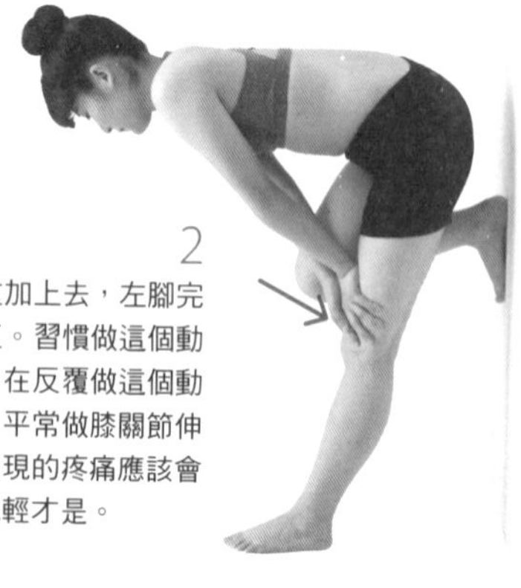

2

把體重加上去，左腳完全伸直。習慣做這個動作後，在反覆做這個動作時，平常做膝關節伸展時出現的疼痛應該會慢慢減輕才是。

外側滑行MWM（例子是右膝）

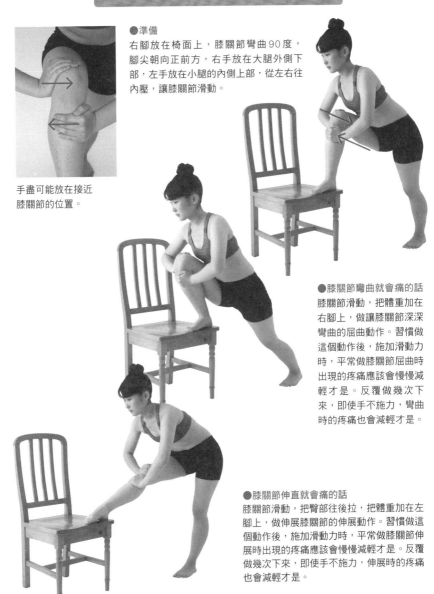

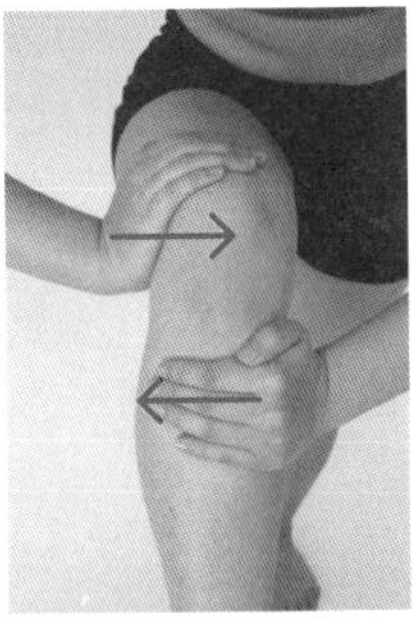

手盡可能放在接近
膝關節的位置。

●準備

右腳放在椅面上，膝關節彎曲90度，腳尖朝向正前方，右手放在大腿外側下部，左手放在小腿的內側上部，從左右往內壓，讓膝關節滑動。

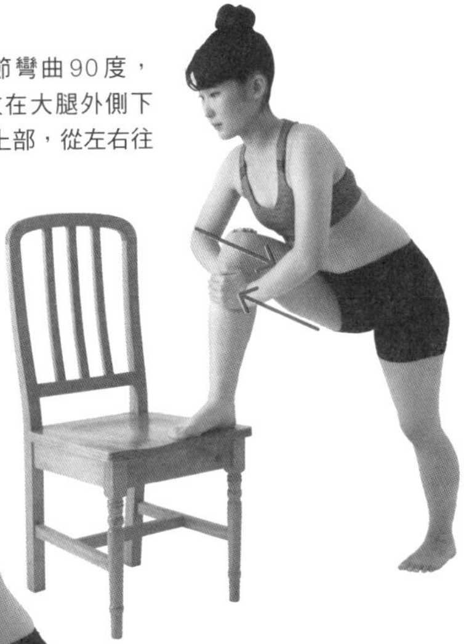

●膝關節彎曲就會痛的話

膝關節滑動，把體重加在右腳上，做讓膝關節深深彎曲的屈曲動作。習慣做這個動作後，施加滑動力時，平常做膝關節屈曲時出現的疼痛應該會慢慢減輕才是。反覆做幾次下來，即使手不施力，彎曲時的疼痛也會減輕才是。

●膝關節伸直就會痛的話

膝關節滑動，把臀部往後拉，把體重加在左腳上，做伸展膝關節的伸展動作。習慣做這個動作後，施加滑動力時，平常做膝關節伸展時出現的疼痛應該會慢慢減輕才是。反覆做幾次下來，即使手不施力，伸展時的疼痛也會減輕才是。

內側滑行MWM[*1]（例子是右膝）

右腳放在椅面上，膝關節彎曲90度，腳尖朝向正前方，左手放在大腿內側下部，右手放在小腿的外側上部，從左右往內壓，讓膝關節滑動。膝關節滑動時，和前一頁一樣，彎曲膝蓋時會痛的話，就把體重加在右腳上，做讓膝關節深深彎曲的屈曲動作。膝蓋伸直時會痛的話，就把臀部往後拉，把體重加在左腳上，做伸展膝關節的伸展動作（參考179頁）。

習慣做這個動作後，一施加滑動力，平常做膝關節屈曲或伸展時出現的疼痛應該會慢慢減輕才是。做完運動後，即使手不施力，疼痛也會減輕才是。

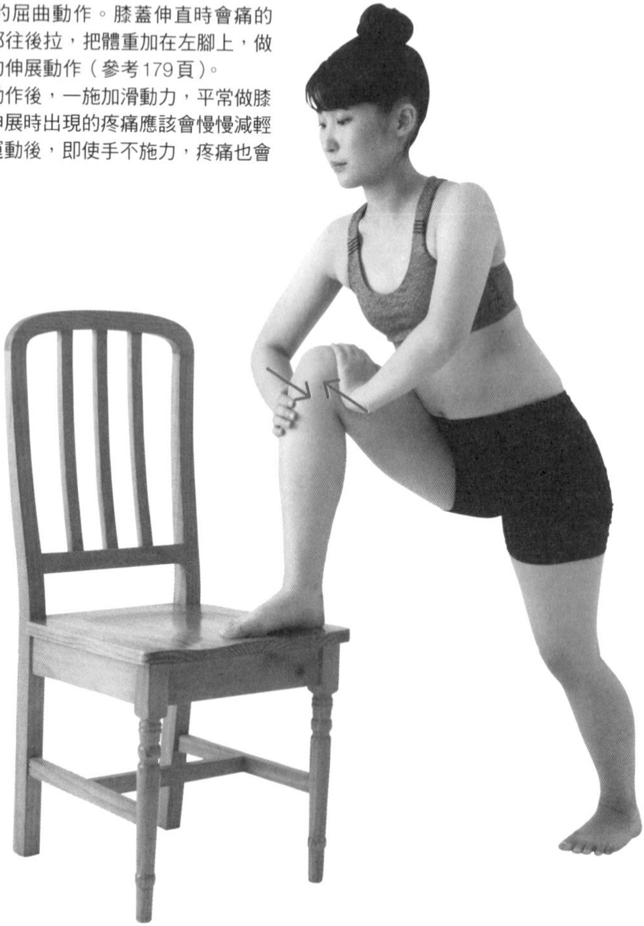

＊1 內側滑行就是將大腿的股骨往外側滑動，將小腿脛骨往內側滑動的動作。外側滑行是將股骨往內側滑動，將脛骨往外側移動的動作。

有瑜珈球的話

利用瑜珈球做內側滑行MWM（例子是左膝）

藉由使用瑜珈球，可在訓練平衡時，同時做內側滑行和外側滑行，這裡以內側滑行為例子介紹，基本上方法和179～180頁說明的一樣。
坐在瑜珈球（平衡球）中間，伸出左腳，膝關節稍微彎曲，腳尖朝向正前方，右手放在大腿內側下部，左手放在小腿的外側上部，從左右往內壓，讓膝關節滑動。

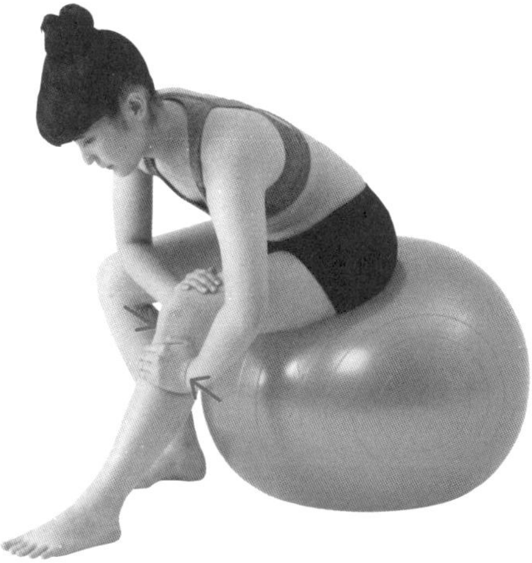

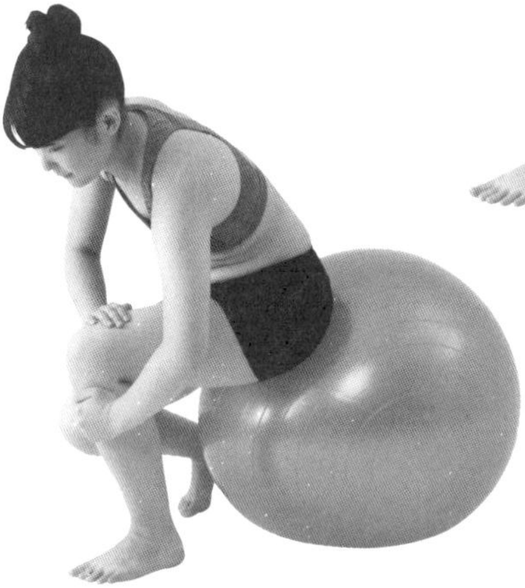

●膝關節彎曲就會痛的話
膝關節滑動，邊讓球往前滾，邊把體重加在右腳上，做讓膝關節深深彎曲的屈曲動作。習慣做這個動作後，施加滑動力的話，平常做膝關節屈曲時出現的疼痛應該會慢慢減輕才是。

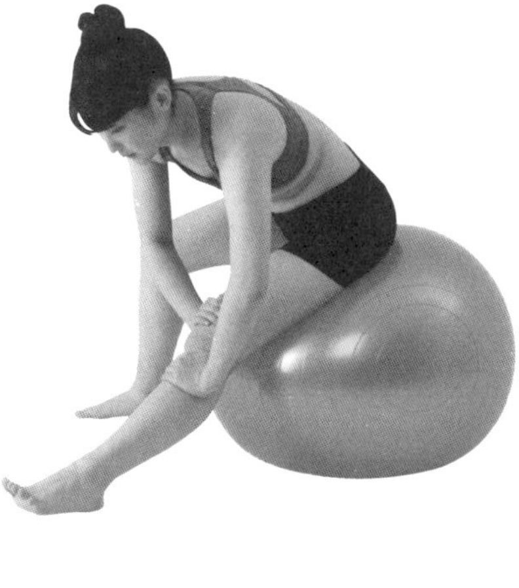

●膝關節伸直就會痛的話
膝關節滑動，邊把球往後滾，邊做伸展膝關節的伸展動作。習慣做這個動作後，施加滑動力的話，平常做膝關節伸展時出現的疼痛應該會慢慢減輕才是。

內旋MWM（例子是左膝）

●準備

左腳放在椅面上，腳尖朝向內側，讓膝關節內旋，左手放在小腿的外側上部，右手放在大腿內側下部，從左右往內壓，讓膝關節內旋。

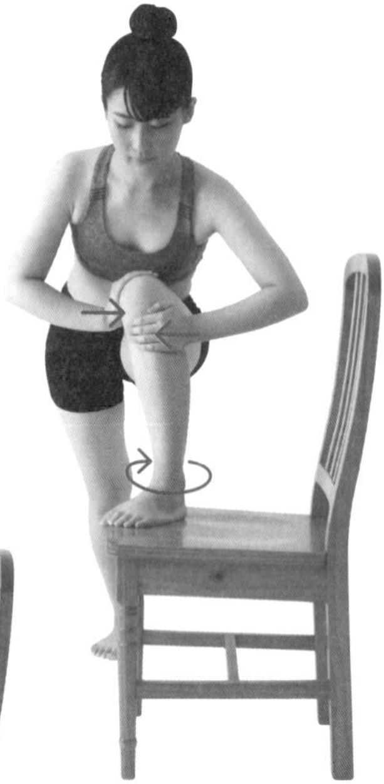

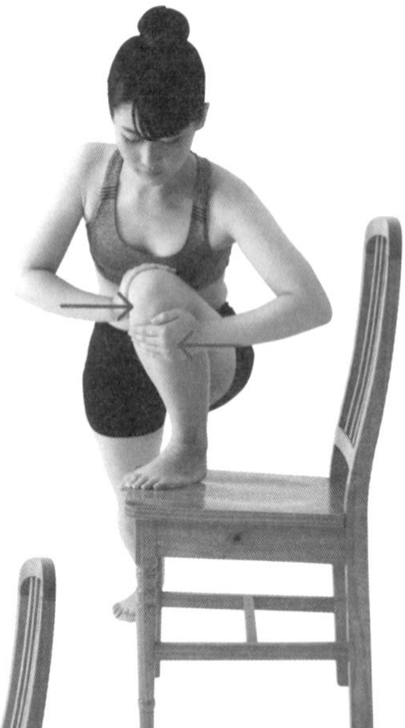

●膝關節彎曲就會痛的話

保持內旋姿勢，做讓膝關節深深彎曲的屈曲動作。習慣做這個動作後，施加內旋力的話，應可感到平常做膝關節屈曲時出現的疼痛慢慢減輕了才是。反覆做幾次下來，即使手不施力，彎曲時的疼痛也會減輕才是。

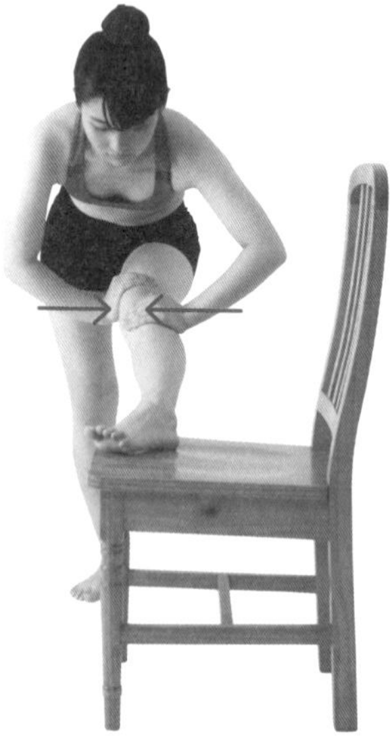

●膝關節伸直就會痛的話

保持膝關節內旋姿勢，做伸展膝關節的伸展動作。習慣做這個動作後，施加內旋力的話，膝關節伸展時，平常的疼痛應該會慢慢減輕才是。反覆做幾次下來，即使手不施力，伸展時的疼痛也會減輕才是。

外旋MWM（例子是左膝）

●準備

左腳放在椅面上，腳尖朝向外側，讓膝關節外旋，左手放在小腿的外側上部，右手放在大腿內側下部，從左右往內壓，讓膝關節外旋。

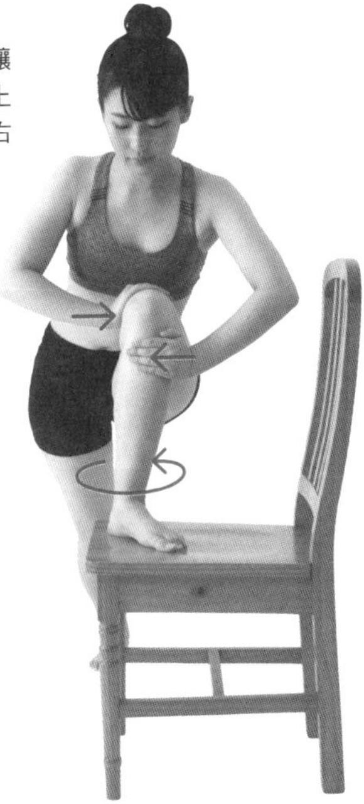

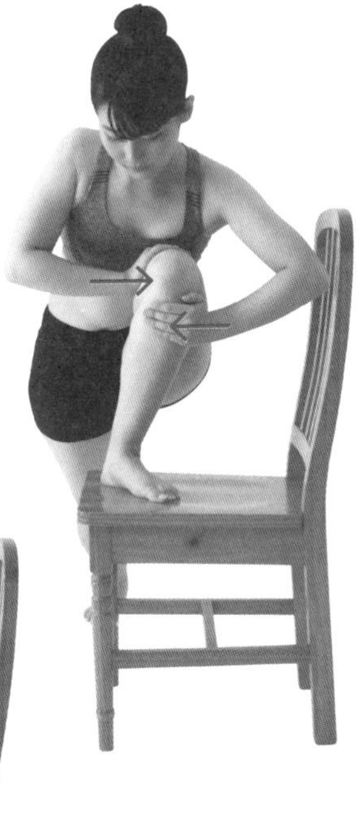

●膝關節彎曲就會痛的話

保持膝關節外旋姿勢，做讓膝關節深深彎曲的屈曲動作。習慣做這個動作後，施加外旋力的話，平常做膝關節屈曲時出現的疼痛應該會慢慢減輕才是。反覆做幾次下來，即使手不施力，彎曲時的疼痛也會減輕才是。

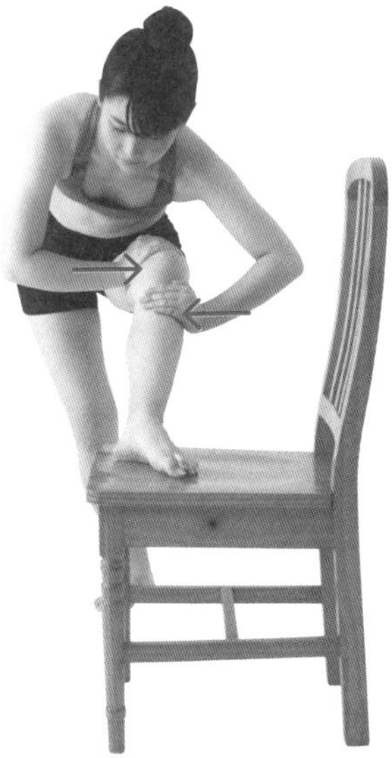

●膝關節伸直就會痛的話

保持膝關節外旋姿勢，做伸展膝關節的伸展動作。習慣做這個動作後，施加外旋力的話，平常做膝關節伸展時出現的疼痛應該會慢慢減輕才是。反覆做幾次下來，即使手不施力，伸展時的疼痛也會減輕才是。

踝關節

腳踝或腳趾會痛或覺得不舒服時，可做這些修正運動

走路偏一邊或是體重偏向一邊的話，腳踝和腳趾的關節副動作就變少了，會導致位置異常。試著做修正運動吧。

拇趾的滑行（例子是右腳）

●準備

坐在椅子上，右腳踝放在左膝上，抓住拇趾的ＭＰ關節（拇趾的趾根，參考162頁），用兩手的拇指往ＭＰ關節的腳踝側的骨頭的外側（小指側）按壓，用兩手的食指將ＭＰ關節的趾甲側的骨頭往內側拉起。

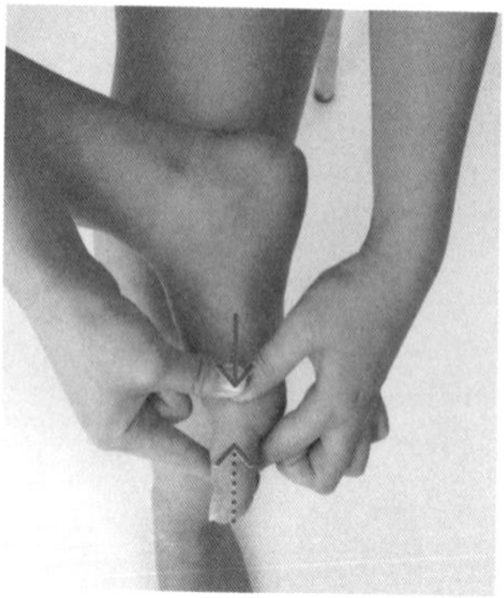

●拇趾彎曲就會痛的話

保持上述移動ＭＰ關節的力量，做彎曲拇趾的屈曲運動。習慣做這個動作後，施加滑動力的話，平常彎曲拇趾時產生的疼痛應該會慢慢減輕才是。反覆做幾次下來，即使手不施力，屈曲時的疼痛也會減輕才是。

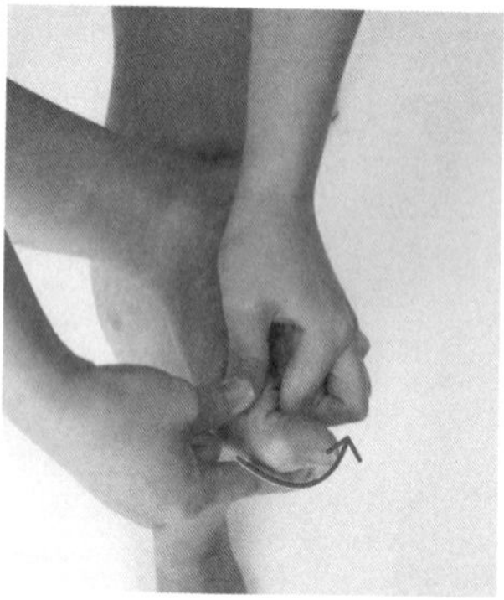

●拇趾伸展就會痛的話

保持上述移動ＭＰ關節的力量，做伸展拇趾的伸展運動。習慣做這個動作後，施加滑動力的話，平常伸展拇趾時產生的疼痛應該會慢慢減輕才是。反覆做幾次下來，即使手不施力，彎曲時的疼痛也會減輕才是。

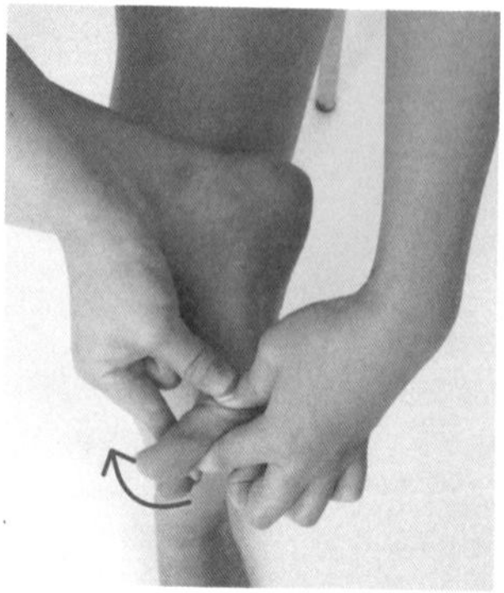

腓骨的滑行（例子是左腳踝）

●準備

把左腳放在沒有椅背的椅子上，調整站姿成讓左膝彎曲90度，用兩手的食指和中指把左外腳踝（外側的腳踝）往斜上後方推。

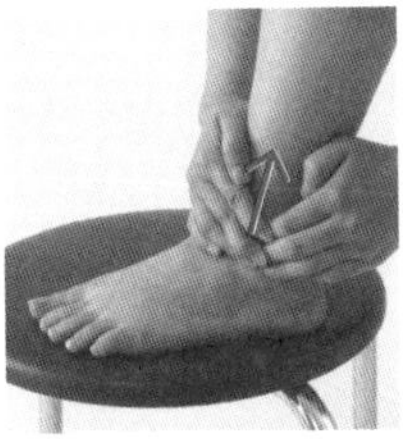

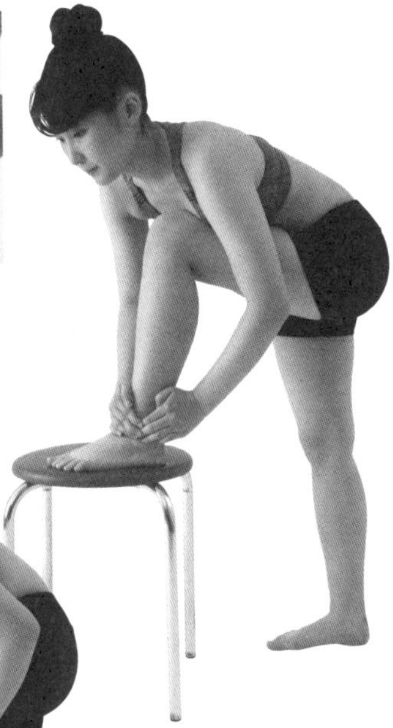

●腳踝彎曲就會痛

把左外腳踝往斜上方推時，左膝深深彎曲，施加體重在左腳上，讓左腳踝背屈（屈曲）。習慣做這個動作後，施加力量到外腳踝的話，平常彎曲踝關節時產生的疼痛應該會慢慢減輕才是。反覆做幾次下來，即使手不施力，踝關節彎曲時的疼痛也會減輕才是。

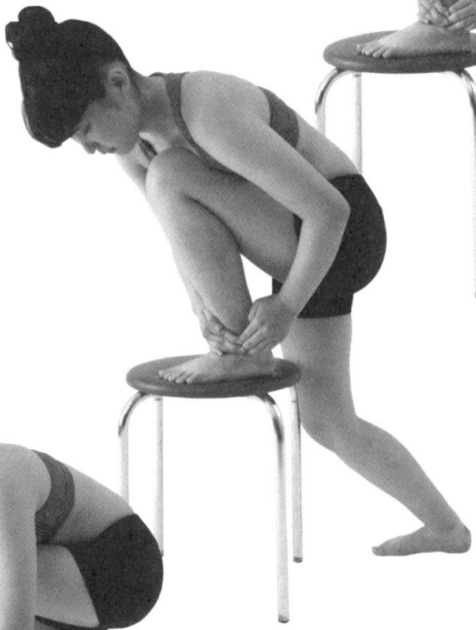

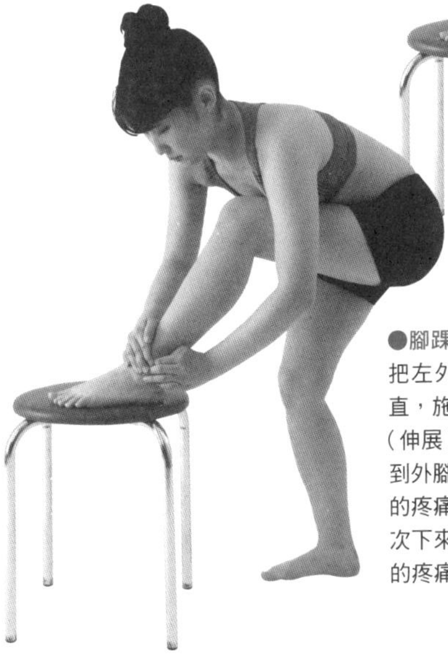

●腳踝伸展就會痛

把左外腳踝往斜後上方推時，左膝伸直，施加體重在右腳上，讓左腳踝蹠曲（伸展）。習慣做這個動作後，施加力量到外腳踝的話，平常伸展踝關節時產生的疼痛應該會慢慢減輕才是。反覆做幾次下來，即使手不施力，踝關節伸展時的疼痛也會減輕才是。

距骨的後方滑行MWM（例子是左腳踝）

●準備

左腳放在沒有椅背的椅子上，調整站姿成左膝彎曲90度，用右手的拇指和食指間的虎口放在距骨（腳背的根部）上，左手疊上去，往斜下後方推，加以壓迫。

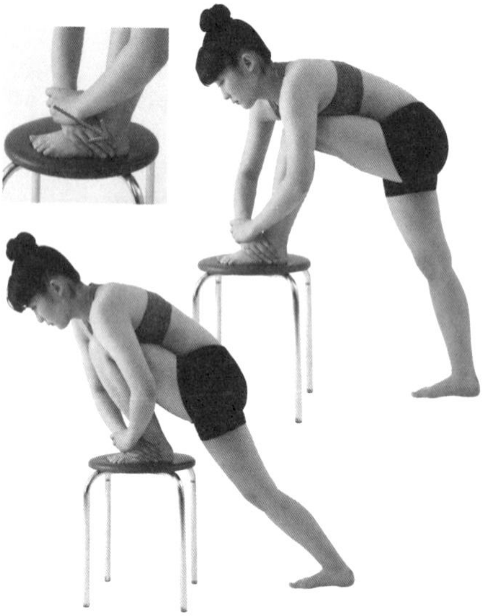

●腳踝彎曲就會痛

把距骨往斜後方用力壓迫時，左膝深深彎曲，施加體重在左腳上，讓左腳踝關節屈曲。習慣做這個動作後，施加力量到距骨的話，平常彎曲踝關節時產生的疼痛應該會慢慢減輕才是。反覆做幾次下來，即使手不施力，踝關節彎曲時的疼痛也會減輕才是。

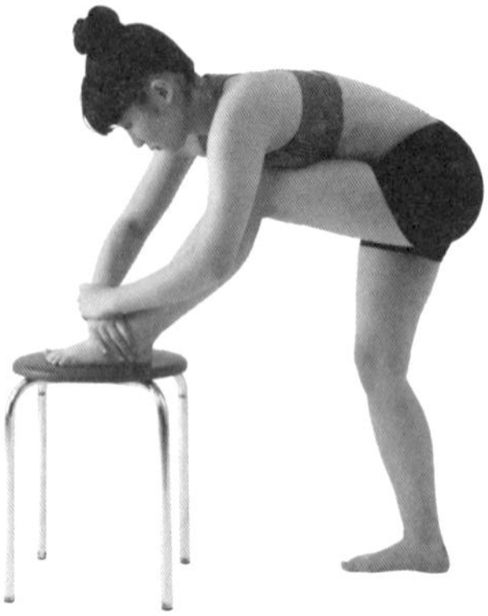

●腳踝伸展就會痛

把距骨往斜下後方用力壓迫時，左膝伸直，施加體重在右腳上，伸展左踝關節。習慣做這個動作後，施加力量到距骨的話，平常伸展踝關節時產生的疼痛應該會慢慢減輕才是。反覆做幾次下來，即使手不施力，踝關節伸展時的疼痛也會減輕才是。

腳趾猜拳

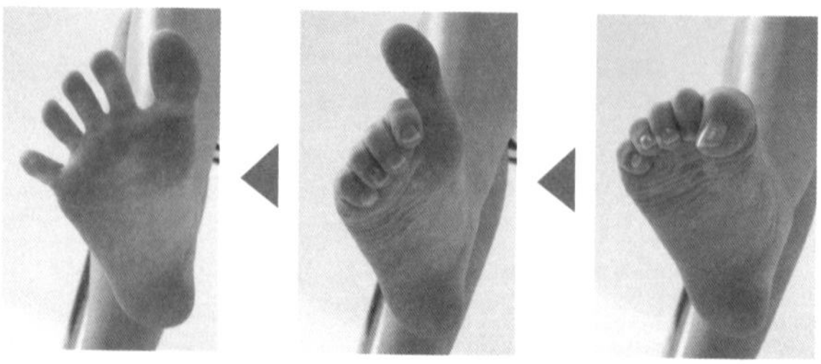

坐在椅子上，右腳放在左腳上，像是猜拳時出石頭般，右腳的腳趾用力彎曲起來，接著像是出剪刀般，只有拇趾張開，最後像是出布般，五隻指頭用力張開。

第 5 章

調整上肢

有肩關節、肘關節、腕關節，肩關節由5個關節構成

上肢在字典裡的定義是從肩膀到整個手臂的部分，這裡連讓手臂活動的上肢帶（肩胛帶）也一併介紹。

構成上肢的骨頭有上肢帶和自由上肢骨，上肢帶有肩胛骨和鎖骨，自由上肢骨有肱骨、前臂骨、手骨。

上肢的主要關節有肩關節、肘關節、腕關節，當中**又以肩關節最會影響到姿勢**。

肩關節由複數的關節構成，這些關節和活動肩膀有密切關聯，因此稱作肩關節複合體，肩關節複合體裡有第一肩關節、肩峰鎖骨關節、胸鎖關節、肩胛胸廓關節、第二肩關節。其中肩胛胸廓關節是肌肉帶動的生理性關節，而第二肩關節是功能性關節。

肩關節某部分出問題的話，就可能引起肩頸痠痛、四十肩、五十肩等疼痛或問題，而且也可能導致駝背或圓背等不良姿勢，另外，不良姿勢又可能引發肩膀傷害。

肩膀的運動也加上胸廓和脊椎的動作，因此，除了肩關節複合體以外，胸廓的肋橫突關節和肋頭關節、脊椎的椎間關節等關節也和肩膀運動與姿勢有關。

此外，肘關節和手關節也和維持姿勢有關。

上肢帶和自由上肢骨

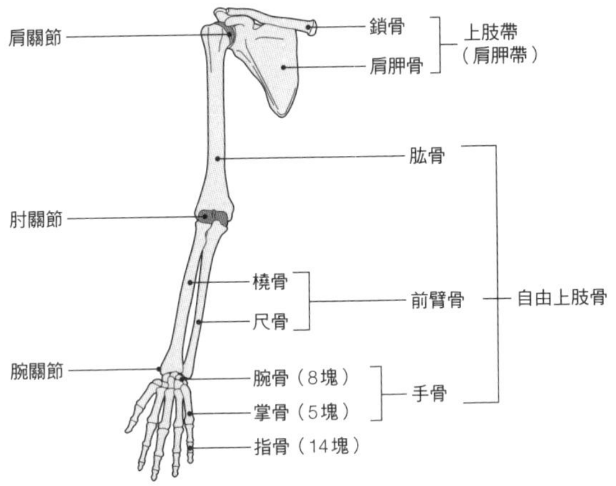

構成上肢的是上肢帶和自由上肢骨，上肢帶有肩胛骨和鎖骨，自由上肢骨有肱骨、前臂骨和手骨。

形成肩關節複合體的主要關節

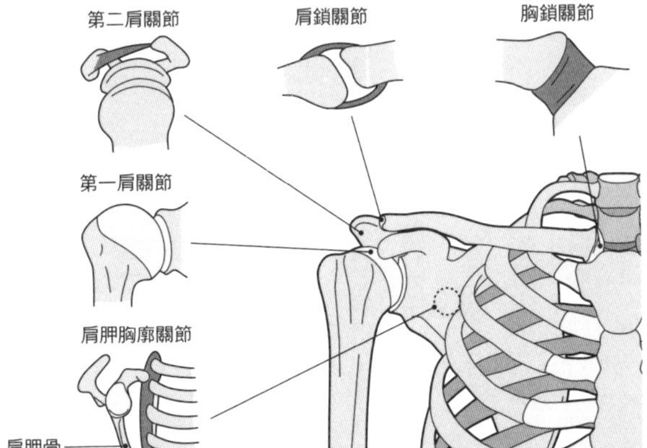

一般所稱的肩關節指的是第一肩關節，也還有很多其他的關節相互協調發揮功能，形成一個稱作肩關節複合體的組合。

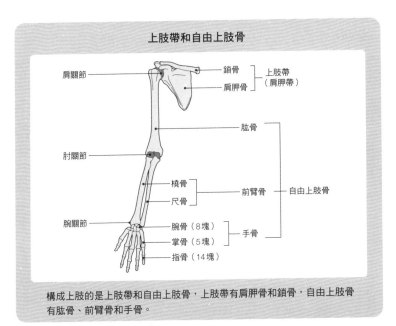

2

肩關節的構造（第一肩關節）

關節很淺，可動範圍廣，不過不穩定，因此容易脫臼

包含複數關節的肩關節複合體中，肩胛骨和肱骨形成第一肩關節，這是狹義的肩關節。

第一肩關節屬於球窩關節，大家都知道這是可動性最大的關節之一。

球窩關節指的是球狀的肱骨頭嵌入臼狀的關節盂所形成的。在肩胛骨上，和關節窩相比，肱骨頭的縱徑約是關節窩的1.9倍，橫徑約是2.3倍，關節的構造很淺，所以可動範圍很廣。

第一肩關節的優點也是關節很淺、可動範圍廣，不過相對的缺點就是不穩定且容易脫臼。

為了補救這個缺點，身體結構上有很多機制可保持其靜態穩定性與動態穩定性。

為了提高靜態穩定性，關節盂邊緣有關節唇，此外關節囊連結肱骨和關節唇。這個關節囊由上、中、下肩盂肱韌帶和喙肱韌帶補強。

而讓動態穩定性提高的是包覆關節囊的肩旋板（旋轉肌袖）這個組織。

肩旋板是肩胛下肌、棘上肌、棘下肌、小圓肌這些和迴旋有關的肌肉附著部，是個堅固的肌腱組織，舉起上肢時將肱骨往關節窩壓，使之穩定，這也是棒球投手容易受傷的部位。

第一肩關節的構造

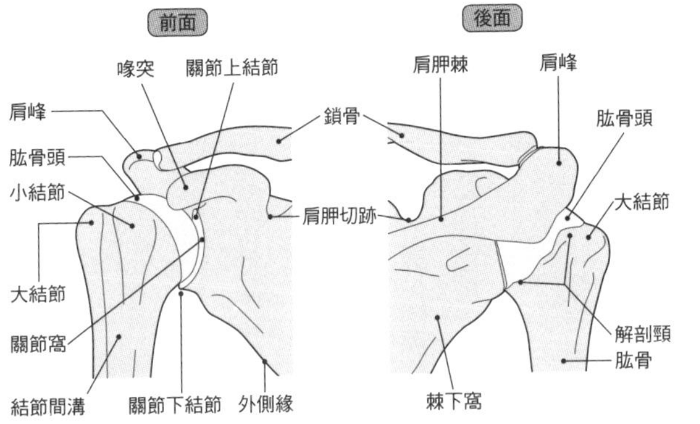

第一肩關節被分類為球窩關節，和呈臼狀的關節窩相比，呈現球狀的肱骨頭比較大，因此可動範圍較大。

構成肩旋板的肌肉

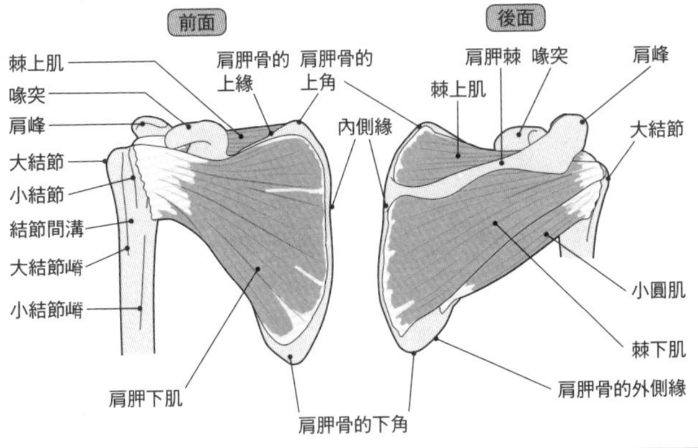

和旋轉有關的肩胛下肌、棘上肌、棘下肌、小圓肌的附著部是個肌腱組織，能提高第一肩關節的動態穩定性。

3

肩關節的構造（肩胛胸廓關節）

骨頭和骨頭沒有直接連接，靠肌肉才連接起來

關節通常是骨頭和骨頭連結的地方，不過肩關節複合體並不是骨頭和骨頭連結的關節，而是肩胛胸廓關節，也稱作胸廓假性關節。

肩胛胸廓關節是位於肩胛骨和胸廓之間的功能性關節。**肩胛骨為了讓肩關節能更自由活動，在胸廓上浮游滑行地移動。**而支撐這個運動的就是眾多肌肉。

肩胛骨是從後方包覆住肋骨的倒三角形的左右一對的平坦骨頭，上面兩個角是外側的外側角和內側的上角，面朝下的頂點稱作下角。

肩胛的外側角有關節盂，做出肱骨頭和第一肩關節，上面有幾乎呈平行走向的稱作肩胛棘的隆起，其前端有稱作肩峰的突起。

除了肩胛胸廓關節以外，肩胛骨還做出肩鎖關節、胸鎖關節、第二肩關節。

肩鎖關節是連接肩胛骨的肩峰和鎖骨的外側端（肩峰端）的部位，當作肩胛骨頭運動的支點發揮功能。

胸鎖關節是鎖骨的胸骨端連接胸骨與第一肋骨的關節，胸鎖關節是透過肋骨，成為讓肩胛骨連接軀幹的唯一一個關節，透過鎖骨，成為肩胛骨活動的支點。

第二肩關節由肱骨頭、肩峰、喙肩韌帶、喙突形成，預防肱骨頭離開肩關節往上面偏離。

胸廓和肩胛帶

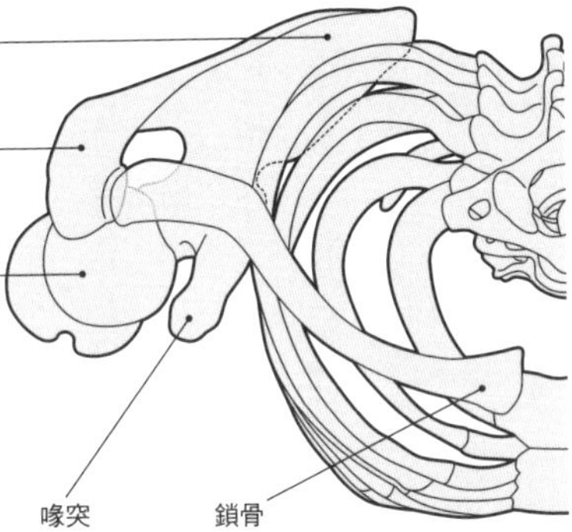

這是由上方透視右肩的圖，其機制是胸廓和肩胛骨間有空間，靠肌肉帶動，肩胛骨能滑行到胸廓上。

理解肩胛骨的構造

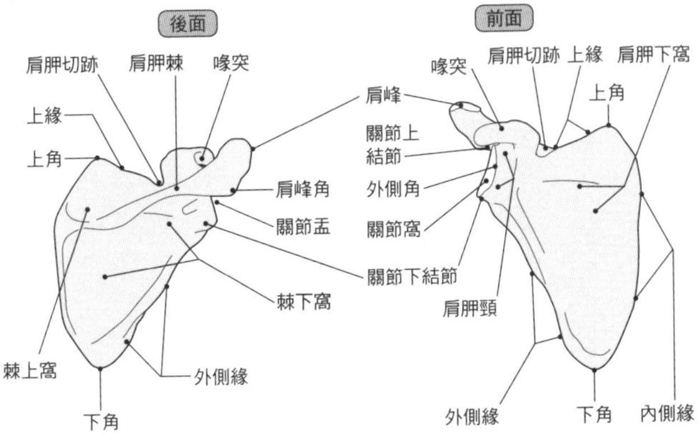

這是從前面和後面看右側肩胛骨的圖，有肩胛棘、肩峰、喙突、關節盂、棘下窩等凹凸，分別有肌肉附著。

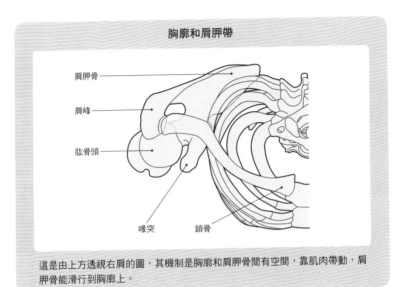

在屈曲和外展上，伴隨20度的脊椎代償動作

第一肩關節的動作有屈曲、伸展、外展、內收、外旋、內旋、水平屈曲（內收）、水平伸展（外展），還能將做屈曲、伸展、外展、內收綜合，做出轉動手臂等更大動作的運動。

屈曲是把手臂（上肢）往前伸出的動作，最多可往上舉180度，若將軀幹（脊椎）固定的話，則只能舉160度，剩餘的20度要搭配脊椎伸展才做得出來。伸展是把手臂（上肢），從下垂位開始往後舉，有50度的可動範圍。

外展是把手臂（上肢）從旁邊往上舉的動作，最多可往上舉180度，若將軀幹（脊椎）固定的話，則只能舉160度，剩餘的20度要搭配脊椎側屈才做得出來。內收是把手臂往內側舉起的動作。

外旋是把肱骨往外旋轉的動作，內旋是把肱骨往內旋轉的動作，確認動作時，必須把肘關節彎曲。肘關節保持伸直狀態的話，前臂的迴旋就會做出代償性動作（無法做出某個動作時，用別的動作或肌肉運作來補償），而無法做出正確的判斷。外旋和內旋靠①第1肢位（上肢在體側下垂）、②第2肢位（肩關節90度外展位）、③第3肢位（肩關節90度屈曲位）這些關節角度（肢位）來定義。第1肢位和第2肢位比起來，第2肢位的可動範圍較大。

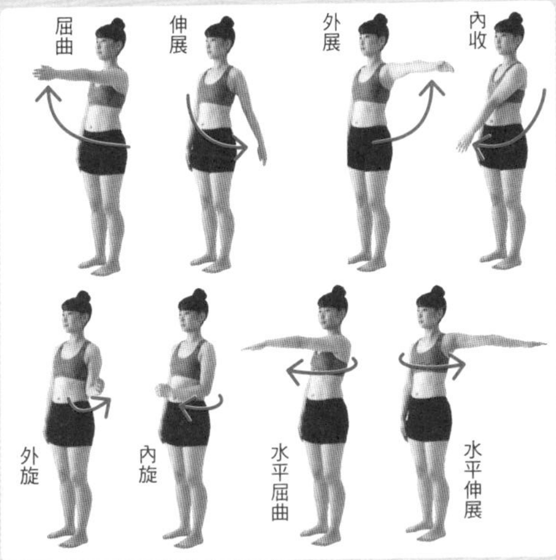

第一肩關節的動作及可動範圍

除了屈曲、伸展、外展、內收、外旋、內旋、水平屈曲、水平伸展這六種基本動作，第一肩關節還能靠複合運動做出更大的動作。

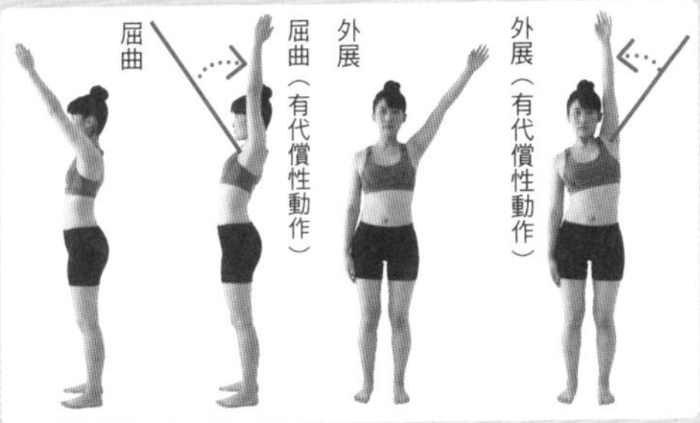

第一肩關節的代償性動作

關於第一肩關節的屈曲和外展，各因約20度的脊椎代償動作，可確保180度的關節可動範圍。

水平屈曲是在肩關節90度屈曲位把手臂往前伸的動作，水平伸展是在肩關節90度屈曲位把手臂往後伸的動作。水平屈曲的可動範圍是135度，水平伸展的可動範圍是30度。

第一肩關節的關節運動

骨頭運動	關節運動
屈曲	骨頭：往前方滾動，往後方滑行（軸迴旋）
伸展	骨頭：往後方滾動，往前方滑行（軸迴旋）
外展	骨頭：往上方滾動，往下方滑行
內收	骨頭：往下方滾動，往上方滑行
外旋（體側）	骨頭：往後方滾動，往前方滑行
內旋（體側）	骨頭：往前方滾動，往後方滑行
水平屈曲（內收）	骨頭：往後方滾動，往前方滑行
水平屈曲（外展）	骨頭：往前方滾動，往後方滑行

5

肩胛骨的運動（肩胛骨）

肱骨和肩胛骨是靠二比一的關節角度連動才能動

肩胛胸廓關節上的肩胛骨的動作裡有上舉、下壓、外展、內收、上方迴旋、下方迴旋、前傾、後傾。

上舉是像是縮肩般把肩胛骨往上提的動作，下壓像是放下肩頭般把肩胛骨往下放的動作。

外展是手臂往前推出般，肩胛骨離開脊椎的動作，內收是肩膀往後縮般，肩胛骨靠近脊椎的動作。

上方迴旋是肩胛骨的下角同時朝向外側和上側旋轉，下方迴旋是肩胛骨的下角同時朝向內側和下側旋轉。

前傾是肩胛骨往前傾斜的動作，後傾是肩胛骨往後傾斜的動作。

肱骨和肩胛骨有個稱作肩胛肱骨節律的連帶動作，在肩胛肱骨節律上，一般而言肱骨和肩胛骨的旋轉角度呈現2比1。例如，肩關節90度上舉位（外展）時，肱骨（第一肩關節）會出現60度旋轉，肩胛骨出現30度旋轉。肱骨只有在一剛開始的30度左右為止才能單獨外展。然後肩關節180度上舉位（外展）時，肱骨會出現120度旋轉，肩胛骨出現60度旋轉。

第一肩關節、肩胛胸廓關節無論哪個的動作變不流暢，肩胛肱骨節律就會混亂，最終還有可能導致肩膀周圍的問題。

肩胛骨的多樣動作

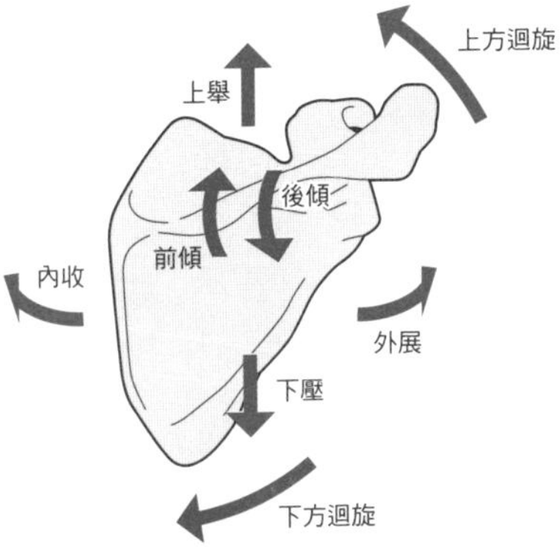

胸廓上的肩胛骨動作裡有上舉、下壓、外展、內收、上方迴旋、下方迴旋、前傾、後傾，靠眾多肌肉協調動作。

以 2 比 1 的比例產生的肩胛肱骨節律

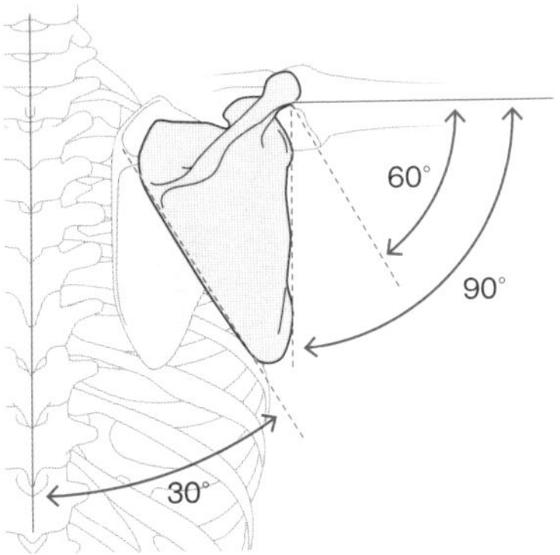

肩胛肱骨節律指的是肱骨和肩胛骨呈現一定比例動作的現象，將下垂於體側的手臂上舉時，外展角度為90度時，其中的60度是肱骨的動作，30度是肩胛骨的動作。

6

參與肱骨和肩胛骨運動的肌肉

三角肌和棘上肌合作讓肱骨穩定，斜方肌和前鋸肌合作讓肩胛骨穩定

讓第一肩關節活動的肌肉如下：

屈曲是三角肌（前部纖維）、喙肱肌、胸大肌（鎖骨部）。伸展是三角肌（後部纖維）、闊背肌、大圓肌。外展是三角肌（中部纖維）、棘上肌。內收是胸大肌（胸骨部）、闊背肌、肩胛下肌、喙肱肌、大圓肌。外旋是三角肌（中部、後部纖維）、棘下肌、小圓肌。內旋是闊背肌、三角肌（前部纖維）、肩胛下肌、大圓肌。水平屈曲是胸大肌（胸骨部），水平伸展是三角肌（中部纖維）、棘下肌。

肩胛骨的動作主要和以下這些肌肉有關，上舉是斜方肌（上部纖維）、提肩胛肌、大小菱形肌。下壓是斜方肌（下部纖維）、胸小肌、鎖骨下肌。內收是斜方肌（中部纖維）、大小菱形肌。外展是前鋸肌、胸小肌。上方迴旋是斜方肌（上部中部纖維）、前鋸肌。下方迴旋是斜方肌（下部纖維）、闊背肌、胸小肌。前傾是胸小肌，後傾是斜方肌（下方纖維），前鋸肌。

這些肌肉互相合作，提高動態穩定性。

三角肌和棘上肌合作，三角肌在第一肩關節屈曲時，棘上肌收縮，抑制肱骨往上方移動。

棘下肌和肩胛下肌合作，在第一肩關節迴旋時，邊把肱骨頭往關節窩推，邊支援迴旋。

肱骨和肩胛骨的肌肉（前面）

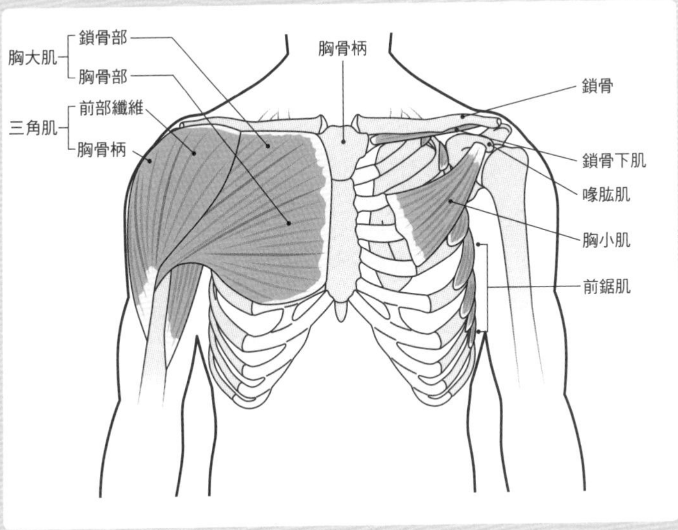

肱骨和肩胛骨的肌肉（後面）

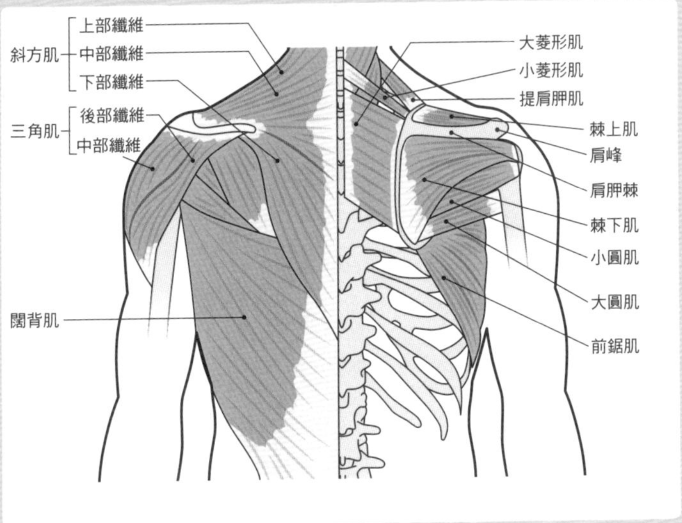

斜方肌和前鋸肌合作，斜方肌讓肩胛骨內收，前鋸肌讓肩胛骨外展。同時斜方肌讓肩胛骨離開胸廓，前鋸肌將肩胛骨往胸廓推，提高動態穩定性。

肱骨和肩胛骨肌肉的整理

對第一肩胛骨發揮功能的肌肉

肌肉名稱	起端	止端	功能	支配神經（髓節）
棘上肌	肩胛骨的棘上窩、棘上筋膜	肱骨的大結節、肩關節囊	肩關節的外展	肩胛上神經（C5）
棘下肌	肩胛骨的棘下窩、棘下筋膜	肱骨的大結節的中央部、肩關節囊	肩關節的外旋	肩胛上神經（C5～6）
肩胛下肌	肩胛骨的肩胛下窩、肩胛下筋膜	肱骨的小結節和小結節嵴、肩關節囊	肩關節的內收、內旋	肩胛下神經（C5～6）
大圓肌	肩胛骨的下角後面	肱骨的小結節嵴	肩關節的內收、伸展、內旋	肩胛下神經（C5～7）
小圓肌	肩胛骨的外側緣附近的後面、棘下筋膜	肱骨的大結節、肩關節囊	肩關節的外旋	腋窩神經（C5）
三角肌	鎖骨的外側⅓、肩胛骨的肩峰和肩胛棘	肱骨的三角肌粗隆	前部纖維：肩關節的屈曲、內旋，中部纖維：肩關節的外展、外旋，後部纖維：肩關節的伸展、外旋	腋窩神經（C4～6）
喙肱肌	肩胛骨的喙突	肱骨的內側面的中央部	肩關節的屈曲、內收	肌皮神經（C6～7）
闊背肌	胸腰筋膜的淺葉、第1～12胸椎（T7～12）、全腰椎的棘突起、薦骨的正中薦骨嵴、肩胛骨的下角、髂骨的髂骨嵴、第9～12肋骨	肱骨的小結節嵴	肩關節的內收、伸展、內旋（肩胛骨的下方迴旋）	胸背神經（C6～8）
胸大肌	鎖骨部：鎖骨的內側前方½，胸骨部：第1～6肋骨的肋軟骨前面和胸骨前面	肱骨的大結節嵴	鎖骨部：肩關節的屈曲、內收、內旋，胸骨部：肩關節的內收、水平屈曲	內側與外側胸肌神經（C5～T1）

對肩胛骨發揮功能的肌肉				
肌肉名稱	起端	止端	功能	支配神經（髓節）
斜方肌	上部纖維：枕骨的上項線、枕外粗隆、項韌帶，中部纖維：第7頸椎（C7）與第1～3胸椎（T1～3）的棘突，下部纖維：第4～12胸椎（T4～12）的棘突	上部纖維：鎖骨的外側½，中部纖維：肩胛骨的肩峰和肩胛棘，下部纖維：肩胛骨的肩胛棘內側⅓	上部纖維：肩胛骨上舉、上方迴旋，中部纖維：肩胛骨內收、上方迴旋，下部纖維：肩胛骨的下壓、下方迴旋、後傾	副神經、頸椎神經（C2～4）
提肩胛肌	第1～4頸椎（C1～4）的橫突	肩胛骨的上角和內側緣上部	肩胛骨上舉	肩胛背神經（C2～5）
胸小肌	第3～5肋骨的前面	肩胛骨的喙突	肩胛骨下壓、下方迴旋、外展、前傾	內側胸肌神經（C8～T1）
小菱形肌	第7頸椎（C7）～第1胸椎（T1）的棘突	肩胛骨的肩胛棘根部	肩胛骨的上舉、內收、下方迴旋	肩胛背神經（C5）
大菱形肌	第2～5胸椎（T2～5）的棘突	肩胛骨的內側緣（肩胛棘根部和下角之間）		
前鋸肌	第1～9肋骨的前部外側	肩胛骨的內側緣前方	肩胛骨的上方迴旋、外展、後傾	長胸神經（C5～7）
鎖骨下肌	第1肋骨與肋軟骨上面	鎖骨的中央部下面	鎖骨的下壓	鎖骨下神經（C5～6）

7

肘關節、腕關節的構造

因為手肘能做出角度，才能掛住包包

肘關節由肱橈關節、肱尺關節、橈尺近側關節這3個關節形成。

肱橈關節是肱骨小頭（凸面）和橈骨頭（凹面）形成的球窩關節，和肘關節的屈曲和伸展、前臂的旋前和旋後有關。

肱尺關節是由肱骨滑車（凸面）和尺骨的滑車切跡（凹面）形成的屈戌關節，和肘關節的屈曲與伸展有關。

橈尺近側關節是由橈骨頭的關節環狀面（凸面）和尺骨的橈骨切跡（凹面）形成的一種車軸關節，和前臂的旋前與旋後有關。

把上肢垂下，掌心朝前，做肘關節伸展時，前臂和上臂形成的軸會外翻，這稱作生理性外翻。之所以能用前臂吊掛著手提包，是因為有這個外翻，這正是掛包包角度。

手的骨頭由8個腕骨、5個掌骨、14個指骨形成（參考189頁）。手腕的關節是由腕關節、掌間關節、腕間關節、豆狀骨關節形成的複合關節。

腕關節是由橈骨的遠位端（凹面）和近位手根列（凸面，舟狀骨、月狀骨、三角骨）形成的一種橢圓關節。掌間關節是近位手根列與遠位手根列（大小菱形骨、有頭狀骨、有鉤狀骨）之間的關節，腕間關節是除了豆狀骨以外的近位與遠位腕骨間的關節，豆狀骨關節是豆狀骨和三角骨的關節。

其他，還有活動手指的腕掌關節（CM關節）、掌部指節關節（MP關節）、近端指節間關節（PIP關節）、遠端指節間關節（DIP關節）。

肘關節的複合體與前臂的構造　從前面看右手肘的圖像

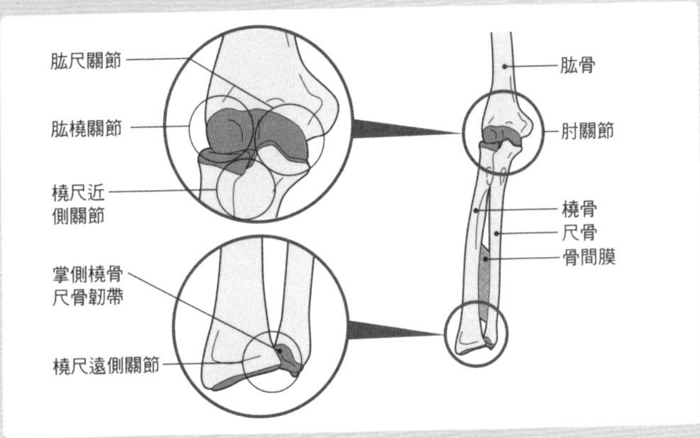

手關節的構造　從手心方向看向左手的圖像

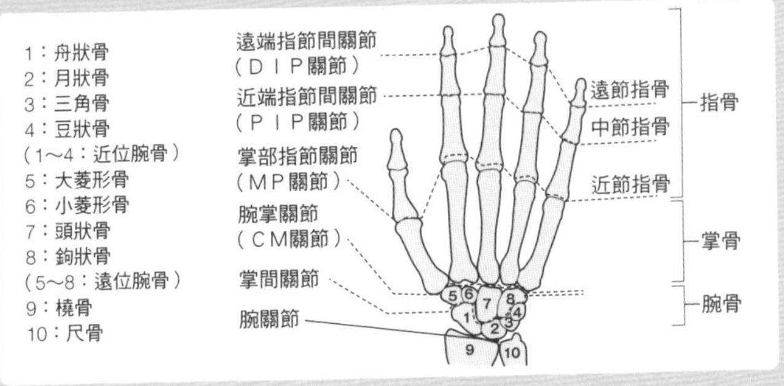

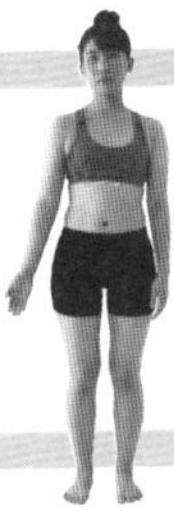

生理性外翻是什麼呢？

肘關節伸展或旋後時，會出現生理性外翻，和生理性外翻相比，手更往外側翻就稱作肘外翻，若手位於內側，就稱作肘內翻。

肘關節的主要動作是屈曲和伸展，女性的伸展角度比男性大

肘關節的主要動作是屈曲和伸展，而且，關節複合體當中，肱橈關節、肱尺關節也有關。

屈曲能做0～145度，而伸展能做0～5度，限制屈曲的是上臂前部的軟組織和肱三頭肌的抵抗。而限制伸展的是肘頭和肘頭窩的接觸、肱二頭肌的抵抗、側副韌帶拉住等主要原因。女性的手肘韌帶比男性鬆，伸展角度有可能是0～15度。

如同轉動門把或打開寶特瓶的蓋子，肘關節也可以讓前臂迴旋，這是因關節複合體的近側橈尺關節和手腕側的橈尺遠側關節發揮功能而成的。在肘關節彎曲的狀態下，能夠做0～90度的旋前和旋後。

手關節的運動是2軸性的，能做出很豐富的動作，有屈曲（掌屈）、伸展（背屈）、外展（橈屈）、內收（尺屈），這些複合運動能讓手做出更大範圍的運動。

屈曲和伸展的可動範圍約85度，做屈曲時，腕關節負責50度，掌間關節負責35度。伸展上，比例顛倒，腕關節負責35度，掌間關節負責50度。

外展25度，內收55度，外展的約50%，內收的約60%是腕關節負責的，外展的可動範圍較狹窄是因為橈骨莖突接觸到舟狀骨。

前臂的旋前和旋後

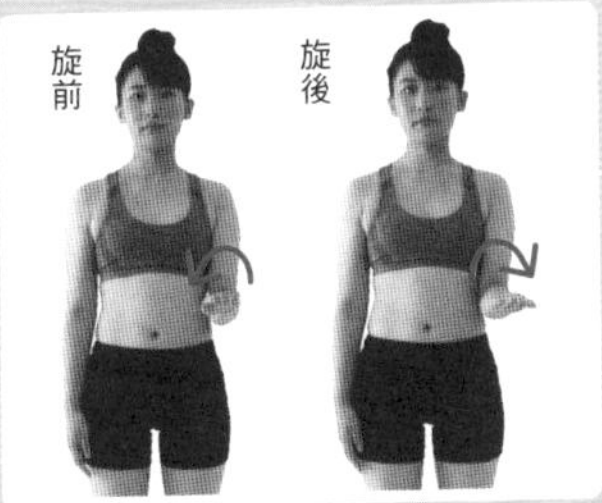

肘關節彎曲時，能做0～90度範圍內的旋前和旋後。

肘關節的屈曲和伸展

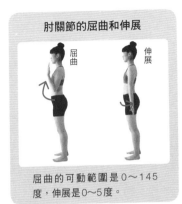

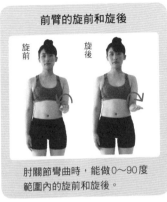

屈曲的可動範圍是0～145度，伸展是0～5度。

手關節的動作

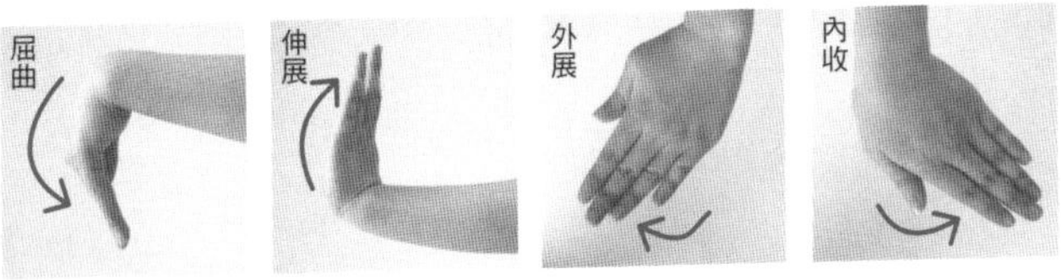

屈曲和伸展的可動範圍是85度，外展是25度，內收是55度。

肱尺關節的關節運動

骨頭運動	
屈曲	尺骨：在滑車上往前滾動，往前滑行。 同時尺骨讓肱骨上相對性地往外側滑行、內翻（結構運動）
伸展	尺骨：在滑車上往後滾動，往後滑行。 同時尺骨讓肱骨上相對性地往內側滑行、外翻（結構運動）

肱橈關節的關節運動

骨頭運動	
屈曲	橈骨頭：往前滾動，往前滑行，橈骨讓尺骨上相對旋後
伸展	橈骨頭：往後滾動，往後滑行，橈骨讓尺骨上相對旋前
旋前、旋後	橈骨頭：軸迴旋（橈尺近側關節），橈骨尺骨切跡：軸迴旋（橈尺遠側關節）
外展、內收	以伴隨屈曲、伸展的結構運動的形式出現，橈骨頭在外展時往外側滑行，內收時往內側滑行

9

肘關節、腕關節的肌肉

讓手肘彎曲的肌肉有兩個肌頭，讓手肘伸直的肌肉有三個肌頭

肘關節做主要動作的屈曲和伸展時，有構成上臂的大塊肌肉參與，即上臂前側的肱二頭肌、後側的肱三頭肌。

屈曲時的主動肌是肱二頭肌，顧名思義，這塊肌肉有長頭和短頭這兩個肌頭，其他，肱肌、腕橈骨肌也負責屈曲。

伸展時的主動肌是肱三頭肌，顧名思義，這塊肌肉有長頭和外側頭、內側頭這三個肌頭。

接下來確認和前臂的迴旋有關的肌肉。

前臂的旋後時，主動肌是旋後肌、肱二頭肌。旋前的主動肌是旋前圓肌、旋前方肌。其中旋後肌和旋前圓肌連接肱骨和橈骨，也負責肘關節的屈曲和伸展。

手關節和讓手活動的肌肉可大致分為外在肌、內在肌。

外在肌的起端是上臂或前臂，止於手的骨頭，也負責手指的伸展、屈曲、外展、內收。其中，前臂肌群的起端是肱骨，負責手關節的屈曲和伸展、外展和內收。橈側伸腕長肌、橈側伸腕短肌、尺側伸腕肌、橈側屈腕肌、掌長肌、尺側屈腕肌這六塊肌肉很重要。

內在肌的起端和止端在手裡，有魚際肌、小魚際肌、蚓狀肌、骨間肌這四群肌肉。

上臂的肌肉（右側前面）

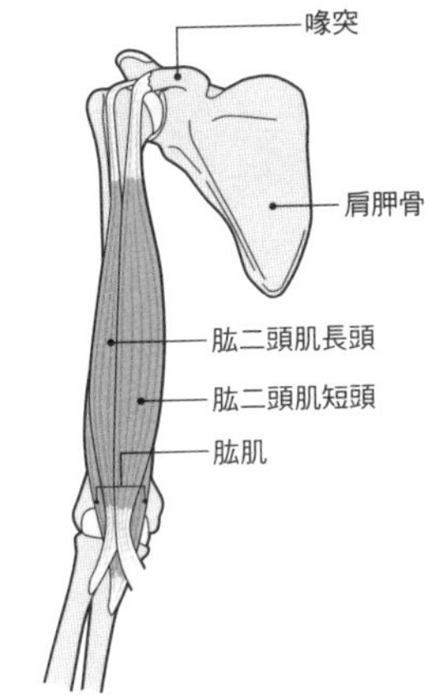

上臂的肌肉（右側後面）

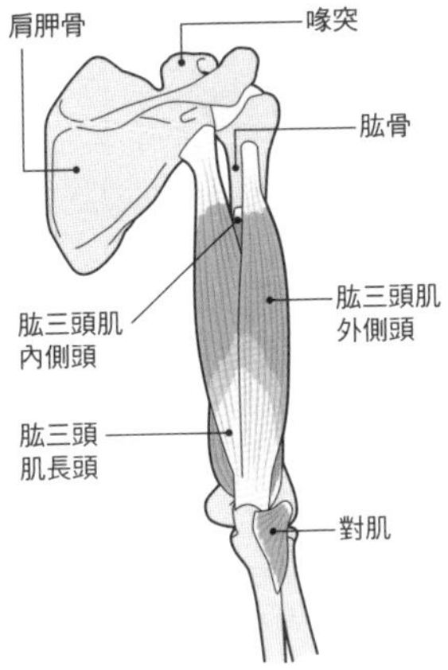

前臂的屈肌群

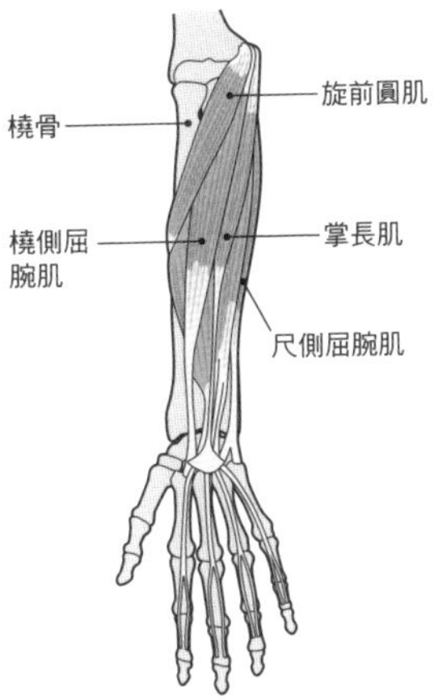

前臂的伸肌群

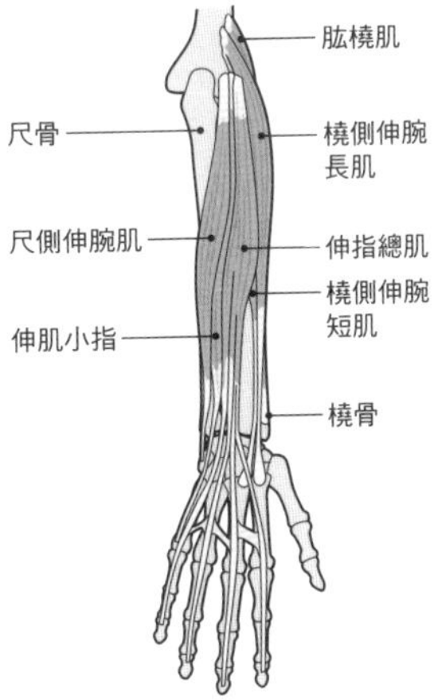

肘關節、腕關節的整理

長在上臂與前臂的肌肉

肌肉名稱	起端	止端	功能	支配神經（髓節）
肱二頭肌	長頭：肩胛骨的關節上結節和一部分的關節唇，短頭：喙突	橈骨粗隆	肘關節的屈曲、前臂的旋後（長頭：肩關節的外展，短頭：肩關節的屈曲和內收）	肌皮神經（C5～6）
肱肌	肱骨前面的下半部分	尺骨粗隆	肘關節的屈曲	肌皮神經（C5～6）
肱橈肌	肱骨的外側緣的遠位	橈骨的莖突上方	輔助肘關節的屈曲與前臂的旋後	橈骨神經（C5～8）
肱三頭肌	長頭：肱骨的關節下結節，內側頭：肱骨的橈骨神經溝以下的後面，外側頭：肱骨的橈骨神經溝以上的後面	尺骨的鷹嘴突	肘關節的伸展、肩關節的伸展（長頭）	橈骨神經（C6～8）
旋後肌	肱骨的外側上髁、尺骨的旋後肌嵴	橈骨上部外側	前臂的旋後、肘關節的伸展	橈骨神經（C5～8）
旋前圓肌	肱骨的內側上髁、尺骨的鉤狀突起內側	橈骨中央外側的旋前肌粗隆	肘關節的屈曲、前臂的旋前	正中神經（C6～7）
旋前方肌	尺骨的下部前面	橈骨的遠端前面	前臂的旋前	正中神經（C6～8、T1）

外在肌（前臂肌群）

肌肉名稱	起端	止端	功能	支配神經（髓節）
橈側伸腕長肌	肱骨的外側上髁遠位	第 2 掌骨底背側	手關節的背屈、橈屈	橈骨神經（C6～7）
橈側伸腕短肌	肱骨的外側上髁	第 3 掌骨底	手關節的背屈、橈屈	橈骨神經（C5～8）
尺側伸腕肌	肱骨頭：肱骨的外側上髁，尺骨頭：尺側上部後面	第 5 掌骨底	手關節的背屈、尺屈	橈骨神經（C6～8）
橈側屈腕肌	肱骨的內側上髁	第 2～3 掌骨底	手關節的掌屈、橈屈	正中神經（C6～7）
掌長肌	肱骨的內側上髁	掌腱膜	手關節的掌屈	正中神經（C7～T1）
尺側屈腕肌	肱骨頭：肱骨的內側上髁，尺骨頭：尺側肘頭後面	豆狀骨、第 5 掌骨底	手關節的掌屈、尺屈	尺骨神經（C7～T1）

外在肌				
肌肉名稱	起端	止端	功能	支配神經（髓節）
伸指肌	肱骨的外側上髁	第2～5指中節指骨底、遠節指骨底	第2～5指的伸展、手關節的背屈	橈骨神經（C6～8）
伸食指肌	尺骨的後下部、前臂骨間膜	第2指指背腱膜	第2指的伸展	橈骨神經（C6～8）
伸小指肌	從伸指肌下部開始分離	第5指指背腱膜	第5指的伸展	橈骨神經（C6～8）
屈指淺肌	橈尺近側骨頭：內側上髁、尺骨粗隆、橈骨頭：橈骨上前部	第2～5指中節指骨底	第2～5指PIP關節屈曲	正中神經（C7～T1）
屈指深肌	尺骨的前面、前臂骨間膜	第2～5指遠節指骨底	第2～5指DIP關節屈曲	正中神經、尺骨神經（C7～T1）
屈拇長肌	橈骨前面、前臂骨間膜	拇指遠節指骨底	拇指IP關節的屈曲、MP關節的屈曲	正中神經（C6～8）
伸拇長肌	尺骨後面、前臂骨間膜	拇指遠節指骨底	拇指IP關節的伸展、MP關節的伸展	橈骨神經（C6～8）
伸拇短肌	前臂骨間膜、橈骨背面	拇指遠節指骨底	拇指MP關節的伸展、拇指的外展	橈骨神經（C6～8）
外展拇長肌	尺骨的外側面、橈骨體後面中⅓、前臂骨間膜	第1掌骨底外側	手關節的橈屈、拇指的外展	橈骨神經（C6～8）

出處：《運動學教科書》（南江堂）

＊省略內在肌

肩關節

肩膀會痛或覺得不舒服時，可做這些修正運動

肩關節是上肢裡能做出最豐富動作的關節。來做能活動肩關節的關節副動作、多少能稍微減輕疼痛和緩和症狀的修正異常位置的運動吧。

利用椅子做第一肩關節的下方滑行（例子是沒有重物、右肩）

1

橫向坐在有椅背的高椅子上，在椅背上放條毛巾才不會痛，右臂繞過椅背，手肘伸直，可在椅面墊個坐墊或靠墊調整姿勢，使雙肩與地板平行。

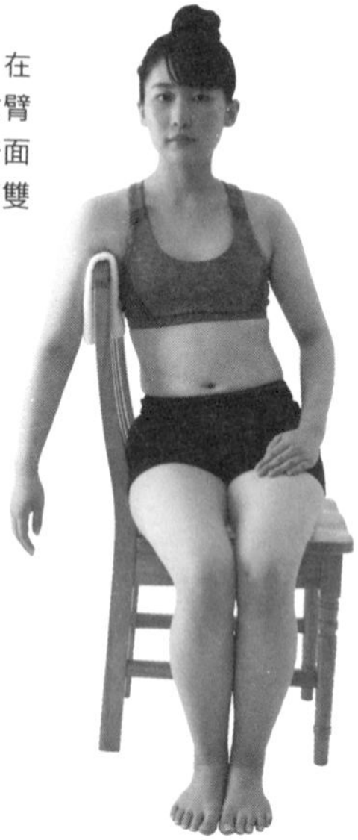

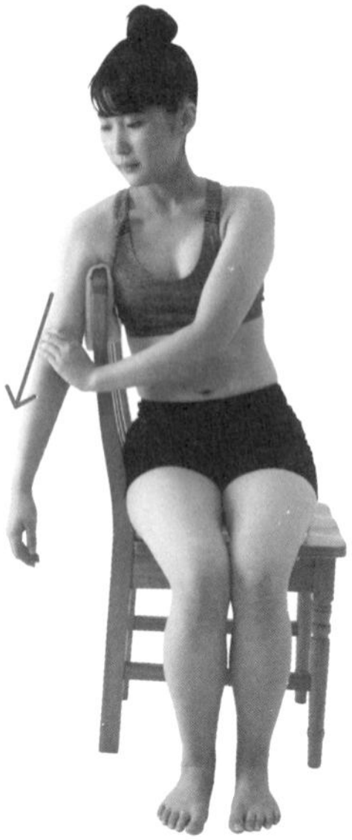

2

左手抓住右上臂的手肘附近，往正下方拉扯牽引。

手臂無法順利伸直時

利用椅子做第一肩關節的下方滑行（例子是有重物、右肩）

如同「沒有重物」的做法一樣坐在椅子上，右手拿著重物（在塑膠袋裡放入兩、三瓶裝滿500mℓ水的寶特瓶，參考172頁），使右手臂伸直牽引。

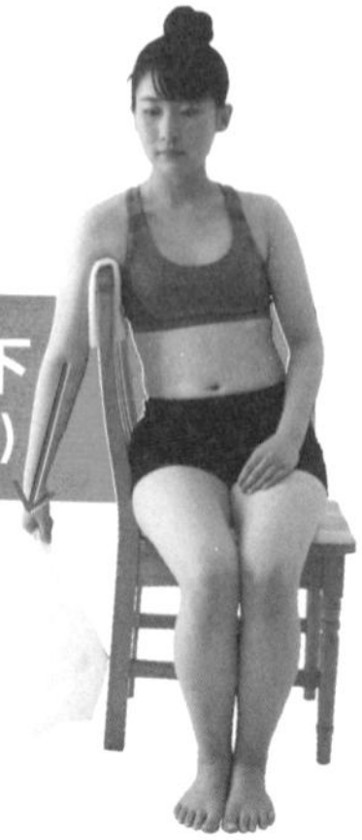

修正運動的重點

❶ 不用決定次數，做到動起來較順或較輕鬆時。

❷ 感到疼痛或不舒服的範圍逐漸縮小，或是症狀減輕時，持續做。大部分的人若是做右邊有效的話，就是只做往右的運動有效，往左邊做的話，狀況反而變差。並不用全部的運動都做，或是左右兩邊都做，而是反覆做能讓症狀好轉的運動。

❸ 感到疼痛或不舒服的範圍擴大時，或是疼痛範圍沒有縮小，只是感到更痛時，應馬上停止做運動，去看骨科醫師。

利用椅子做第一肩關節的下方滑行（例子是右肩）

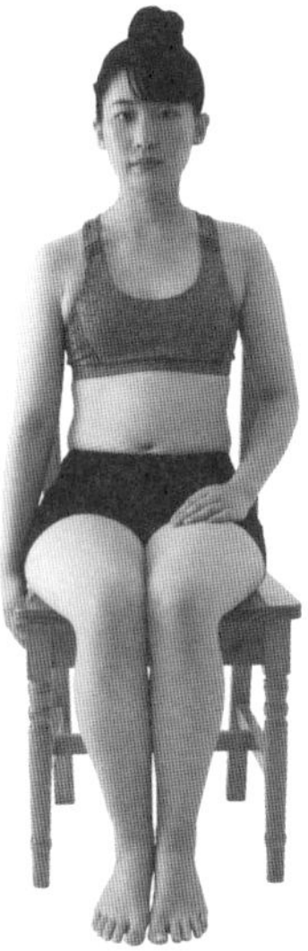

1

坐在椅子上，坐深一點，調整姿勢，右手臂伸直，用右手抓住椅面。

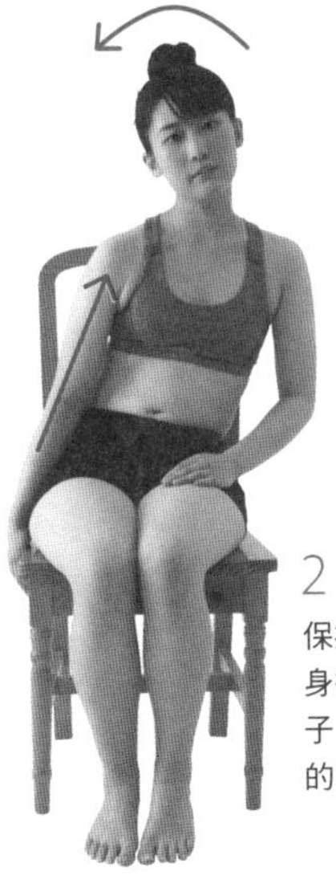

2

保持右手肘伸直，上半身往左傾斜，頸椎（脖子）往右側倒，拉右邊的第一肩關節。

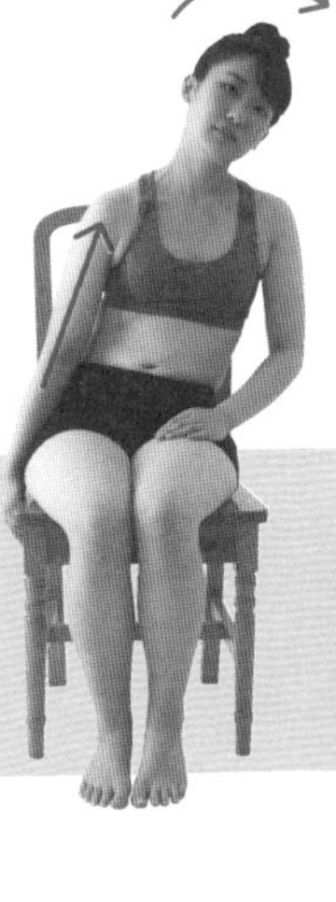

NG

常會看到的錯誤動作是伸展第一肩關節時，頸椎往同一側倒，如此一來，有可能對脖子的神經造成壓力，引發脖子到胸部的神經問題，讓神經症狀惡化，要特別注意。

第一肩關節的離開（例子是兩手放在後面、右肩）

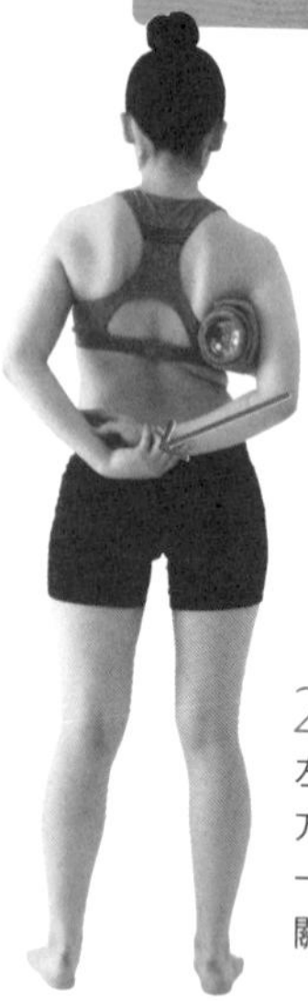

1
站直，右手腋下夾住寶特瓶，左手在身後抓住右手腕。

2
左手把右手臂往斜下方拉，打開右邊的第一肩關節（狹義的肩關節）。

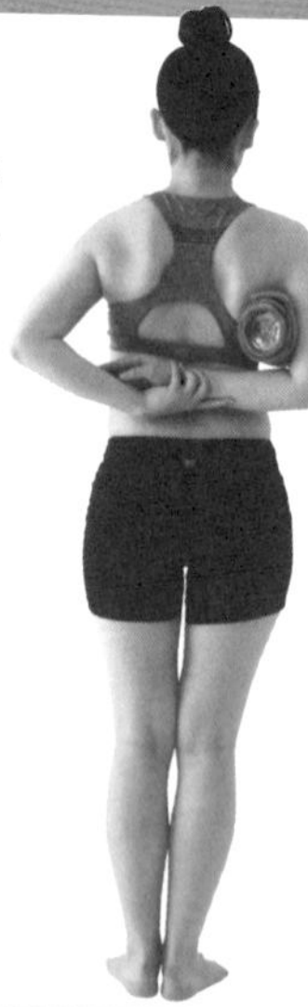

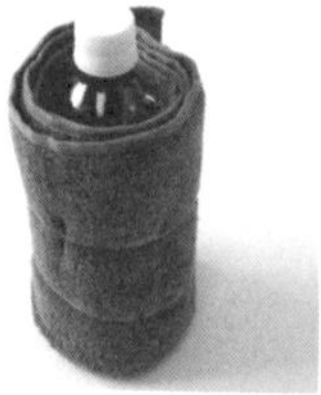

●準備
用一條毛巾把500mℓ容量的空寶特瓶包起來，並用橡皮筋固定住。因寶特瓶的瓶身太細，無法達到運動效果，所以用洗臉毛巾或運動毛巾包起來，增加直徑長度。

肩關節很硬，雙臂無法在身後交握

第一肩關節的離開（例子是兩手放在前面、右肩）

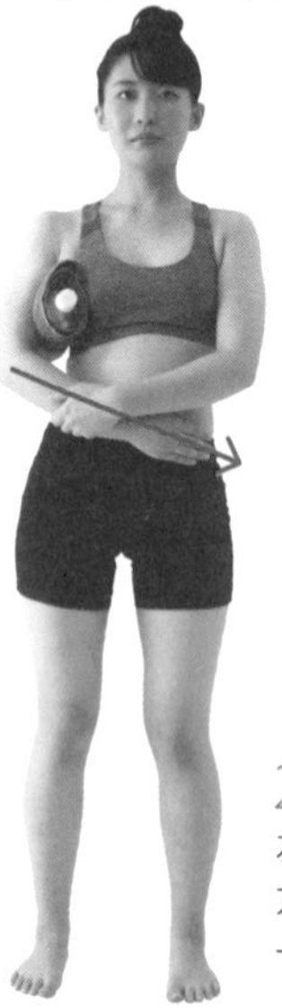

1
右手腋下夾住寶特瓶，左手在前面抓住右手腕。

2
左手把右手臂往斜下方拉，打開右邊的第一肩關節。

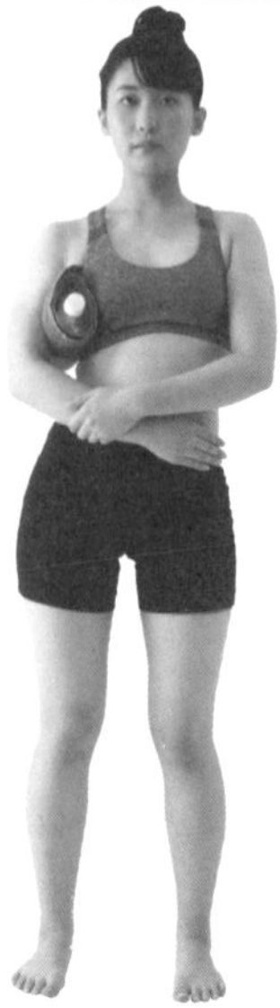

Hand Behind Back（ＨＢＢ*）（例子是右肩）

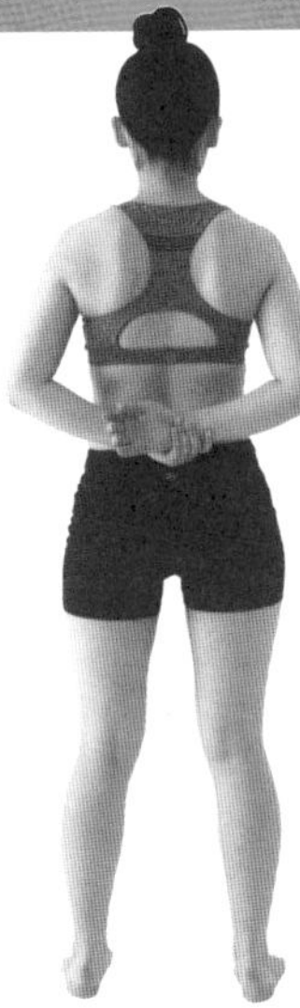

1
●手上舉和外展時會痛，再加上不太能做ＨＢＢ時
雙腳打開與腰同寬，站直，雙臂繞到身後，右手肘彎成90度，左手抓住右手。

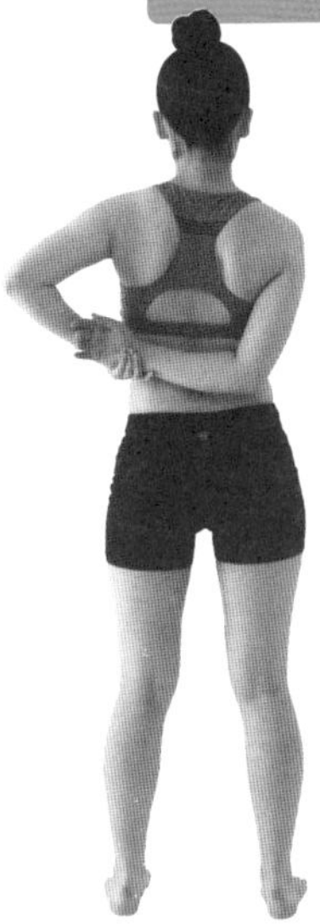

2
左手把右手肘往斜上方拉，讓右邊肩胛骨往下方迴旋，這個動作習慣後，反覆做幾次後，慢慢增加ＨＢＢ，之前無法順利做的上舉和外展應該也能順利做出來。

＊把手繞到身後的動作就叫做Hand Behind Back（ＨＢＢ）。

想要增加負荷時

用毛巾輔助做ＨＢＢ（例子是右肩）

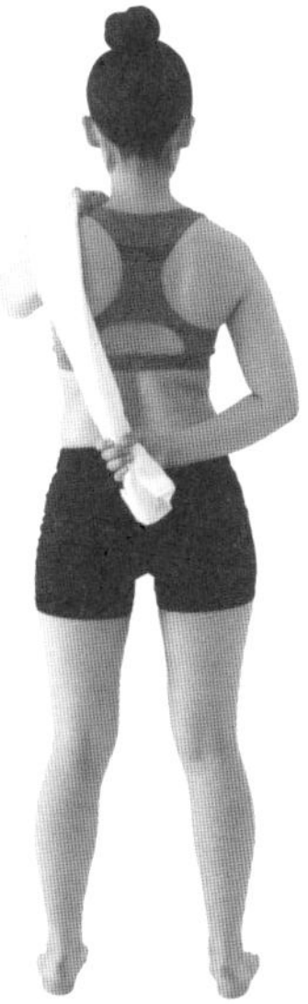

1
雙腳打開與腰同寬，站直，左手抓住毛巾一端，讓毛巾在背部從左肩往右邊垂下，用右手抓住另一端。調整成右手肘呈現90度且毛巾拉直的狀態。

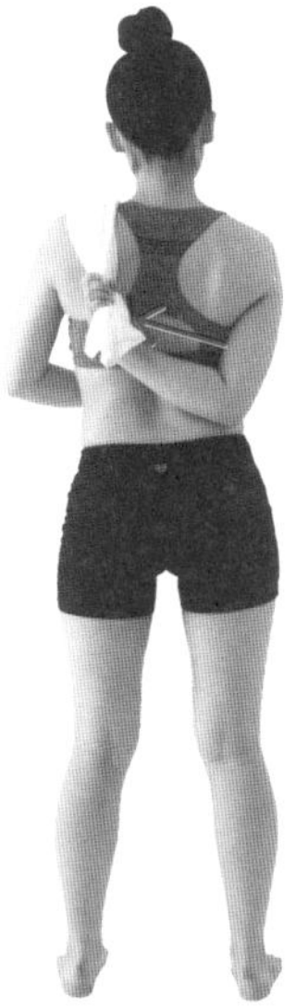

2
左手把毛巾往正下方拉，ＨＢＢ會更強。

用椅子輔助做第一肩關節的伸展（例子是左肩）

1

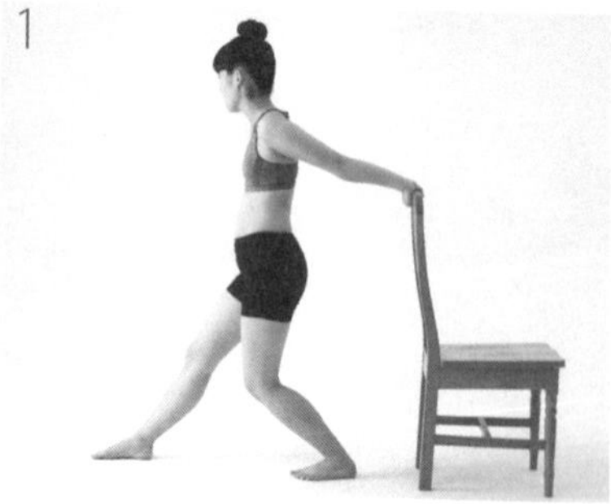

●手臂上舉和外展時會痛，不大能伸展時

準備一張椅背很高的椅子，背對椅背站著，左手臂往後完全伸直，右手手抓住椅背。調整站的位置使左手臂能完全伸直。左膝彎曲，右腳往前跨出半步，右膝伸直。

2

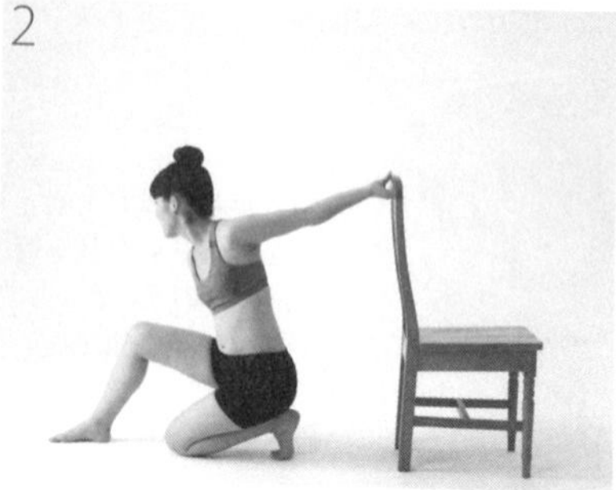

左手抓住椅背，左膝彎曲，身體下沉，左肩關節伸展後，再恢復原位。適應這個動作後，隨著做的次數增加，加大伸展角度，之前做上舉與外展會痛，現在應該也能順利做。

第一肩關節的水平內收（例子是左肩）

1

●手臂上舉和外展時會痛，伸展和內旋比較順時

雙腳打開與腰同寬，站直，左手放在右肩上，左手肘彎曲90度，舉到肩膀的高度，右手放在左手肘上。

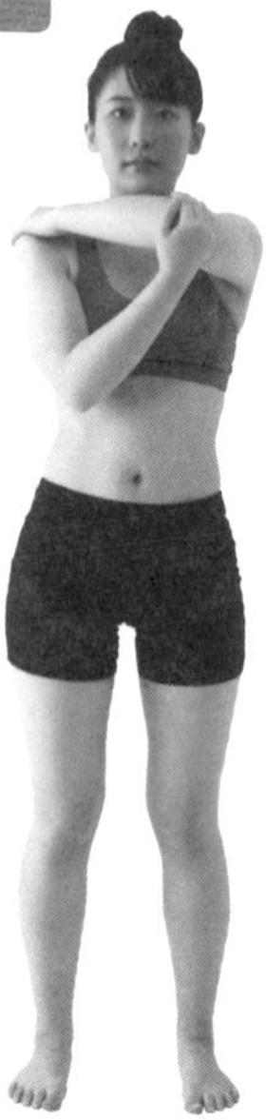

2

右手推左手肘使之往右肩靠近，讓左邊的第一肩胛骨水平內收。適應這個動作後，疼痛應該會慢慢減緩，之前做上舉與外展會痛，現在應該也能順利做。

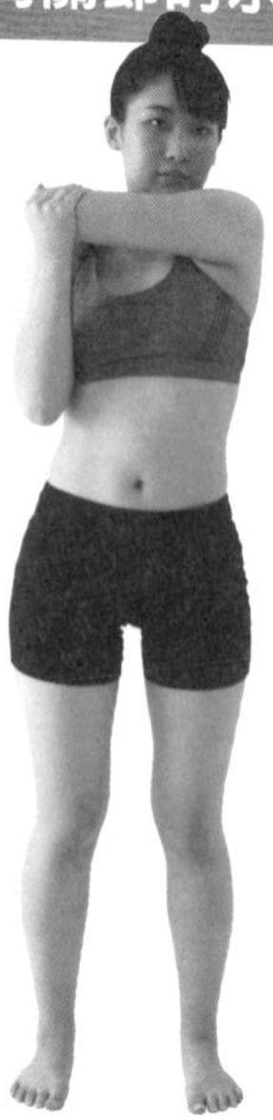

第一肩關節的水平外展（例子是左肩）

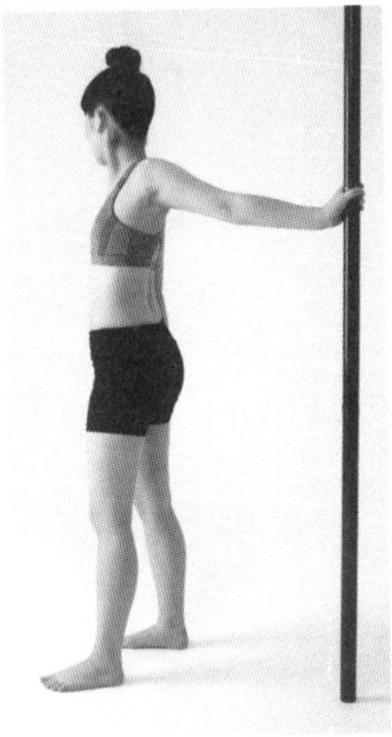

1

站在柱子（或是出入口的牆壁）旁，稍微離一小段距離，左手舉起與肩同高，伸出去抓住柱子。調整站的位置，使左手臂能完全伸直，右腳後退半步，讓下半身穩定。

2

固定雙腳的位置，使之成為支點，骨盆以上往右扭轉，讓左邊的第一肩關節水平外展，有時稍微牽引一下效果更好。適應這個動作後，反覆做幾次下來，疼痛應該會慢慢減緩，本來做一些動作時肩膀會痛，現在應該就能順利做出來了。

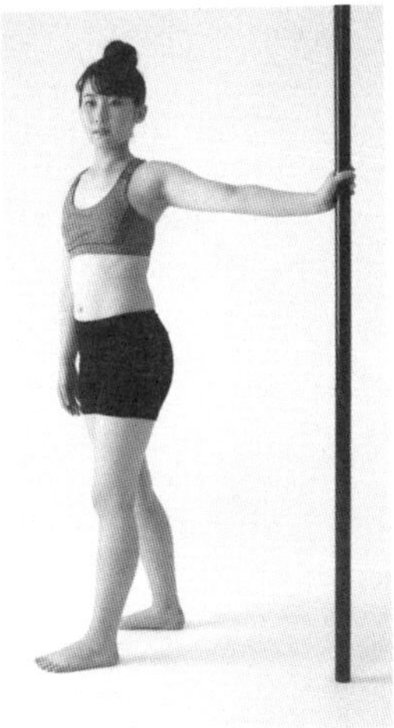

第一肩關節的內旋（例子是橫臥位、右肩）

1

橫躺在床上，面朝右邊，頭放在枕頭上，雙膝併攏彎曲，讓姿勢穩定。右手肘放在肩膀正下方，彎曲成90度，手背朝向頭的方向。

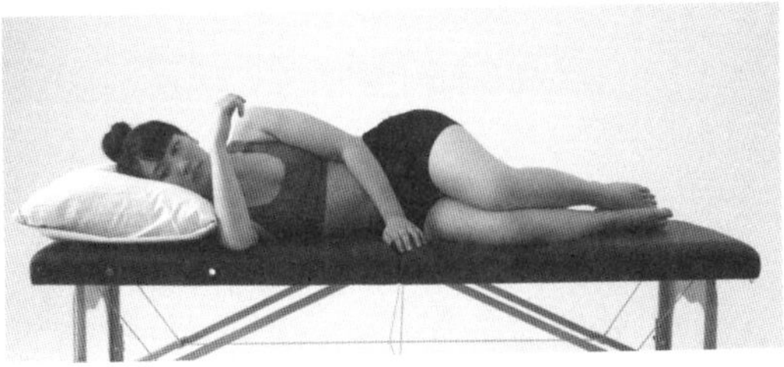

2

左手抓住右手腕，以右手肘為支點，前臂往床靠近，這個動作適應後，反覆做幾次下來，本來做一些動作肩膀會痛，現在應該就能順利做出來了。

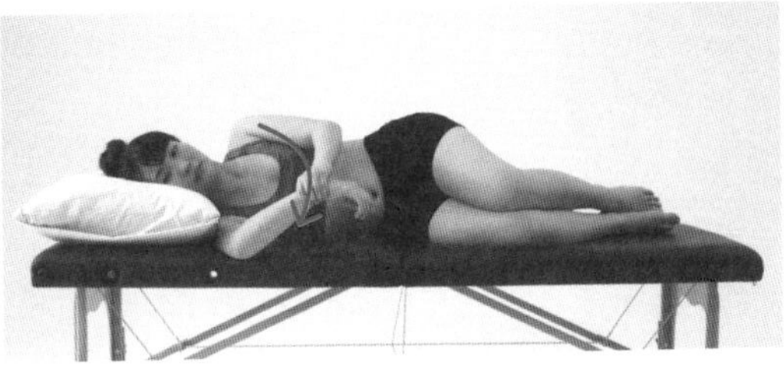

第一肩胛骨的後方滑行MWM*1（例子是外展、左肩）

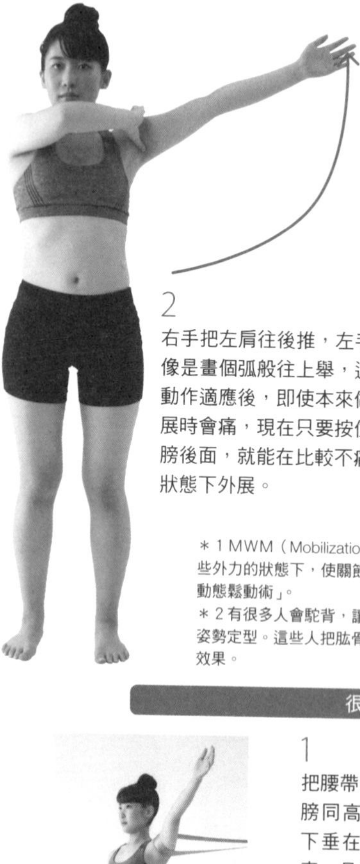

2

右手把左肩往後推，左手臂像是畫個弧般往上舉，這個動作適應後，即使本來做外展時會痛，現在只要按住肩膀後面，就能在比較不痛的狀態下外展。

1

●手臂做外展會痛時

雙腳打開與腰同寬，站直，再把左手臂垂直於身體旁。

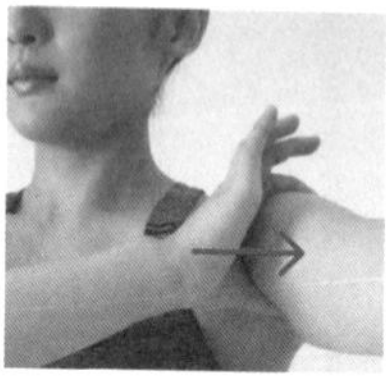

右手的拇指和食指間的虎口部位壓住左手臂的腋窩（第一肩關節的根部），用力往後推，壓迫*2。

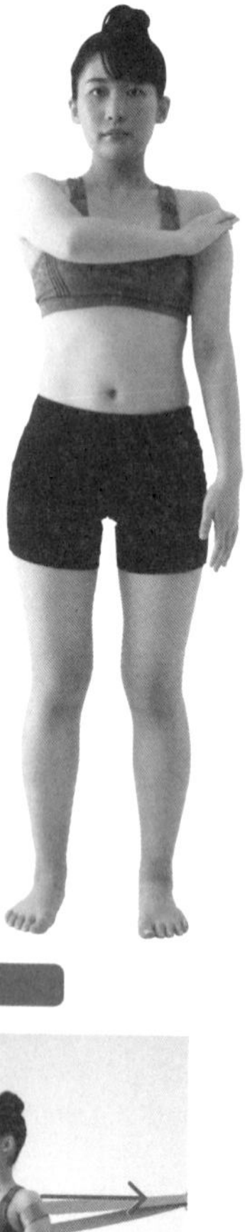

＊1 MWM（Mobilization with Movements）是對關節上加一些外力的狀態下，使關節自己鬆動的關節運動，譯作「關節動態鬆動術」。

＊2 有很多人會駝背，讓雙肩（肱骨頭）往前伸出並讓這個姿勢定型。這些人把肱骨頭往後推，在正確姿勢下進行會有效果。

很難自己推肩膀時

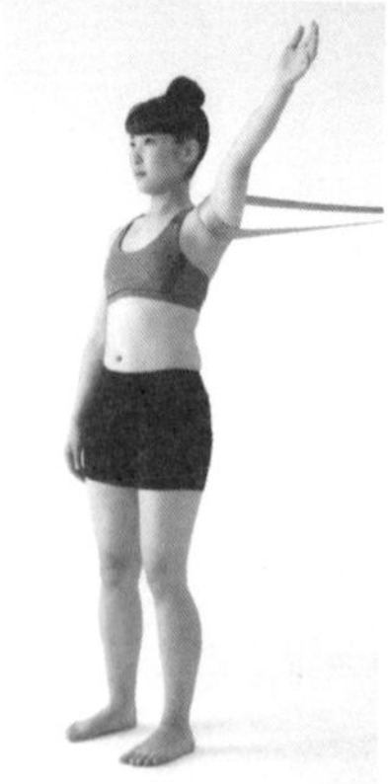

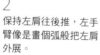

1

把腰帶的兩端綁在門上，高度和肩膀同高，左肩穿過腰帶，左手臂下垂在身旁，調整位置成腰帶拉直，且保持和地板平行，使左肩往後壓的位置。

＊腰帶選擇沒有伸縮性的布製品，也可用行李箱的綁帶。

2

保持左肩往後推，左手臂像是畫個弧般把左肩外展。

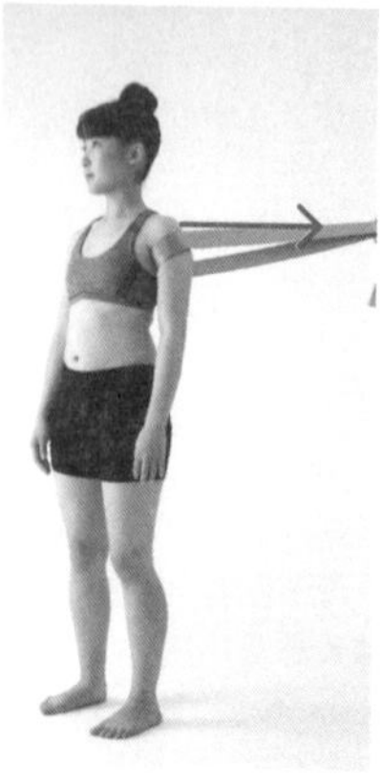

第一肩關節的後方滑行MWM（例子是內旋、外旋、右肩）

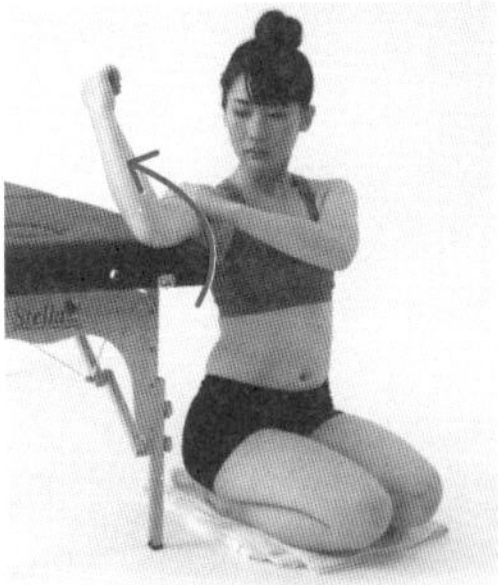

●做外旋會痛時
使力將肱骨頭往後推，做會痛的內旋，適應這個動作後，做外旋應該就不會痛了，不管外旋的角度幾度，都邊持續施力把肱骨頭往後推，配合手臂的動作，也邊移動靠虎口施力的部位，反覆做這個動作後，即使手不施力，外旋時的疼痛也應該會減輕。

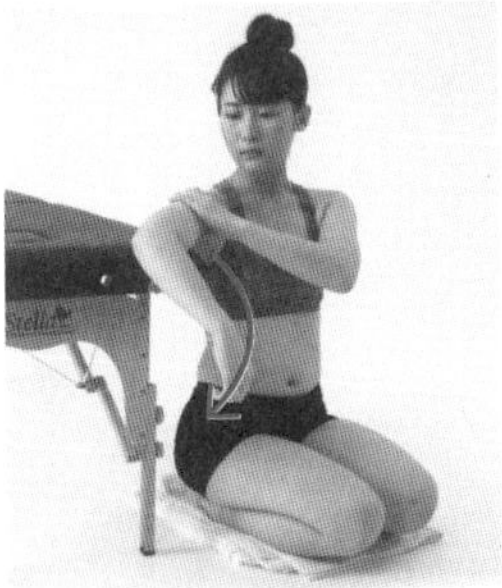

●做內旋會痛時
使力將肱骨頭往後推，做會痛的內旋，適應這個動作後，做內旋應該就不會痛了，不管內旋的角度幾度，都邊持續施力把肱骨頭往後推，配合手臂的動作，也邊移動靠虎口施力的部位，反覆做這個動作後，即使手不施力，內旋時的疼痛也應該會減輕。

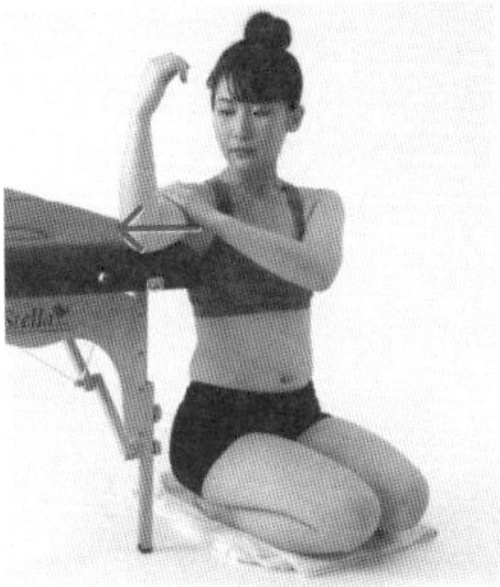

●準備
手肘放在床或桌上，支撐手臂重量，調整成內旋或外旋會痛的姿勢，用左手的拇指和食指之間使力把肱骨頭往後推。

想更增加負荷時

拿著寶特瓶的MWM（例子是內旋、外旋、右肩）

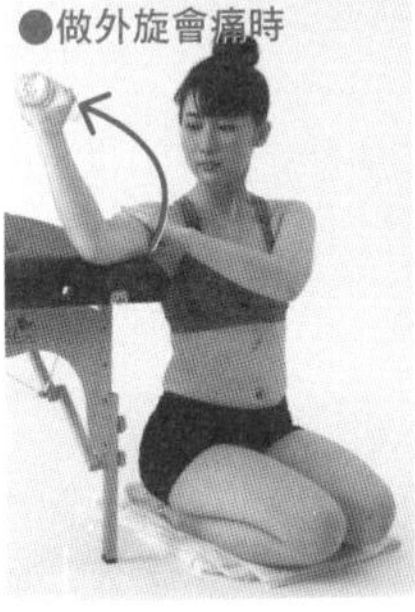

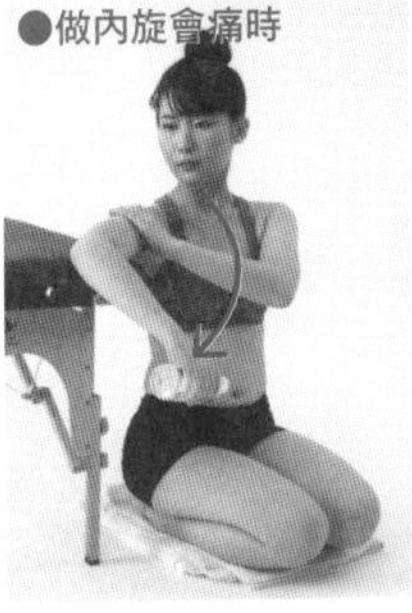

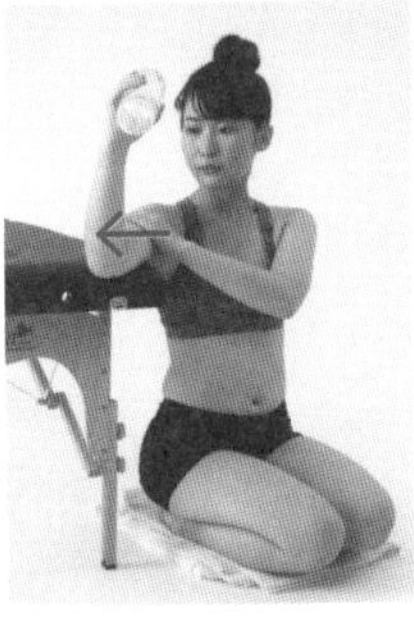

●準備
拿著寶特瓶，做「第一肩關節的後方滑行MWM（內旋、外旋）」，這樣會對第一肩關節增加更多負荷。

加上牽引的第一肩關節的屈曲（例子是四肢著地位、左肩）

1

在床的下緣做這個運動，雙手、雙腳放在床上，雙腳的腳尖部分伸出床外，雙膝在股關節正下方，右手在肩膀正下方，左手稍微往前伸出，抓住床邊。

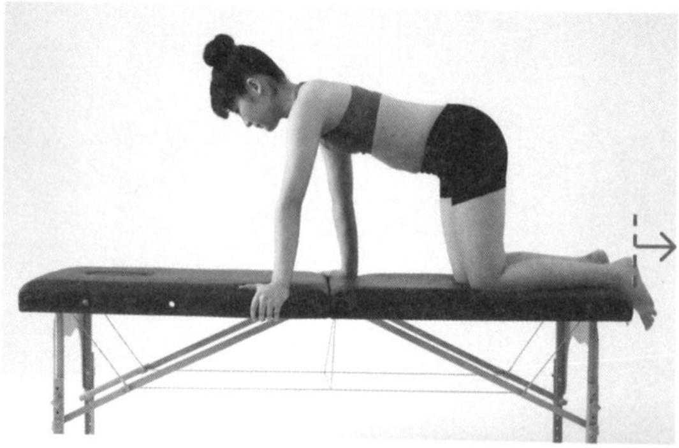

2

左手抓住床，臀部往後縮，胸部朝床靠近，伸展背部，臀部埋到腳跟間，頭埋進手肘間，之後恢復原位。這個動作適應後，反覆做幾次下來，之前做這個動作會痛，現在應該不會痛了。

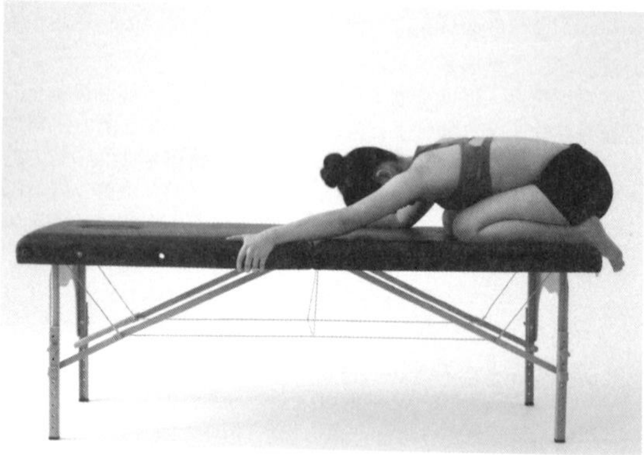

無法抓住床時

無法抓住床時，把手掌放在床上，靠摩擦力稍微固定，做同樣的動作。

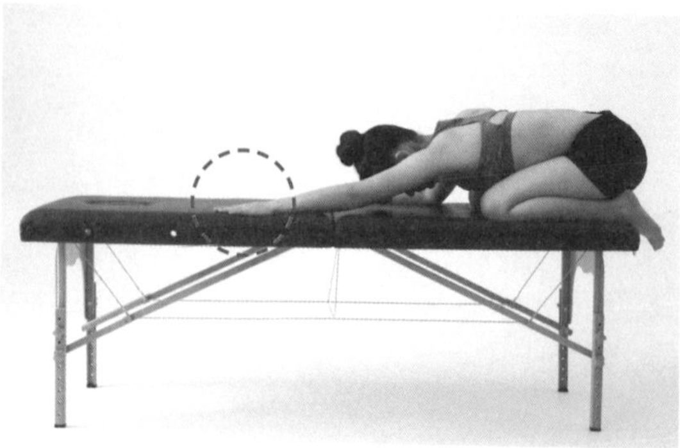

肘關節

手肘會痛或覺得不舒服時，可做這些修正運動

做肘關節的關節副動作修正異常位置，請找出能夠稍微減少現在的疼痛或症狀、改善動作的適當運動，持續做一陣子吧。

使用寶特瓶的肘關節的屈曲和離開（例子是左手肘）

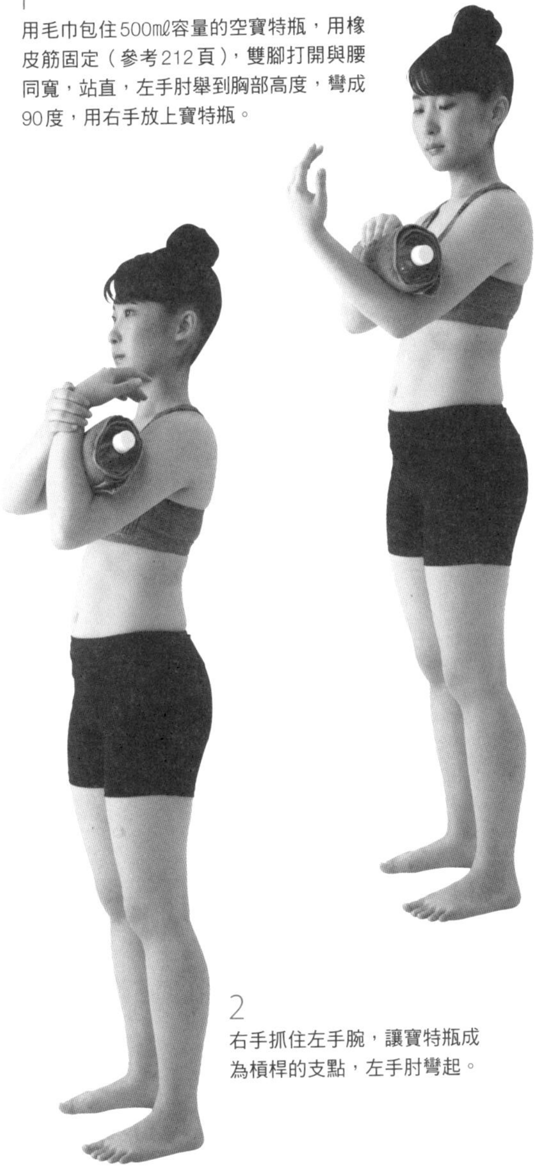

1

用毛巾包住500mℓ容量的空寶特瓶，用橡皮筋固定（參考212頁），雙腳打開與腰同寬，站直，左手肘舉到胸部高度，彎成90度，用右手放上寶特瓶。

2

右手抓住左手腕，讓寶特瓶成為槓桿的支點，左手肘彎起。

使用腰帶做肘關節外側滑行*MWM（例子是左手肘）

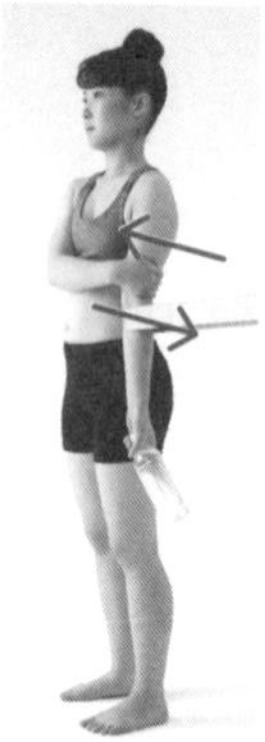

1

●做抓握動作時或做背屈動作時手肘會痛，或疼痛加劇時

腰帶固定在門把上，左手抓住裝滿水的500mℓ的寶特瓶瓶口，左前臂穿過腰帶，下垂在身體旁，往外側用力拉，將腰帶拉直並調整成和地板平行。伸展左手肘，使手腕內側朝向正面，右手抓住左上臂靠近肘關節處，以左手的肘關節為界線，前臂往外側、上臂往內側拉，讓肘關節滑動。

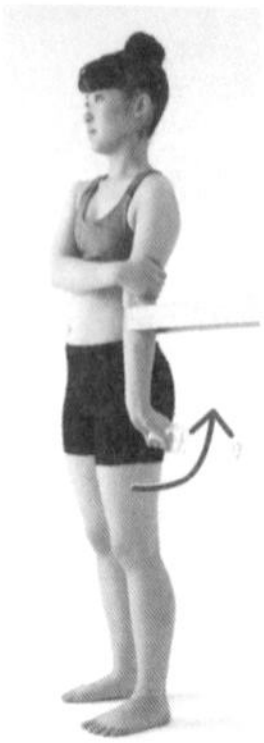

2

讓肘關節左右滑動，做彎曲手腕做背屈，和抓握寶特瓶的動作。這個運動適應後，對肘關節施加滑動力的話，握寶特瓶時或是做背屈時的疼痛應該會減輕。反覆做幾次下來，即使不對手肘施滑動力，做背屈或抓握時的疼痛應該會減輕。

＊外側滑行指的是相對於肱骨，施力讓橈骨往外側滑動。

利用牆壁做肘關節外側滑行MWM（例子是左手肘）

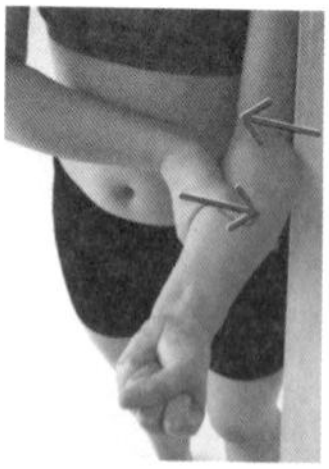

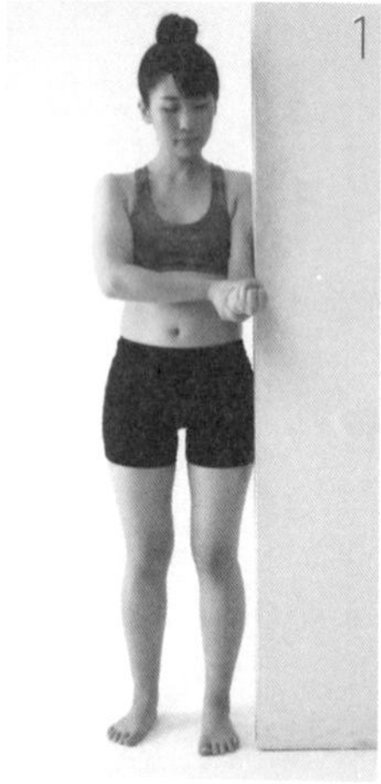

1

橫站在出入口的牆壁（或是柱子）旁，左手肘彎曲90度，手心朝上，身體靠著牆壁推牆，用右手抓住左前臂的掌根，再更加施力推牆壁。以左手的肘關節為界線，施力使前臂往左側、上臂往右側拉，讓肘關節左右滑動，並握緊拳頭。

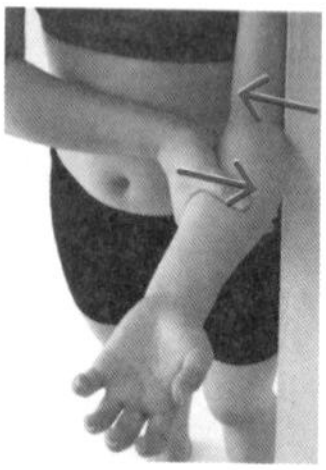

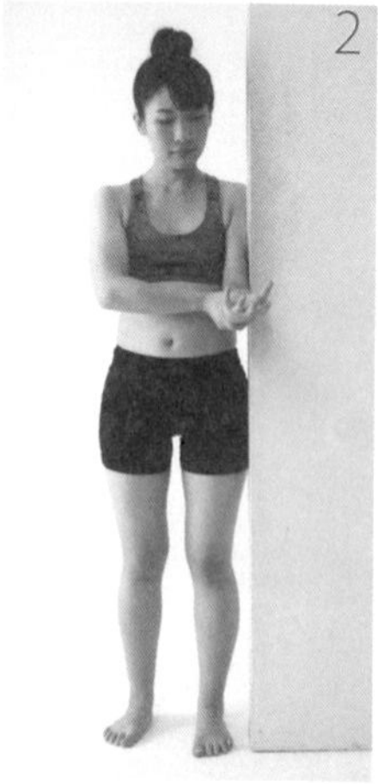

2

肘關節左右滑動，左手腕的力氣放鬆，輕輕放開拳頭。

做從橈骨頭的後方往前方滑行MWM（例子是左手肘）

1

●抓握時手肘會痛，或疼痛加重時

雙腳打開與腰同寬，站直，左手臂伸直垂在身體旁，手背朝向外側。右手用力抓住橈骨頭（手肘肌肉的隆起部），往身體側拉，左手用力握拳。

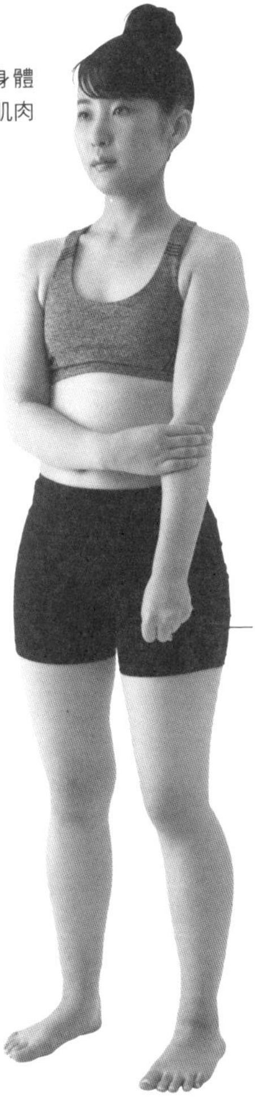

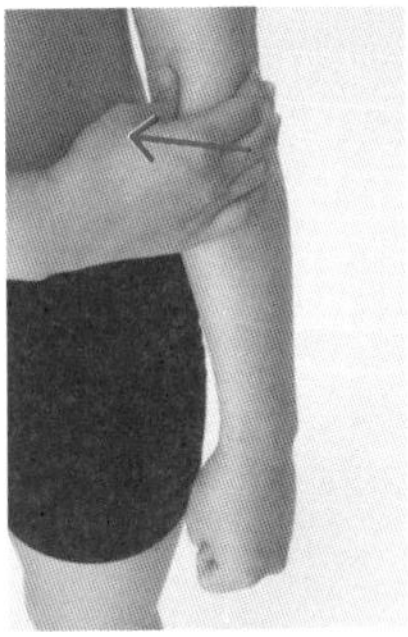

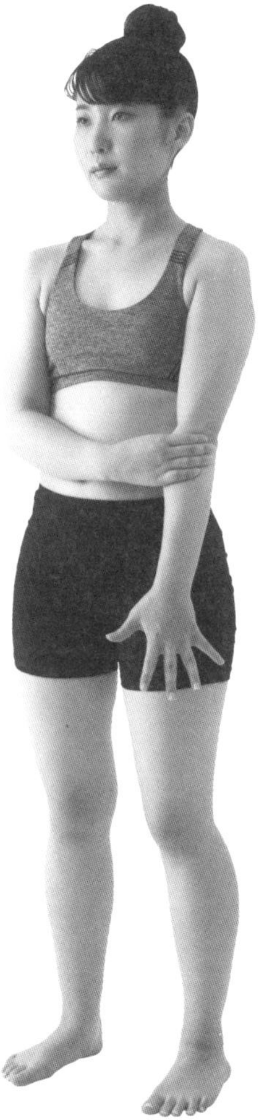

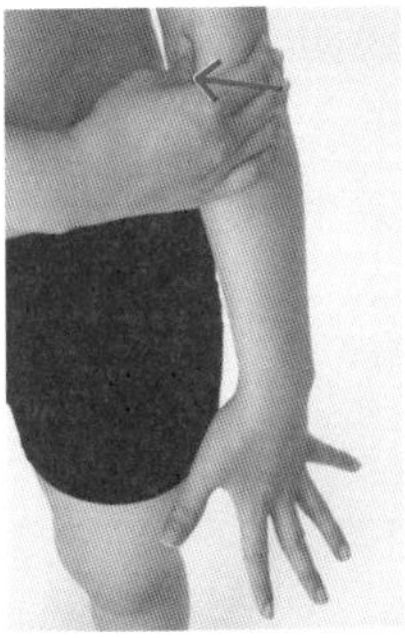

2

橈骨頭往身體側拉，反覆做握拳、放開拳頭的動作。這個動作適應後，對橈骨頭施加滑動力時，握動作時的疼痛應該會減輕，反覆做幾次下來，即使手不施力，做抓握動作時的疼痛應該會減輕。

12 依照下肢的各種不適症狀所做的修正法

腕關節

手腕會痛或覺得不舒服時，可做這些修正運動

做腕關節的關節副動作修正異常位置，請找出能夠稍微減少現在的疼痛或症狀、改善動作的適當運動，持續做一陣子吧。

腕關節的離開（例子是左手腕）

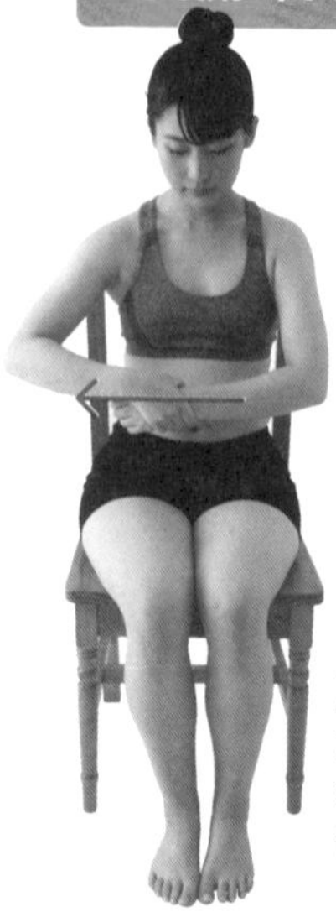

1

左手腕往前伸出，內側朝向腹部，右手抓住左手腕的掌根，雙肘呈90度，前臂與地板平行。

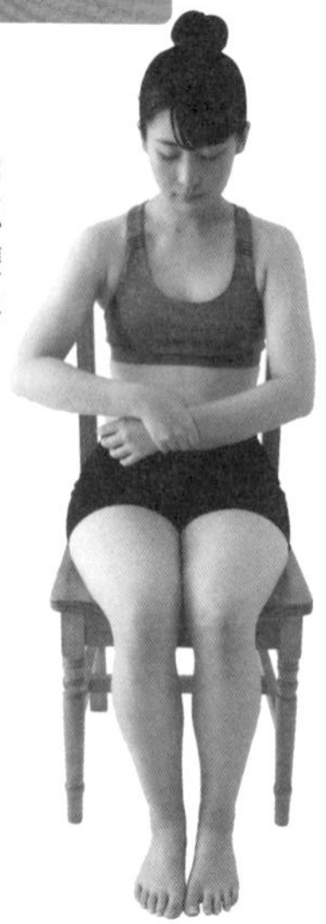

2

左手腕力氣放鬆，右手抓住左手腕往右側拉，保持前臂與地板平行。

腕關節的外側滑行*MWM（例子是右手腕）

右手腕往前伸出，內側朝上，左手的拇指和食指抓住右手腕的掌根，左手的中指和無名指抓住前臂，用力握住左手，以手關節為界線，使右手往外側、右前臂往內側拉。做出在這個狀態下做時會痛的動作。不過適應這個動作後，動起來應該就不會痛了。反覆做幾次下來，即使手不施力，之前做動作會痛，現在疼痛應該會減輕。

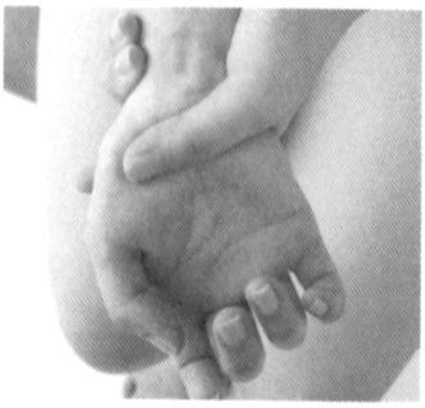

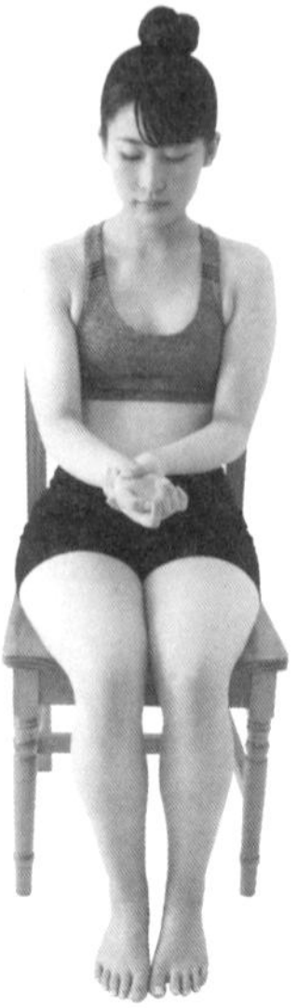

＊外側滑行指的是相對於前臂，施力使腕關節像是往外側滑的動作。

利用桌子做腕關節的外側滑行時的背屈
（例子是左手腕）

●做握手等背屈動作時會痛時

左手掌放在桌上（或床上），放的時候指尖朝後，右手抓住左手腕的外側。雙腳前後打開，左手臂和地板保持垂直，右手將左手腕往身體側拉。

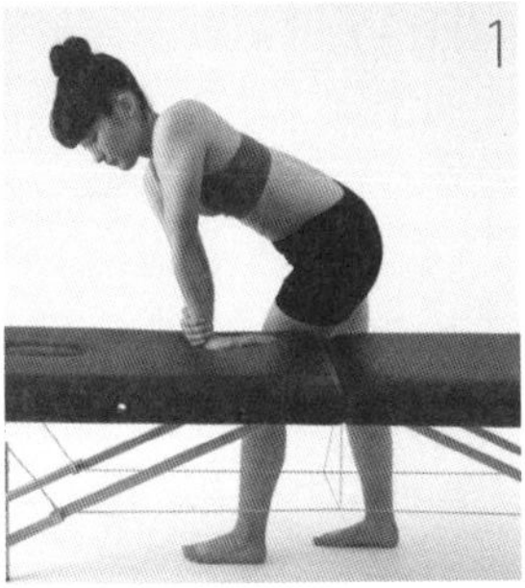

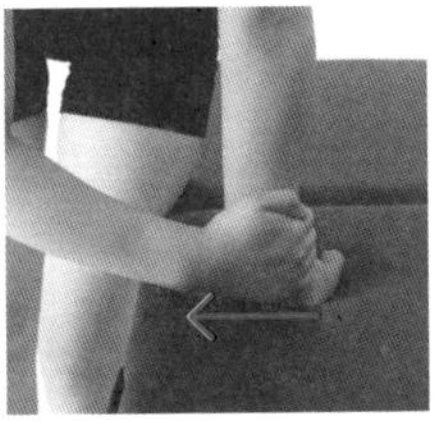

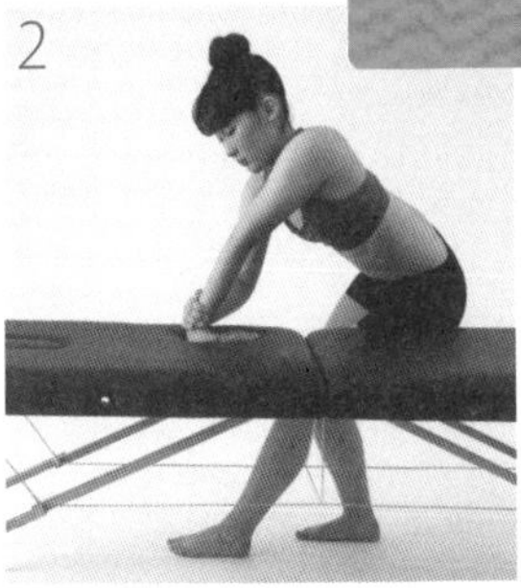

右手把左手腕往身體側拉，臀部往後拉，邊壓上體重邊讓手關節背屈。這個動作適應後，對手關節施加滑動力時，做背屈運動時的疼痛應該會減輕。反覆做幾次下來，即使手不施力，之前做背屈會痛，現在疼痛應該會減輕。

利用桌子做腕關節的內側滑行*MWM
（例子是左手腕）

●做握手等背屈動作時會痛時

左手掌放在桌上（或床上），放的時候指尖朝後，右手抓住左手腕靠身體側的部位。雙腳前後打開，左手臂和地板保持垂直，右手將左手腕往外側推。

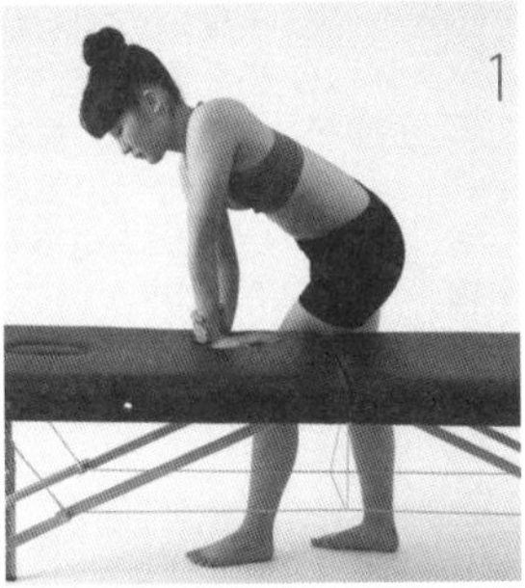

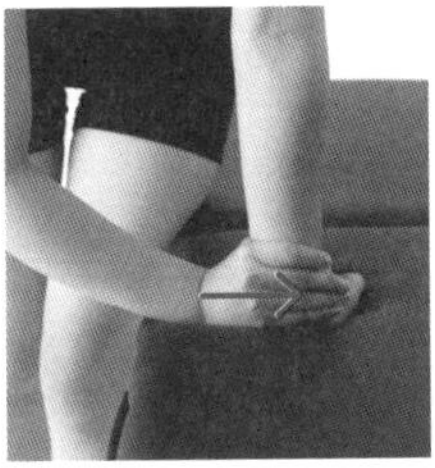

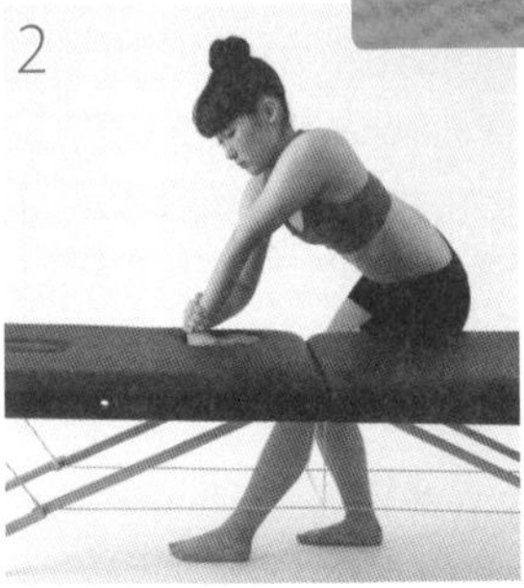

右手把左手腕往外側推，臀部往後拉，邊壓上體重邊讓手關節背屈。這個動作適應後，對手關節施加滑動力時，做背屈運動時的疼痛應該會減輕。反覆做幾次下來，即使手不施力，之前做背屈會痛，現在疼痛應該會減輕。

＊內側滑動指的是相對於前臂，施力使手關節像是往內側滑動的動作。

監修

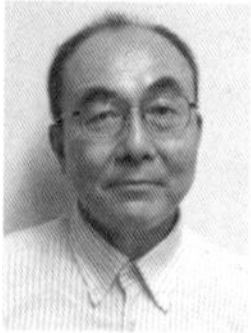

藤繩理

日本埼玉縣立大學保健醫療福祉學部理學療法系、保健醫療福祉學研究科保健福祉學專攻復健學專修之教授、理學療法士、醫學博士。武藏工業大學工學部機械工學系畢業，國立犀潟療養所附屬復健學院理學療法系畢業後，任職於國立療養所。美國賓州匹茲堡大學研究所碩士課程（運動理學療法、整形理學療法專攻）修畢，新潟大學研究所醫齒學綜合研究科生體機能調節醫學專攻博士課程修畢。著作有《徒手理學療法》、《運動、身體圖解 肌肉和骨骼的觸診術的基本》（暫譯）等。

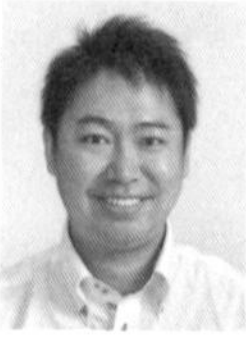

高崎博司

日本埼玉縣立大學保健醫療福祉學部理學療法系、保健醫療福祉學研究科保健福祉學專攻復健學專修之講師。於運動器理學療法領域裡最受世界尊崇的大學之一的澳洲昆士蘭大學取得博士學位後，前往美國德州進行臨床研究，之後又在昆士蘭大學擔任博士研究員，於2014年回國。積極從日本發出牽動世界運動器理學療法的資訊，至2016年12月，僅國際論文就發表了38篇學術論文，也擔任國際學會的會長。2015年起也於埼玉縣青木中央診所負責運動器復健門診。

姿勢回正！

83個一線物理療法

出　　版／楓葉社文化事業有限公司
地　　址／新北市板橋區信義路163巷3號10樓
郵政劃撥／19907596 楓書坊文化出版社
網　　址／www.maplebook.com.tw
電　　話／02-2957-6096
傳　　真／02-2957-6435
監　　修／藤繩理・高崎博司
審　　定／鄧志娟
翻　　譯／林佳翰
企劃編輯／陳依萱
內文排版／楊亞容
總 經 銷／商流文化事業有限公司
地　　址／新北市中和區中正路752號8樓
電　　話／02-2228-8841
傳　　真／02-2228-6939
網　　址／www.vdm.com.tw
港澳經銷／泛華發行代理有限公司
定　　價／350元
初版日期／2019年1月

國家圖書館出版品預行編目資料

姿勢回正! / 藤繩理, 高崎博司監修 ; 林佳翰譯. -- 初版. -- 新北市 : 楓葉社文化, 2019.01 面 ; 公分

ISBN 978-986-370-188-0（平裝）

1. 姿勢 2. 運動健康

411.75　　107018896